NORTHLAKE PUBLIC LIBRARY DISTRICT
3 1138 00185 0032

W9-ALV-750

Equilibrio hormonal para tu fertilidad

Dr. Robert Greene
y Laurie Tarkan

Equilibrio hormonal para tu fertilidad

La guía más completa para quedarse embarazada y superar la infertilidad

URANO

Argentina - Chile - Colombia - España
Estados Unidos - México - Uruguay - Venezuela

Advertencia:
El contenido de la presente obra tiene meramente carácter informativo. Dado que cada situación individual es única, cada persona debe consultar con un profesional de la medicina antes de utilizar la información contenida en este libro. En particular, recomendamos que las preguntas relacionadas con su salud o la de su bebé sean atendidas por un médico o un pediatra. El autor y la editorial manifiestan que no son responsables de cualquier efecto adverso que pueda resultar de la utilización de la información contenida en la presente obra.

Ilustraciones: Gail Tarkan Shube

Aribau, 142, pral. - 08036 Barcelona
www.mundourano.com
www.edicionesurano.com

ISBN: 978-84-7953-705-0
Depósito legal: B. 18.750 - 2009

Fotocomposición: A.P.G. Estudi Gràfic, S.L. - Torrent de l'Olla, 16-18, 1º 3ª - 08012 Barcelona
Impreso por Romanyà Valls, S.A. - Verdaguer, 1 - 08786 Capellades (Barcelona)

Impreso en España - *Printed in Spain*

Para Aevry

Índice

CUARTA PARTE
Tu plan de fertilidad: hacer que suceda

Introducción

Cuando empecé a escribir este libro, Morgan, mi esposa, y yo seguíamos un tratamiento de fertilidad. Cuando finalmente conseguimos que quedara embarazada —y que continuara estándolo—, era en un momento de nuestras vidas en el que seguíamos el programa «Equilibrio perfecto para la fertilidad» hasta la meta. Nuestra experiencia personal —y nuestra preciosa hija— reafirmaron la importancia de cómo enfocar la fertilidad con todo el cuerpo y de las recomendaciones basadas en la evidencia que ofrezco en este libro. Primero, dejadme compartir nuestra historia con vosotros.

Durante años fuimos muy felices y estábamos contentos con nuestra vida juntos. De hecho, con *Einstein*, *DaVinci*, *KatMandu* y *Lola* —dos perros y dos gatos—, nuestro hogar estaba bastante lleno de vida. Nos habíamos inmunizado contra la pregunta «¿cuándo pensáis tener hijos?» que nos disparaban desde todos los ángulos amigos, familiares, pacientes y empleados. Mirando atrás, creo que lo que fortalecía nuestra decisión de no tener hijos era el miedo: Morgan tenía la sensación interna de que tendría problemas para quedarse embarazada, de forma que nos era más fácil no afrontar el tema. No obstante, al cabo de un tiempo empezamos a reconsiderar la visión de nuestra familia y hacer frente a nuestros temores, y decidimos que realmente queríamos tener hijos. Seguimos adelante con cuidado, paso a paso, quizá para no elevar demasiado nuestras esperanzas o prepararnos para la decepción.

Optamos por no decir a nadie que queríamos tener hijos, por dos motivos: nos era más fácil desentendernos si las cosas no iban demasiado bien, y no queríamos que nuestras familias se hicieran ilusiones para luego decepcionarlas. Por último, y para ser sincero, como endocrinólogo de la reproducción estaba un poco preocupado sobre cómo afectaría esto a mis pacientes si ni nosotros podíamos llegar a tener un hijo.

Dada mi especialidad médica, sabíamos cuáles eran los obstáculos. El primer problema potencial era la edad de Morgan. Tenía 39 años, pero estaba sana, en buena forma, activa y sin problemas de salud. Durante años, Morgan y yo habíamos seguido el plan de dieta del Equilibrio Perfecto que recomiendo en este libro. Yo, con 41 años, también estaba en forma y hacía yoga. Pero para estar seguros de que nuestra apariencia externa reflejaba nuestra salud interna, Morgan se hizo un análisis de sangre, que confirmó que sus ovarios estaban bien, y yo, un seminograma, que no mostró problemas evidentes.

El segundo obstáculo potencial, aunque más bien era un asunto práctico, parecía más insuperable. Doy conferencias por todo el país semanalmente, por lo que estaba fuera de la ciudad varios días por semana, con frecuencia cuando Morgan estaba ovulando. Varios meses después de darle vueltas a esta frustración, decidimos utilizar una medicación que estimulara la ovulación para que las ovulaciones de Morgan se produjeran cuando estábamos juntos. He utilizado este método en muchas pacientes que tenían problemas de conciliación laboral y familiar similares (en cualquier caso, con frecuencia recomiendo la estimulación de la ovulación a las mujeres mayores de 38 años).

Morgan empezó a tomar el fármaco Clomid [citrato de clomifeno] para estimular sus ovarios, y quedó embarazada durante el primer ciclo de tratamiento. Nos sorprendió muchísimo por nuestras dudas iniciales. Casi parecía demasiado fácil. Y a las siete semanas de embarazo, Morgan abortó. Nos dejó destrozados. Morgan empezaba a aceptar su embarazo, además de sus síntomas, así como la realidad de que podía tener un hijo. Pero cuando los síntomas cesaron y abortó, pareció que se confirmaban sus temores sobre su fertilidad. Dado que no le habíamos dicho a nadie que estábamos intentando tener un hijo, tampoco dijimos nada de que había abortado, lo cual nos hizo sentir muy solos.

Durante los nueve meses siguientes, completamos tres ciclos de estimulación ovárica. Habíamos subido por la escalera del tratamiento de la fertilidad, cambiando a un inyectable que parece mejor que el Clomid. También empezamos la inseminación intrauterina, en la que yo di una muestra y mi semen fue colocado directamente en el útero de Morgan durante la ovulación. Fracasamos.

Como eterno optimista, sabía que se quedaría embarazada y quisimos pasar al siguiente nivel, que era la fecundación *in vitro* (FIV). Morgan, desde luego, fue la más castigada por el tratamiento: inyecciones de hormonas, comprobación periódica de sus hormonas, y luego pasar por dos procedimientos quirúrgicos: uno para recuperar sus óvulos y otro para colocarle dos embriones en el útero.

No quedó embarazada. En ese momento, vimos que necesitábamos un descanso. Morgan encontraba que el «control del ciclo» mensual era emocionalmente agotador. Cuando empezamos, Morgan dijo que no iba a permitir que esto se convirtiera en una obsesión, como había visto que sucedía en tantas pacientes (es enfermera diplomada y ha trabajado con pacientes infértiles). Pero empezaba a consumirnos. En el centro de fertilidad querían que pasáramos a la siguiente fase del tratamiento, pero ella quería retroceder y volver a recuperar el equilibrio en su vida. Intentó reducir el estrés y empezó a hacer yoga.

Una vez preparados para volver a empezar, volvimos a la estimulación de la ovulación básica —nada de alta tecnología— y Morgan quedó embarazada a los 41 años. Al final, creo que fue el equilibrio que buscábamos después del fracaso del ciclo de FIV el que la ayudó a quedarse embarazada, tener un embarazo saludable y dar a luz a nuestra hija. Es este equilibrio el que intento que alcancen todas mis pacientes.

«¿Qué nos pasa?» es la primera pregunta que la mayoría de mis pacientes se hace cuando tienen problemas para tener hijos. La creencia de que nuestros cuerpos nos están fallando en esta experiencia humana esencial nos hace sentir indefensos y sin control y tratando de entender las razones. Algunas parejas empiezan a cuestionarse las opciones que han elegido en sus vidas, como dejar para más adelante tener una familia o haber utilizado antes métodos anticonceptivos, y muchos empiezan a buscar respuestas: un diagnóstico, algo que pueda arreglarse, una hormona que pueda pellizcarse.

Aunque estos pensamientos y sentimientos son absolutamente normales, creo que existe una forma más esperanzadora de abordar la fertilidad. He visto en una paciente tras otra y en un estudio tras otro, que los problemas de fertilidad no están causados normalmente por un hecho o problema concreto —incluso cuando hay un diagnóstico definitivo—, sino por muchos aspectos de tu salud y bienestar y los de tu pareja, además de temas que surgen cuando tu cuerpo y el de tu pareja interaccionan entre sí. Ésta es la principal razón por la que a muchas personas que buscan un diagnóstico se les dice que tienen una «infertilidad inexplicada». En la búsqueda para encontrar un diagnóstico esquivo o el mejor tratamiento, lo que con frecuencia se pasa por alto es el *equilibrio hormonal* básico. Y es más, nada tiene un mayor impacto en tu fertilidad, el éxito de tu embarazo y la salud de tu hijo.

Por tu cuerpo circulan más de 100 hormonas —hormonas de la reproducción, del embarazo, sexuales, metabólicas y del estrés— que transmiten mensajes de un tejido a otro, de un órgano a otro, del cerebro al cuerpo y del cuerpo al cerebro. Su equilibrio —el *equilibrio perfecto*— determina tu capacidad de concebir y soportar un embarazo. La investigación más actual claramente muestra que, si el cuerpo no está equilibrado, el cerebro puede desconectar uno de los muchos eslabones de la cadena hormonal de sucesos que llevan a la concepción y a tener un bebé sano.

Los desequilibrios pueden corregirse. Son noticias que animan mucho.

Como especialista en fertilidad, endocrinólogo de la reproducción, tocólogo y ginecólogo, además de investigador de hormonas, he desarrollado una filosofía, junto con un programa de estilo de vida basado en la evidencia, que cada pareja o persona sola que se embarca en la paternidad/maternidad puede seguir para estimular su fertilidad. Es un programa al que podéis recurrir si tú y tu pareja intentáis tener hijos por vuestra cuenta, si has consultado a tu tocólogo, o si ya has empezado tratamientos con un especialista en fertilidad. Además, es de lectura obligada para todas las parejas que quieren tener hijos, incluso si no han tenido ningún problema de fertilidad, porque el equilibrio hormonal desempeña un papel fundamental para prevenir las complicaciones durante el embarazo.

El presente libro se basa en las últimas investigaciones realizadas en los campos de endocrinología de la reproducción y *neuroendocrinología*, que estudia cómo las hormonas interaccionan con el cerebro (lo que denomino *conexión cerebrohormonal*). La investigación ha dibujado un claro cuadro del impacto de esta conexión cerebrohormonal en la fertilidad, y que los desequilibrios hormonales pueden ser obstáculos para la fertilidad. Tu cerebro, y más concretamente el *hipotálamo* (localizado en el centro del cerebro), es el centro de control hormonal, que controla las interacciones de las hormonas y sus efectos en la fisiología. El hipotálamo también realiza ajustes cuando nota un desequilibrio, y estos cambios pueden causar síntomas e incluso obstáculos para quedarte embarazada. El hecho de que los desequilibrios con frecuencia no se diagnostiquen ni traten es una razón importante por la que las tasas de éxito en los centros de fertilidad han alcanzado una meseta en los últimos 5 a 6 años. El desequilibrio hormonal sigue siendo un obstáculo no tratado que impide conseguir tasas de éxito más altas. La corrección de los desequilibrios podría elevarlas aún más. En efecto, cada vez más países se apartan de los tratamientos de fertilidad basados en la implantación de múltiples embriones en el útero de una mujer para superar la fertilidad, ya que este método con frecuencia produce embarazos múltiples de riesgo. Están empezando a investigar la realidad de que los factores del estilo de vida que afectan al equilibrio hormonal desempeñan un papel importante en tu capacidad para quedarte embarazada. Su atención se ha desviado hacia formas para mejorar la fertilidad sin tratamiento y junto al tratamiento. En este país [Estados Unidos] estamos unos pasos por detrás.

Como especialista que con frecuencia visita a pacientes que no han tenido éxito con otros especialistas en fertilidad, me sorprende saber a qué pocas parejas se les ha dicho que mejorar su equilibrio hormonal es una forma de mejorar su fertilidad. En el altamente competitivo mundo del tratamiento de la fertilidad, la tendencia es atraer a parejas preparadas para el tratamiento y pasar directamente a tratamientos costosos. Muchos profesionales de la salud con buenas intenciones temen perder la atención de sus pacientes si les dicen que se tomen de 3 a 6 meses de tiempo para analizar su estilo de vida antes de seguir un tratamiento activo. Sin embargo, éste es el tiempo que muchas personas pueden tardar en equilibrar sus hormonas para aumentar sus probabilidades de concebir.

Algunas de las pacientes que han venido a verme después de haber sido tratadas sin éxito con tecnologías sofisticadas de reproducción asistida (TRA) como la FIV, con frecuencia muestran su escepticismo cuando empiezo a preguntarles sobre cómo se encuentran y por síntomas aparentemente no relacionados. ¿Estás cansada? ¿Has engordado? ¿Está tu pareja deprimida o estresada? ¿Ha disminuido tu libido? ¿Tienes ansiedad? Parece que tenemos más fe en los procedimientos médicos que en nuestros propios cuerpos. ¡Pero los síntomas sí que importan! Dicen mucho de la salud de tu cuerpo y del equilibrio hormonal.

Personalmente entiendo lo difícil que puede ser alejarse de los procedimientos para la fertilidad y mirar cómo tu propio estilo de vida afecta a tu fertilidad. Ésta es la elección que Morgan y yo hicimos, y nos armamos de paciencia. Optamos por no seguir otro tratamiento de FIV, sino volver a una simple inducción de la ovulación y, al mismo tiempo, Morgan intentó reducir su estrés gracias al yoga. He visto a muchas pacientes que han intentado la FIV, sin éxito, que se han quedado embarazadas después de bajarse de la rueda de la fertilidad y empezar a centrarse primero en el equilibrio de sus hormonas.

Caso real

Laura y su marido Marcus, ambos con poco menos de 30 años, habían intentado tener un hijo durante 2 años. En ese tiempo, siguieron cinco ciclos de tratamiento de fertilidad, como la FIV, sin éxito. Laura estaba deprimida, y los dos estaban decepcionados y desconfiados por sus experiencias previas. También dudaban cuando empecé a preguntarles sobre la dieta y el estilo de vida de Laura, cómo se sentía, y si se sentía optimista en cuanto a conseguir tener un hijo.

Me explicó que se estaba engordando a pesar de hacer ejercicio, que estaba cansada y desesperada, y que sus menstruaciones eran infrecuentes. Sospeché que tenía una poliquistosis ovárica, o PQO, un problema hormonal frecuente que con frecuencia no se diagnostica, como sucedió con Laura. La característica principal de la PQO es la resistencia a la insulina, en la que las células dejan de ser sensibles a los efectos de la insulina, una hormona metabólica que normalmente transporta la glucosa de la sangre del torrente circulatorio a las células para utilizarla como energía o depósito de grasa. La resistencia a la insulina provoca un aumento de los niveles de insulina, que puede alterar la calidad de los óvulos. También tenía unos niveles elevados de cortisol, la hormona del estrés, que se asocia a la depresión.

Pusimos a Laura en el programa Equilibrio Perfecto y le recomendé que optara por tomar alimentos más sanos para disminuir la resistencia a la insulina. También cambió su estilo de vida para reducir el estrés. Aunque empezó a encontrarse mejor y a perder peso, tuve que recetarle metformina (un fármaco utilizado habitualmente para tratar la diabetes que hace que el cuerpo responda más eficazmente a la insulina). Es un fármaco de categoría B del embarazo, que indica que miles de mujeres lo han tomado durante el embarazo y no se ha producido ningún aumento de los defectos congénitos. En unas semanas, a Laura ya no le costó tanto adelgazar. Me dijo que ya no estaba deprimida y que empezaba a encontrarse mejor. En los siguientes cuatro meses, los ciclos menstruales se regularon, y a los 11 meses había perdido 9 kilos y estaba embarazada. No necesitó ningún tratamiento de fertilidad.

Además de las parejas que quizá necesiten retroceder un paso en los tratamientos de fertilidad, hay muchas parejas que han decidido no seguir tratamientos de fertilidad, y otras que han abandonado la idea de tener un hijo biológico. Sólo alrededor de un tercio de las parejas con problemas de fertilidad busca tratamiento. Si estás en alguno de estos grupos, puedes quedarte embarazada simplemente equilibrando tus hormonas.

Es probable que tengas un conocimiento intuitivo de la importancia del equilibrio hormonal en tu fertilidad. Muchas de mis pacientes espontáneamente me hablan de sus niveles de estrés o de sus intentos de relajarse para ayudarlas a concebir. Sospechan que unos niveles altos de hormonas del estrés pueden afectar negativamente a su fertilidad. La investigación en técnicas de imagen del cerebro confirma su intuición. Las hormonas del estrés envían mensajes al cerebro que pueden impedir la liberación de hormonas del embarazo, las que, a su vez, impiden la concepción o aumentan el riesgo de aborto.

Pero las hormonas del estrés son sólo la punta del iceberg. De las muchas hormonas, una docena más o menos afectan directamente a la reproducción, y son éstas de las que oirás hablar si te sometes a una evaluación y tratamiento de fertilidad. Sí, estas hormonas son fundamentales para la fertilidad, pero no actúan solas. Hormonas como la insulina, las hormonas tiroideas y las hormonas sexuales, además de los productos químicos del ambiente que alteran las hormonas, pueden alterar la capacidad de una mujer de liberar un óvulo, concebir o soportar un embarazo. También existen hormonas que pueden alterar la capacidad de un hombre de producir espermatozoides abundantes y de calidad, o incluso de mantener su función sexual. Los problemas masculinos causan al menos un tercio de los casos de infertilidad que presentan las parejas.

Por ello, la simple inyección de una hormona que estimula la ovulación, denominada folitropina (FSH), como tratamiento de fertilidad —un método habitual—, no hará que necesariamente te quedes embarazada. Cuando trato a una pareja, no sólo quiero mejorar sus niveles de FSH, también quiero asegurarme de que bajan sus niveles de insulina, quiero que se normalicen sus hormonas del estrés, asegurarme de que sus niveles tiroideos son correctos, y evitar niveles altos de estrógenos, la hormona femenina, y bajos de progesterona, una hormona esencial para que el útero soporte un embarazo.

En los últimos 50 años, el número de parejas infértiles ha aumentado de forma constante, hasta llegar a 1 de cada 5 de hoy en día. En sólo 7 años, de 1995 a 2002, las cifras han aumentado un 20 por ciento, de 6,1 a 7,3 millones. Esta alarmante tendencia se ha atribuido en parte a nuestros estilos de vida menos que saludables, con una nutrición deficiente, tomar comida basura, tener sobrepeso, estar estresados, dormir poco, tener vidas sedentarias y estar expuestos a productos químicos y contaminantes que alteran las hormonas en el medio ambiente y en casa. Se ha demostrado que todos estos factores crean desequilibrios hormonales que alteran la fertilidad. Por ejemplo, los estudios muestran que una dieta rica en hidratos de carbono simples disminuye la fertilidad al aumentar los niveles de insulina; dormir poco puede interferir en la señal cerebral que potencia la liberación del óvulo, y unos niveles altos de hormonas del estrés pueden impedir la implantación correcta de un óvulo fecundado en la matriz. Los contaminantes comunes, a los que llamo *biomutágenos*, como los herbicidas, pueden disminuir el número de espermatozoides de tu pareja, y el tabaquismo pasivo puede disminuir tus niveles de estrógenos, reducir la respuesta de tus ovarios y alterar la calidad de tus óvulos. Todo tu cuerpo debe tener un equilibrio relativo para que las hormonas del embarazo funcionen al máximo. Sin embargo, puedes imaginar que incluso el especialista en fertilidad más aplicado no tiene tiempo para estudiar todas estas influencias en tu capacidad de concebir.

En este libro, os ayudaré a ti y a tu pareja a conseguir un equilibrio hormonal saludable y mejorar espectacularmente tus posibilidades de quedarte embarazada.

Cómo hacerte cargo de tu fertilidad

Muchas de mis pacientes me dicen que se sienten indefensas para enfrentarse a sus problemas de fertilidad. Si ya has tenido problemas para quedarte embarazada, puedes estar desorientada en cuanto a qué dirección seguir: ¿intentarlo por tu cuenta, ir al ginecólogo, ver a un especialista en fertilidad, empezar a tomar hormonas, intentar la acupuntura? Quizá ya te has sometido a tratamientos hormonales y tecnologías de reproducción asistida por recomendación de tus médicos, pero aún no has quedado embarazada. O quizá ya te has dado por vencida, y has dado por supuesto que los tratamientos de fertilidad de alta tecnología son tu única opción, un camino por el que no quieres pasar. En cualquiera de estos casos, probablemente notarás que tienes poco control de tu cuerpo y de tus planes de vida.

Hacerte cargo de tu fertilidad es de lejos la mejor defensa ante la impotencia, y la razón más convincente para leer la presente obra.

En este libro te ayudaré a corregir cualquier desequilibrio que puedas tener haciéndote recomendaciones para la dieta, el ejercicio y para reducir el estrés. Te ayudaré a entender completamente los factores que alteran tu fertilidad y cómo influyen en la elección del tratamiento, si decides tratarte. Muchos ginecólogos y centros de fertilidad siguen un determinado tipo de acción, un *protocolo* que siguen con todas las pacientes. Si A, luego B; si A no, entonces C. Pero creo que tu fertilidad es tan individual como tu ADN. En este libro te daré un programa individualizado y los conocimientos para que tengas un papel activo en tu propio tratamiento.

Las trampas de la fertilidad

Cuando una pareja acude por primera vez a mi consulta y me explica su historia, con frecuencia pienso que ojalá hubieran venido hace unos años. Me provoca una gran frustración ver a tantas pacientes que se han sometido a pruebas y procedimientos innecesarios, han repetido el mismo tratamiento sin éxito un mes y otro, o que, por otro lado, no han recibido ningún consejo ni tratamiento valioso en absoluto, tirando unos valiosísimos años fértiles. Muchas se han topado con estos problemas típicos por la forma en que los problemas de fertilidad se tratan actualmente.

Primero, demasiadas mujeres toman decisiones precipitadas sobre técnicas de reproducción asistida, con frecuencia cuando no es necesario. He visto con qué facilidad los médicos de fertilidad se ciegan por la tecnología y no piensan más allá. Es casi una mentalidad de cadena de montaje. Algunos de los principales centros de fertilidad determinan qué modelos de tratamiento son más eficientes y desarrollan protocolos que aplican a grupos de pacientes. Globalmente, menos del 15 por ciento de todas las parejas con problemas de fertilidad necesita la FIV para tener sus hijos biológicos con éxito, pero se anima a muchas más a que sigan esta vía de alta tecnología. No sólo es innecesario, sino que con frecuencia falla porque no se han solucionado los desequilibrios hormonales subyacentes. Recomiendo seguir un método más individualizado para diagnosticar, corregir y, si es necesario, tratar los problemas de fertilidad, uno que requiera tu participación activa en la toma de decisiones.

Pero uno de los problemas más desconcertantes, y por desgracia más comunes de los médicos que tratan a pacientes de fertilidad, es que se centran en cómo producir más óvulos y más embriones. En efecto, intentan compensar una deficiencia hormonal creando una sobredosis hormonal (que produce demasiados óvulos). La consecuencia ha sido un aumento constante de embarazos múltiples: gemelos, trillizos, e incluso cuatrillizos o quintillizos. Estos embarazos con frecuencia causan un caos hormonal aún mayor en la mujer, porque cada feto individual crea niveles más altos de hormonas que el de un embarazo único. Esto provoca una frecuencia más alta de partos prematuros, cesáreas y complicaciones del embarazo como la preeclampsia, todo ello consecuencia de no haber logrado el equilibrio. Esto también supone un riesgo para el feto en desarrollo. Con demasiada frecuencia, las mujeres que llevan tres o más embriones, la fase más temprana del desarrollo, también se enfrentan a la abrumadora decisión de si deberían hacerse una «reducción», un procedimiento que afecta a uno o más embriones, para que los demás tengan mayores posibilidades de sobrevivir y estar sanos. He ayudado a muchas parejas a evitar los embarazos múltiples haciendo primero que la persona alcance el equilibrio hormonal, de forma que se necesiten menos óvulos para lograr el éxito.

Una importante diferencia entre la mayoría de especialistas en fertilidad y yo es que ellos se centran en trabajar alrededor del problema, mientras que yo busco corregir los problemas hormonales subyacentes o, como mínimo, optimizar primero el equilibrio hormonal. Por ejemplo, si puedo identificar por qué una mujer no ovula y corregir el problema subyacente, entonces no tengo que recetar medicamentos que la fuercen a producir y liberar múltiples óvulos. Aseguro el diagnóstico *antes* de iniciar el tratamiento (muchos centros de fertilidad van directos a éste), y raramente recomiendo un tratamiento de fertilidad sin tener un conocimiento claro de cuál es el desequilibrio hormonal. Me concentro en hacer todo lo que puedo para ayudar a las mujeres a quedarse embarazadas *sin* utilizar la FIV ni otros TRA. Cuando es necesario, recomiendo rotundamente un TRA, pero muchas de mis pacientes se quedan embarazadas sin ello.

Para conseguir un equilibrio perfecto

En la Primera parte te ofreceré un sólido conocimiento de los problemas hormonales que pueden alterar tu fertilidad. Explicaré cómo funciona tu sistema reproductor y el de tu pareja, y cómo el estilo de vida altera su funcionamiento al máximo nivel.

En la Segunda parte, el programa Equilibrio Perfecto para la Fertilidad, te ayudaré a conseguir el equilibrio hormonal con recomendaciones sobre nutrición, ejercicio, reducir el estrés, evitar biomutágenos y otros cambios en el estilo de vida. También te recomendaré revisiones y pruebas que debes seguir para asegurar que no tienes ningún problema de salud subyacente que pueda interferir en la fertilidad o el embarazo. Y te daré los primeros pasos a seguir en casa para mejorar las tasas de éxito, además de ayudarte a reunir toda la información necesaria para las primeras visitas, en caso de elegir este camino.

En la Tercera parte revisaré todas las cuestiones que pueden alterar la probabilidad de éxito, los denominados *factores de fertilidad*, que normalmente se revisan en una evaluación de fertilidad normal. Pero iré un paso más allá que la mayoría de evaluaciones y te daré un sistema para puntuar tus factores de fertilidad, para que puedas comprender la levedad o gravedad de cada factor, permitiéndote tomar decisiones más acertadas sobre el tratamiento. También te ofreceré cuestionarios detallados y recomendaciones específicas de pruebas para que tú y tu médico podáis diagnosticar mejor los factores de fertilidad, y ayudarte a evitar retrasos o rodeos costosos hacia el éxito. También te ofreceré cuestionarios para tu pareja porque creo que es necesario que los dos estéis totalmente integrados en la evaluación, la toma de decisiones y el tratamiento.

En la Cuarta parte te guiaré por todas las opciones terapéuticas y te haré recomendaciones sobre qué tratamientos serían los más adecuados para ti, según tus factores de fertilidad y preferencias personales. Te aconsejaré sobre cómo navegar por las técnicas más avanzadas de fertilidad y la «sopa alfabética» de acrónimos utilizados para describirlas. También te recomendaré la práctica de acupuntura, yoga y otras técnicas complementarias que se ha demostrado aumentan las probabilidades de éxito. También ofreceré opciones para prolongar tu fertilidad con medidas de alta tecnología. Según tu edad, salud o situación social, quizá quieras investigar sobre congelación de óvulos, espermatozoides o embriones para tener opciones sanas en el futuro.

Una amenaza a tu fertilidad acarrea muchas emociones intensas, y estas emociones tienen un impacto profundo en tu capacidad de tomar decisiones. Las parejas con problemas de fertilidad pueden estar entre los pacientes más vulnerables, con deseos de probarlo todo y gastar ingentes cantidades de dinero para poder tener un hijo. Mi objetivo al escribir este libro es ayudarte a analizar qué cambios puedes hacer para mejorar tu propia fertilidad, además de darte la información necesaria para decidir las mejores opciones para ti y tu futura familia. Mis recomendaciones se basan en las últimas investigaciones que se han publicado en las revistas médicas más prestigiosas revisadas por especialistas. Incluyo referencias de los estudios que respaldan estas recomendaciones y te animo a llevar este libro —junto con las referencias bibliográficas— a tu médico, para que establezcas una relación sana en tu búsqueda de un hijo.

PRIMERA PARTE
La fertilidad y tus hormonas

1

Equilibrio hormonal: la base de la fertilidad

Estoy seguro de que la creciente incidencia de desequilibrio hormonal está detrás del aumento constante de la infertilidad. Nuestra dieta, el estilo de vida y los hábitos laborales han cambiado de forma que invitan a estos desequilibrios, o incluso los crean. Debido a nuestros apretados horarios, ingerimos comidas rápidas y comidas preempaquetadas, ricas en hidratos de carbono y grasas nada saludables. Una mala alimentación puede desencadenar fácilmente un caos hormonal, reducir tus posibilidades de concepción o aumentar el riesgo de complicaciones del embarazo. También somos menos activos, algunos totalmente sedentarios, y aceptamos el estrés y una falta de sueño como parte de la vida. Sin embargo, una mejor elección de alimentos, el ejercicio regular, el descanso adecuado y actividades para reducir el estrés pueden mejorar enormemente tu salud y aumentar tu capacidad de concebir.

¿Sabías que...

El Equilibrio Perfecto describe esa sensación que tienes cuando te encuentras fenomenal, rindes al máximo nivel e incluso tienes el mejor aspecto?

También estamos expuestos cada año a un número creciente de productos químicos que se encuentran en los alimentos, el aire, el agua, los productos de limpieza, los productos de jardinería y los productos para el cuidado personal. Algunas personas también están expuestas a más productos químicos en el trabajo. Los especialistas en fertilidad y hormonas están cada vez más preocupados por estos productos químicos, porque muchos pueden alterar las funciones hormonales, y éstas, a su vez, pueden alterar la fertilidad. Estos productos químicos también pueden contribuir al aborto o afectar a la salud de tu hijo. Pero en muchos casos se puede restablecer la armonía hormonal con simples cambios en el estilo de vida y, con ello, mejorar la fertilidad, la salud y el bienestar.

DATO DE FERTILIDAD
Intervalo entre embarazos e infertilidad secundaria

El tiempo puede ser importante para parejas que sufren infertilidad secundaria. El «intervalo entre embarazos» hace referencia a la planificación del intervalo ideal entre los embarazos. Además de pensar en cuántos años queréis que se lleven vuestros hijos, tenéis que pensar en el equilibrio hormonal. Después de un nacimiento, tu estado nutricional tarda un tiempo en mejorar lo suficiente como para soportar otro embarazo. El cuerpo tarda un tiempo en recuperar el equilibrio hormonal. Pero si esperas demasiado, puede que las hormonas reproductoras se desequilibren. Un reciente análisis de 67 estudios que analizaban los resultados de más de 11 millones de embarazos, demostró que el intervalo ideal entre embarazos se sitúa entre 18 meses y 6 años. Esperar menos de 18 meses comportó un riesgo más alto de parto prematuro o de tener un bebé con peso bajo al nacer. Las mujeres que esperaron sólo 6 meses también tuvieron un riesgo más alto de aborto. Las parejas, especialmente las que vuelven a casarse, pueden querer esperar el límite de los 6 años cuando se plantean aumentar juntos la familia.

El baile hormonal

Tus hormonas están en constante cambio según qué sucede en tu cuerpo en un día concreto. Cada órgano y sistema tiene su propia agenda, enviando señales hormonales para alertar a las demás y obtener su colaboración. Por ejemplo, el aparato digestivo necesita al aparato circulatorio para que circule más sangre después de una comida para ayudar a distribuir la energía y los nutrientes por el cuerpo. Por otro lado, si estás en situaciones de estrés, las hormonas alejarán el flujo sanguíneo del aparato digestivo y lo dirigirán a los músculos para prepararte para hacer frente al peligro próximo. El hipotálamo del cerebro está al mando, atento a las interferencias hormonales y priorizando los mensajes, para que no te duermas cuando te sientas a comer, no sudes cuando la temperatura corporal es baja, o no menstrúes cuando un óvulo fecundado intenta implantarse en tu matriz.

Tu cerebro también desencadena muchos eventos corporales, con frecuencia en respuesta a lo que estás experimentando o a lo que sucede a nivel hormonal. Si estás asustada, tu cerebro envía mensajes hormonales que anulan otras funciones biológicas como la somnolencia o el hambre. Si estás excitada sexualmente, el cerebro envía hormonas que indican al cuerpo que se prepare para tener relaciones sexuales. Si estás determinada a realizar una tarea, el cerebro envía hormonas estimulantes para esquivar la fatiga. Y si tu cuerpo no tiene las suficientes reservas calóricas para mantener un embarazo, el cerebro bloquea las señales a los ovarios, evitando eficazmente la ovulación. La conexión cerebrohormonal es la clave para comprender por qué es necesario conseguir el equilibrio hormonal para mejorar tus probabilidades de concepción y de tener un hijo sano.

También es importante para las parejas que han tenido un hijo pero que tienen problemas para volver a concebir, una condición denominada *infertilidad secundaria*. Muchas de estas parejas han desarrollado un desequilibrio hormonal desde el nacimiento de su último hijo. El desequilibrio es lo que les impide volver a concebir. Antes de iniciar un tratamiento, estas parejas tienen que considerar la importancia de sus

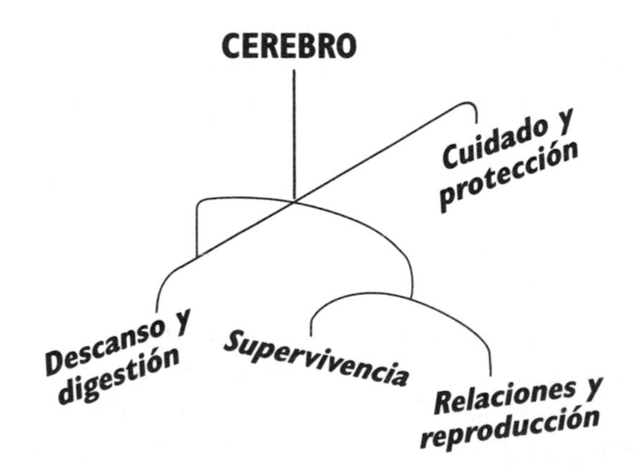

hormonas, y si la dieta, peso, estilo de vida o salud han cambiado durante estos años.

Debido a que hay tantas hormonas, muchas de las cuales tienen funciones similares, me gusta agruparlas según sus funciones. Cada uno de los grupos que he identificado tiene que estar en un estado de equilibrio. Me gusta pensar en estos grupos como los elementos de un móvil, con el cerebro en el eje central controlando el estado dinámico del equilibrio hormonal.

Cuando en un grupo se producen pequeños desequilibrios, es posible que otros grupos no se alteren. Por ejemplo, el hipotálamo puede hacer pequeños ajustes en los niveles de estrógeno y progesterona, manteniéndolos en un equilibrio relativo y sin afectar negativamente a tu fertilidad. Pero si el nivel de una hormona está demasiado alto o demasiado bajo y las demás no pueden equilibrarlo, entonces esta discordancia puede alterar los demás grupos hormonales y trastornar completamente tu salud, especialmente la fertilidad. Dado que la concepción y la reproducción no son básicos para la supervivencia, sitúo estas hormonas en la posición más vulnerable del móvil para reflejar su dependencia de todo lo demás que es casi perfecto. A continuación se encuentran los cuatro grupos de hormonas y cómo actúan, interaccionan y alteran tu fertilidad. Debo señalar que presentaré descripciones y detalles de todas estas hormonas en otro apartado de este libro.

1. **Hormonas para el descanso y la digestión** (las hormonas clave incluyen la insulina, la leptina, la somatotropina, la grelina y la melatonina). Este grupo controla el crecimiento, la digestión y el peso, además de la reparación y el rejuvenecimiento. Debido a su papel en el aumento y la pérdida de peso, los desequilibrios pueden conducir a obesidad, diabetes y numerosas enfermedades relacionadas. Me centraré sobre todo en este grupo en el programa porque tu peso y el equilibrio de estas hormonas tienen un gran impacto en tu fertilidad y porque tú tienes algún control sobre ellas. Son pasos claros y efectivos que puedes seguir para restablecer el equilibrio, incluido elegir mejor los alimentos.

2. **Hormonas para el cuidado y la protección** (las principales hormonas son la hormona tiroidea, la prolactina, y las hormonas diuréticas como la aldosterona). Este grupo se encarga de atender las necesidades fisiológicas básicas de tu organismo, como mantener la tempera-

Biosistema del equilibrio hormonal perfecto

Muchas hormonas se encuentran en suplementos y medicamentos. He diseñado un sistema para ayudarte a comprender cómo actúan y en qué se diferencian entre sí. Encontrarás estos términos a lo largo del texto, y los explicaré más detalladamente en el apartado de tratamiento, donde describo los tratamientos hormonales que se utilizan.

- Las hormonas **bionaturales** son tan parecidas a las hormonas que produce tu cuerpo que el cerebro no puede distinguirlas.
- Las hormonas **biosimilares** son similares, pero no idénticas, a tus hormonas y pueden tener ciertas ventajas respecto a las hormonas bioidénticas en determinadas circunstancias.
- Las hormonas **biolimitadas** se han diseñado para reproducir algunas funciones de tus propias hormonas, limitando, al mismo tiempo, las funciones de otras.
- Las hormonas **bioantagonistas** desconectan eficazmente tus hormonas naturales y se utilizan para controlar o prevenir una enfermedad como el cáncer de mama.
- Los **biomodificadores** son fármacos que alteran la forma en la que tu cuerpo responde a las hormonas.
- Las **biodesconocidas** son preparaciones hormonales (que se encuentran normalmente en suplementos a partir de plantas medicinales) que actúan de formas aún desconocidas.
- Los **biomutágenos** no son tratamientos, sino productos químicos tóxicos del medio ambiente que alteran tus hormonas.

tura y la hidratación, y satisfacer las necesidades de oxígeno. Algunas de estas hormonas, como la prolactina, también intervienen en los vínculos emocionales con los demás. No obstante, los desequilibrios pueden aumentar tu predisposición a sufrir infecciones, disminuir la capacidad de apagar la respuesta al estrés, disminuir tu adaptación a los cambios de temperatura y altitud, y someterte a un riesgo más alto de trastornos como fatiga crónica y anemia. Cuando las hormonas para el cuidado y la protección dejan de estar sincronizadas, alejan los recursos corporales de la reproducción, contribuyendo a la infertilidad.

3. **Hormonas para la supervivencia (luchar o huir)** (las principales hormonas son la adrenalina, el cortisol, las endorfinas y la corticolibe-

rina). Son hormonas del estrés bien conocidas, que se liberan cuando piensas que estás en peligro o tu salud está amenazada. Ayudan a redirigir los recursos necesarios para la supervivencia frente a una amenaza inminente o un peligro percibido que podría ni tan sólo existir. Cuando las hormonas del estrés están aumentadas de forma prolongada, puedes manifestar depresión, ansiedad, trastornos del sueño o dolor crónico, y puedes tener problemas para quedarte embarazada. Para tu cuerpo estresado, el embarazo es un desafío o factor de estrés aún mayor, de forma que para «protegerte», el cerebro interrumpe todos los eventos y estímulos hormonales centrados en la concepción.

4. **Hormonas para las relaciones y la reproducción** (las principales hormonas son el estrógeno, la testosterona, la progesterona, la folitropina [h. estimulante de las gónadas o FSH, *follicle-stimulating hormone*] y la lutropina [h. luteinizante, *luteinizing hormone,* LH]). Estas hormonas sexuales y del embarazo son las más importantes para la fertilidad y la reproducción. Dirigen la producción y liberación de óvulos fértiles y espermatozoides sanos. También intervienen en la consolidación de los vínculos de las relaciones sexuales con tu compañero, y de los vínculos con tus hijos; son agentes vinculantes más potentes que las hormonas para el cuidado y la protección. Los desequilibrios de este grupo son los que merecen mayor consideración al diagnosticar una infertilidad. Pueden interferir en el crecimiento y liberación de un óvulo maduro cada mes, o causar un número bajo de espermatozoides en tu pareja, o incluso alterar el grado de éxito de los implantes de óvulos fecundados en el útero. Los desequilibrios también pueden causar una disfunción sexual, como un descenso de la libido y disfunción eréctil, o dolor asociado con el sexo.

SUGERENCIA PARA TU PAREJA
Tu conexión cerebrohormonal también importa

Aunque puedas no haberte dado cuenta, tu relación parental, e incluso el mero objetivo de ser padre, genera cambios hormonales que alteran cómo te sientes y cómo interaccionas con los demás. Tu conexión cerebrohormonal es bastante más sutil que los cambios por los que pasa la mujer, pero, no obstante, es real y medible. Por ejemplo, los niveles de testosterona (la hormona que dirige la libido y la competitividad), están más altos por la mañana. No es casualidad que la mayoría de mujeres ovulen en mitad de la noche, y que tengan los óvulos en una posición perfecta para la fecundación en cuanto nos despertamos. Es interesante señalar que los hombres con relaciones estables y los que son padres se despiertan con unos niveles de testosterona idénticos a los de los hombres solteros, aunque a primera hora de la noche, sus niveles están por debajo de los que no tienen pareja, una respuesta fisiológica que puede ayudar al hombre con pareja a estar en casa por la noche. O sea que debes considerar la planificación de algunas relaciones sexuales por la mañana antes de irte a trabajar en vez de tenerlas al final del día, momento en que tu libido ha desaparecido.

¡Los síntomas sí importan!

Muchos médicos con frecuencia se olvidan de hacer a sus pacientes de fertilidad la pregunta básica: «¿Cómo se encuentra?» O si lo preguntan, no escuchan atentamente la respuesta. Pero ésta es la información más importante a mi modo de ver, porque es el mejor indicador para saber si tus hormonas están equilibradas. La idea de tener en cuenta los síntomas cuando se trata de problemas de fertilidad se está empezando a poner de moda en la comunidad médica. Se ha confirmado por investigación de técnicas de imagen cerebral que muestran que los desequilibrios hormonales detectados por el cerebro desencadenan síntomas corporales. Podemos relacionar la actividad en áreas concretas del cerebro con síntomas específicos. Por ejemplo, la fatiga crónica se asocia a una actividad hormonal reducida en la base del cerebro, mientras que la ansiedad se asocia a un aumento de la actividad en el área que se encuentra detrás de la frente.

Caso real

Conocí a Ally en un seminario que impartí a un grupo de apoyo para pacientes obesos que estaban considerando someterse a una cirugía de bypass gástrico (en esta intervención se crea una derivación en los intestinos para favorecer la pérdida de peso). A los 34 años, Ally había abandonado la idea de quedarse embarazada. Ella y su marido habían acudido a varios especialistas en fertilidad y habían soportado varios tratamientos sin éxito. Se le dijo repetidamente que adelgazara y que su problema de peso se debía simplemente a su propia conducta y falta de voluntad. Esto añadía culpabilidad a su cada vez peor situación y la había llevado a someterse a un bypass gástrico.

Supe inmediatamente que sus problemas se debían a desequilibrios hormonales. Le dije que la cirugía debía combinarse con la dieta del programa Equilibrio Perfecto y el estilo de vida para mejorar el equilibrio hormonal. Tras seguir el programa durante varios meses, Ally perdió 13,5 kg y sus ciclos menstruales se normalizaron por primera vez en su vida. Le recomendé que siguiera un tratamiento con anticonceptivos orales, Yaz, hasta que consiguiera que sus hormonas estuvieran más equilibradas. Se recomienda que las mujeres esperen al menos 12 meses después del bypass gástrico para quedar embarazadas. El anticonceptivo oral también dispuso sus ovarios en un estado de reposo mientras seguía adelgazando. A los 6 meses, había perdido 36 kg, y sintió que quería intentar quedarse embarazada. Se sorprendió cuando le recomendé que, en vez de empezar un tratamiento de fertilidad, simplemente dejara de tomar los anticonceptivos y utilizara un monitor para predecir la ovulación, con objeto de adecuar las relaciones sexuales a sus días más fértiles. Ally quedó embarazada después de sólo 4 meses, y dio a luz a una niña sana.

Los síntomas se manifestarán cuando el cerebro no consiga corregir los desequilibrios hormonales. Los síntomas relacionados con las hormonas no siempre son evidentes o fáciles de interpretar como los síntomas de la gripe o una lesión. Pueden ser leves, como una incapacidad para dormir, o un aumento de peso inexplicado, lento pero constante. Sí, hay síntomas que parecen tener una clara relación con la fertilidad, como unos ciclos menstruales anormales o abortos recurrentes. Pero los síntomas que no parecen ni de lejos relacionados con la fertilidad pueden ser los que te impiden quedarte embarazada. Recuerda el móvil hormonal y que los desequilibrios en cualquier grupo pueden alterar la fertilidad.

Tener sobrepeso es uno de los síntomas más comunes del desequilibrio hormonal y es una causa frecuente de infertilidad. En mujeres con sobrepeso, perder tan sólo el 5 por ciento del peso puede mejorar espectacularmente su fertilidad. Cuando los hombres con sobrepeso pierden este peso, pueden aumentar el número de espermatozoides, además de la libido. Pero otros síntomas también son reveladores. Pueden ser signos de desequilibrios hormonales la presencia de insomnio, acné, depresión, o incluso una disfunción sexual.

Centrarse en cómo tú y tu pareja os encontráis puede ayudaros a calibrar cuán próximos estáis al equilibrio hormonal. Los desequilibrios son, de lejos, los obstáculos más comunes al embarazo y se encuentran entre las causas más frecuentes de aborto. El primer paso para mejorar la fertilidad, cuando no para restablecerla totalmente, es buscar el equilibrio hormonal con cambios en la dieta, en el nivel de actividad, en las actividades para reducir el estrés, y en la exposición a biomutágenos, temas todos de los que hablaré en la Segunda parte.

El Dr. Greene responde

P: ¿Afectan los cambios hormonales relacionados con la edad a mis probabilidades de tener gemelos?

R: Sí, si tu equilibrio hormonal se decanta por la estimulación de óvulos, pueden aumentar las probabilidades de tener gemelos. Las mujeres que se quedan embarazadas a finales de los 30 años y principios de los 40 tienen una probabilidad dos veces mayor de tener gemelos que las mujeres de 20 (este aumento es independiente del uso de tratamientos de fertilidad, que aumentan aún más las probabilidades). La FSH, que prepara los óvulos para la ovulación, aumenta con la edad, y es la causa de esta mayor frecuencia de gemelos.

2

Cómo proteger tu fertilidad

Equilibrar las hormonas para mejorar tu salud reproductora es un enfoque dirigido a todo el cuerpo y que repercute en todos los niveles del proceso de la reproducción. Afecta al código genético (ADN) de tus óvulos y de los espermatozoides de tu pareja; a las hormonas que estimulan su desarrollo, si el óvulo y el espermatozoide se encuentran; y si el óvulo fecundado o el embrión puede implantarse en tu útero. O sea, que antes de entrar en los aspectos prácticos de mi programa, quiero darte unos conocimientos generales del proceso de la reproducción; en concreto, el viaje que siguen tus óvulos y los espermatozoides de tu pareja cuando hay relaciones. Si estás en medio o al inicio de un tratamiento de fertilidad, te remito a los capítulos 8 y 9 para obtener información más detallada del ciclo vital de los espermatozoides y los óvulos.

Miles de millones de espermatozoides

Por cada latido cardíaco, un hombre produce unos 1.500 espermatozoides microscópicos, y en cada eyaculación, normalmente libera más de 20 millones. Esta prolífica producción se produce durante 50-60 años, pero está cargada de imperfecciones. Cada espermatozoide se desarrolla a partir de una célula primitiva, denominada *espermatogonio,* que, igual que las demás células del cuerpo humano, tiene 46 cromosomas (23 pares, que contienen el ADN o código genético necesario para que funcione el cuerpo). Para llegar a ser un espermatozoide maduro que pueda fecundar un óvulo, un espermatogonio tiene que desprenderse de un cromosoma de cada par (tus óvulos siguen el mismo proceso justo antes de la ovulación), de forma que cuando se juntan un óvulo y un espermatozoide, su ADN formará 23 nuevos pares de cromosomas que crearán un único ser vivo, vuestro hijo. En los hombres, el proceso de maduración se denomina *espermatogénesis,* y tarda unos 90 días en completarse.

Durante este tiempo, los espermatozoides son muy sensibles a sufrir algún daño. Se dividen tan rápidamente, generando calor en cada división, que deben alojarse en los testículos, fuera del cuerpo, para mantenerse fríos. Las temperaturas altas —de un jacuzzi o una sauna— pueden hacerlos más sensibles al daño genético y a sufrir leves imperfecciones. También son muy sensibles a los desequilibrios hormonales y a las carencias nutritivas. Los estudios de los seminogramas han demostrado que, en hombres fértiles, tan sólo el 12 por ciento de los espermatozoides cumplen criterios estrictos —tamaño, forma y aspecto— para que se consideren normales. Muchos espermatozoides tendrán problemas estructurales o defectos menores en el ADN, algunos de los cuales están causados por desequilibrios hormonales y exposición a contaminantes. Los espermatozoides tampoco pueden almacenar energía y tienen una vida muy limitada. Muchas de las recomendaciones del programa Equilibrio Perfecto tienen como objetivo crear un equilibrio hormonal para minimizar el daño del ADN en los espermatozoides y los óvulos en desarrollo.

El Dr. Greene responde

P: ¿Tienen los hombres un «reloj biológico»?

R: Con la edad, los pequeños cambios que se producen en el ADN de los espermatozoides aumentan el riesgo de aborto y de problemas como el autismo en su descendencia. Con la edad, los hombres también pierden células de Leydig, células colaboradoras que ayudan a desarrollar espermatozoides al aportar calorías, sintetizar hormonas y eliminar residuos. A medida que se pierden células de Leydig, los testículos pierden efectividad en la formación de espermatozoides, causando una pérdida gradual de su número y una reducción de la fertilidad hacia los 40 años.

La aparición de un óvulo dominante y la ovulación

En comparación con los miles de millones de espermatozoides que produce tu pareja, tú producirás unos 400 óvulos durante la vida. Un óvulo maduro, denominado *ovocito,* es una de las células más grandes del cuerpo de una mujer (del tamaño del punto que hay al final de esta frase; los espermatozoides, en cambio, son microscópicos, y son algunas de las células más pequeñas del cuerpo del hombre). Si bien los espermatozoides son células solitarias que con frecuencia viajan en paquetes pero que actúan según el principio de «cada espermatozoide para sí mismo», cada ovocito es como una reina con su propio séquito de sirvientas que aportan hormonas y nutrientes al cigoto. Suena como una cooperativa, pero cada mes varias reinas compiten por dominar por encima de las demás. La ovulación es un proceso competitivo.

Cada óvulo tarda unos 290 días en salir del letargo, madurar y estar preparado para ser liberado. Igual que los espermatozoides masculinos, un óvulo inmaduro debe desprenderse de un ejemplar de cada uno de los 23 pares de cromosomas. Cada mes empieza la carrera competitiva entre una docena más o menos de óvulos activados que simultáneamente empiezan a mostrar cambios genéticos y metabólicos para prepararse para la ovulación. Algunos óvulos empiezan a dominar y liberar hormonas que detienen la maduración de otros óvulos de su grupo. Al final, 1 óvulo (a veces 2) gana el concurso y está preparado para la ovulación, mientras los demás se atrofian.

¿Sabías que...

Cuando eras un feto de 12 semanas, tus diminutos ovarios contenían de 6 a 7 millones de óvulos inmaduros? Desde ese momento, esta cifra empezó a disminuir de forma que, al nacer, sólo te quedaban 2 millones. Cuando tuviste el primer ciclo menstrual, la cifra había bajado hasta los 500.000, cifra más que suficiente para mantener la fertilidad hasta bien entrados los 40 años.

Los dos últimos meses durante los que estos óvulos están madurando y preparándose para la ovulación son un momento importante para que exista un equilibrio hormonal. Los óvulos maduran rápidamente y necesitan un gran aporte calórico, nutritivo y hormonal para que funcionen y maduren adecuadamente. Los desequilibrios hormonales durante este tiempo son un factor importante de la infertilidad. Por ejemplo, una dieta rigurosa o un ejercicio excesivo pueden limitar los nutrientes que rodean al óvulo y afectar a su desarrollo y maduración.

Diferencias y similitudes entre la reproducción masculina y la femenina

	Mujeres	Hombres
Número de cromosomas	46	46
Cromosomas sexuales	XX	XY
Número de óvulos inmaduros y espermatozoides (gametos)	Determinado al nacer. Las cifras disminuyen gradualmente durante los años fértiles	Producidos continuamente desde la pubertad hasta la octava década de la vida
Tiempo que tardan en madurar los gametos	Un óvulo tarda alrededor de 290 días en madurar y ser fértil	Los espermatozoides tardan 90 días en madurar y ser fértiles
Patrón de reproducción	Ciclo mensual	Producción diaria continua
Ventana de concepción	El óvulo sigue siendo fértil hasta 1 día después de liberarse	Los espermatozoides siguen siendo fértiles durante unos 5 días después de la eyaculación
Reloj biológico	La fertilidad disminuye de forma importante alrededor de los 35 años	La fertilidad empieza a declinar gradualmente hacia los 40 años

Cuanto más tiempo espere el óvulo en los ovarios, más probable es que haya problemas cuando se activa, explicando el descenso de fertilidad que experimentan las mujeres en sus últimos años fértiles. Si sigues las recomendaciones sobre la dieta y el estilo de vida de mi programa, podrás proteger y ampliar la salud de tus óvulos.

¿Sabías que...

A medida que las mujeres llegan al final de sus 30 años, se activan más óvulos cada mes para empezar el proceso de maduración? Esto significa que mueren más óvulos cada mes, contribuyendo al descenso de fertilidad presentado por las mujeres después de los 35 años.

Fecundación e implantación

Unos óvulos sanos y unos espermatozoides viables preparan el escenario de la concepción y un embarazo con éxito, aunque no lo garantiza. Una pareja considerada *fértil* sólo tiene 1 entre 5 probabilidades de concebir en un mes concreto, suponiendo que tengan relaciones sexuales en el momento adecuado.

Inmediatamente después de la eyaculación durante el coito, los espermatozoides forman un gel que cubre tu *cuello uterino* (el canal que va de la vagina al útero, también llamado *cérvix*). El gel ayuda a proteger los espermatozoides frente a tu sistema inmunitario y frente a la acidez normal de la vagina. Esta acidez puede dañar a unos espermatozoides sensibles que no pueden repararse por sí mismos, de forma que tienen que entrar rápidamente en el entorno más acogedor de tu matriz para sobrevivir. De promedio, sólo un 1 por ciento de los espermatozoides consigue pasar la abertura del cuello uterino; el resto muere durante el viaje.

La siguiente etapa del viaje por el útero hasta las *trompas de Falopio* es bastante rápida, tarda entre 30 y 60 minutos. Sí, los espermatozoides son buenos nadadores, pero también surfean por las contracciones en oleada de tu útero que se producen durante el orgasmo. Estas contracciones también dirigen los espermatozoides en la dirección del ovario que liberó el óvulo. Los espermatozoides que siguen en el útero al cabo de unas horas

Aparato reproductor femenino

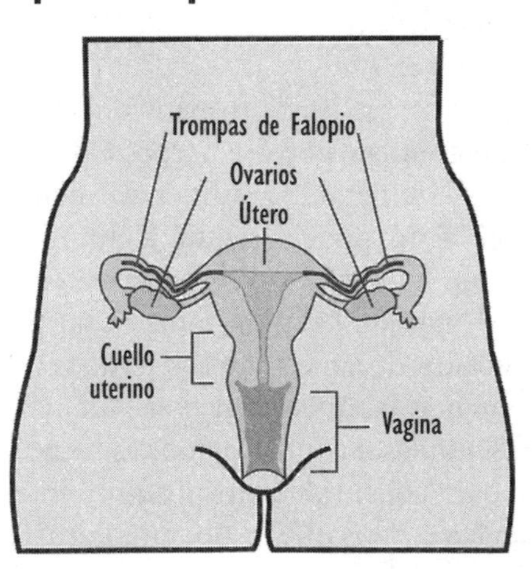

probablemente serán atacados por las células inmunitarias, de forma que es fundamental que lleguen sin peligro a las trompas uterinas (o trompas de Falopio).

Tus trompas, dos finos conductos del largo de un lápiz para dibujar al pastel, son como bosques tropicales, que protegen y nutren a los espermatozoides, aunque retrasando su velocidad para que no corran demasiado rápido hacia el final de la trompa. Los espermatozoides pueden mantenerse en una trompa durante unos 5 días desde su llegada. Dado que el óvulo sólo es fértil durante 1 día tras su liberación, siempre es mejor que los espermatozoides lleguen pronto y esperen al óvulo, más que hacer que sea el óvulo el que espere. Una vez producida la ovulación, el extremo acampanado de la trompa actúa como el guante de un receptor de béisbol para rodear y recibir al óvulo liberado. Si todo va bien, el óvulo será fecundado por el espermatozoide en el primer centímetro de su viaje hacia el útero.

A medida que empieza a fusionarse el ADN del óvulo y del espermatozoide, se completa el proceso de fecundación y el óvulo fecundado, ahora denominado *cigoto*, es desplazado suavemente por el movimiento pulsátil de las estructuras pelúcidas que revisten la trompa. Durante este viaje de 4 a 5 días, las células del cigoto se dividen cada pocas horas hasta que llega al útero, donde debe implantarse en el *endometrio*, el revestimiento uterino que, a su vez, aporta nutrientes y oxígeno. Las hormonas del embarazo colaboran en todas estas etapas del viaje y dirigirán el resto del embarazo.

Para proteger tu fertilidad

Tus óvulos y los espermatozoides de tu pareja no son inmunes a los productos químicos que circulan por el cuerpo. Como ya he explicado, el ADN de ambos es muy vulnerable a influencias externas durante el proceso de maduración. Pero podéis seguir algunos pasos para proteger vuestro ADN, para que los óvulos y los espermatozoides no sufran ninguna mutación y se degraden. Es importante evitar productos químicos y condiciones perjudiciales durante los años fértiles, pero esto es especialmente importante cuando intentéis concebir. Además de seguir las medidas preventivas presentadas a continuación, es básico seguir el programa Equilibrio Perfecto para consumir todos los nutrientes necesarios durante la maduración de los óvulos que se liberarán durante el siguiente año.

Para ella

No fumes. Hasta el 13 por ciento de todos los problemas de fertilidad están relacionados con el tabaco. Las mujeres que fuman un paquete de cigarrillos al día tienden a tener la menopausia antes que las no fumadoras. Se piensa que el tabaco acelera la pérdida de óvulos al dañar el ADN y por su efecto sobre los estrógenos. El humo del tabaco también dificulta la implantación del embrión en el útero después de la fecundación. En un estudio de pacientes con FIV a las que se implantaron óvulos de donantes, las que fumaban mostraron una tasa de embarazo un 50 por ciento menor y un mayor riesgo de nacimientos múltiples que las no fumadoras. Pruebas recientes sugieren que incluso el tabaquismo pasivo también puede ser un gran riesgo. Antes de seguir tratamientos de fertilidad, habla con tu médico sobre la posibilidad de probar alguno de los muchos métodos seguros y eficaces para dejar de fumar actualmente disponibles.

Elige productos seguros para el cuidado personal. De los casi 11.000 componentes de los cosméticos, la industria cosmética ha evaluado la seguridad de sólo un 11 por ciento. La *Food and Drug Administration* (FDA, Dirección Federal de Fármacos y Alimentos de EE.UU.) no ha establecido normas de seguridad para productos para el cuidado personal, y no exige que las empresas analicen la seguridad de sus productos ni informen a los consumidores de los resultados cuando lo hacen, incluso si demuestran que no son seguros. Es básicamente una industria autorregulada de 50.000 millones de dólares (32.000 millones de euros). Por consiguiente, se añaden cantidades ilimitadas de productos químicos potencialmente perjudiciales a maquillajes, quitaesmaltes, perfumes, champús, lacas de pelo, desodorantes, etc. Algunos de los productos químicos son carcinógenos conocidos; otros pueden causar defectos congénitos o son potencialmente tóxicos para tu salud reproductora. No tienes que evitar estos productos totalmente. Existen alternativas más seguras en cosmética. En el Apéndice B, «Biomutágenos en cosméticos, alimentos y medio ambiente», encontrarás una lista de algunos de los productos más perjudiciales que debes evitar. También puedes obtener más información en www.SafeCosmetics.org.

Evita otras toxinas. Estamos expuestos a muchos biomutágenos de forma habitual a través de alimentos, agua, aire y productos de uso doméstico y jardinería. Actualmente, se comercializan unos 80.000 productos químicos en Estados Unidos, y se añaden unos 1.000 nuevos cada año. Muchos de ellos están en el ambiente o en los productos que utilizamos, a pesar del hecho de que se ha analizado el impacto en la función reproductora en sólo un 5 por ciento. La *Environmental Protection Agency* (EPA, Agencia de Protección Medioambiental de EE.UU.) reconoce que al menos 50 de los productos químicos utilizados comúnmente y analizados por ella, afectan a la reproducción en animales, pero sólo 4 de ellos —plomo, radiaciones, óxido de etileno y dibromocloropropano— están regulados para controlar su seguridad y eliminación adecuadas. Muchos de estos productos químicos potencialmente perjudiciales se clasifican como disruptores endocrinos u hormonales. Pueden aumentar la frecuencia de la pérdida de óvulos y reducir la capacidad de implantación y desarrollo del embrión. En la lista también se incluyen herbicidas, disolventes, pesticidas y gases de escape. En el Apéndice B encontrarás una lista de biomutágenos ambientales.

Evita los biomutágenos laborales. Muchas personas están expuestas a biomutágenos en su lugar de trabajo. A medida que se es más consciente de ello, algunas profesiones (talleres de mecánica, granjas, manicuras, servicios de bomberos y tintorerías) se han asociado cada vez más a un

Endometriosis y estrés ambiental

Se calcula que en Estados Unidos, 5 millones de mujeres tienen endometriosis, un trastorno doloroso en el que el tejido del endometrio se desplaza hasta el ovario, las trompas de Falopio y otras superficies en la pelvis. También interviene en la infertilidad (v. capítulo 12 para más información). Los investigadores en endometriosis han buscado relaciones entre los biomutágenos ambientales y esta dolencia. Las asociaciones más claras se han encontrado con la dioxina y los bifenilos policlorados (PCB), ambos derivados tóxicos de [antiguas] plantas de fabricación de material eléctrico y de eliminación de residuos. Los estudios demuestran que las mujeres expuestas a estos productos químicos tienen un riesgo de tres a cuatro veces mayor de desarrollar endometriosis. La exposición habitualmente se produce a través de la contaminación del aire y del agua. Ésta puede ser la relación más directa entre biomutágenos y un trastorno que se sabe reduce la fertilidad.

Considera los anticonceptivos orales cuando no intentas quedarte embarazada

Las investigaciones en curso indican que el uso de anticonceptivos puede retrasar la velocidad de la pérdida de ovocitos que se produce con la edad y, por tanto, retrasar la menopausia. Según esta teoría, los anticonceptivos orales disminuyen el proceso de reclutamiento de óvulos, de forma que se activan menos óvulos y, por ende, se pierden menos en cada ciclo. Esta teoría debe confirmarse en posteriores investigaciones. Lo que sí sabemos es que los anticonceptivos orales no afectan a la fertilidad de por vida, y realmente la mejoran durante los meses inmediatamente después de dejarlos. También pueden disminuir el riesgo de cánceres de ovario, útero y colon, y no aumentan el riesgo de cáncer de mama, como antes se temía.

número bajo de espermatozoides, abortos recurrentes o cambios en los ciclos menstruales. En el Apéndice B encontrarás una lista de agentes frecuentes asociados a trabajos concretos. Si crees que estás expuesta a uno de estos biomutágenos, tu jefe debería reasignarte otro puesto para garantizar tu salud y seguridad. Sigue estas normas generales para evitar los riesgos laborales, recomendadas por la *Occupational Safety and Health Administration* (OSHA, Administración de Seguridad y Salud Ocupacional):

- Vístete de forma adecuada para evitar el contacto de productos químicos con tu piel en el trabajo.
- Siempre que sea necesario, utiliza guantes y gafas protectoras.
- Lávate las manos con abundante agua antes de comer o beber en el trabajo.
- Lava la ropa potencialmente contaminada separada de la ropa habitual y según las condiciones recomendadas.
- Participa en el entrenamiento y formación habitual de seguridad laboral.
- Sigue las precauciones correspondientes para evitar productos químicos, bacterias y virus de transmisión aérea empleando las unidades de flujo aéreo diseñadas especialmente; tu jefe debe proporcionarte la información necesaria.

Utiliza las plantas medicinales y los suplementos con precaución. Muchas plantas medicinales y suplementos alimentarios tienen componentes que pueden afectar a la calidad de los óvulos, alterar la ovulación o provocar abortos o partos prematuros. Si son suplementos de mala calidad, pueden tener contaminantes que pueden perjudicar al feto en desarrollo. La FDA no comprueba la eficacia de los suplementos, y sólo ahora está empezando a pedir a los fabricantes que garanticen que los productos son puros y contienen exactamente lo que indican en la etiqueta. La mayoría de suplementos no está estandarizado, de forma que la «dosis» puede no ser igual. Comenta con tu médico qué plantas medicinales y suplementos estás tomando o quieres tomar durante los meses críticos previos a la concepción.

Minimiza las cirugías o radiografías pélvicas. Algunos médicos recomiendan operar por quistes ováricos o dolor pélvico, aunque la cirugía comporta un riesgo de cicatrices, descenso del flujo sanguíneo y lesión del tejido sano. Evita la cirugía pidiendo métodos alternativos como la *conducta expectante:* utilizar anticonceptivos orales, o incluso llegar a la supresión temporal de los ciclos menstruales para disminuir la estimulación hormonal en los quistes, dándoles tiempo para curarse.

Para él

Evita el tabaco y la marihuana. El empleo de drogas legales e ilegales se ha asociado a una reducción del número de espermatozoides. Conviene saber que el tabaco sin humo puede tener un riesgo aún mayor que los cigarrillos. Si necesitas ayuda para dejar de fumar, pregúntale al médico acerca de los muchos métodos seguros y eficaces actualmente disponibles. Si tu pareja fuma, dejad de fumar juntos. Los estudios cerebrohormonales muestran que dejar de fumar tiende a ser más difícil para las mujeres, pero el apoyo puede beneficiaros a los dos.

Evita altas temperaturas. Los testículos se localizan fuera del cuerpo porque los espermatozoides necesitan temperaturas más frescas (unos dos grados o menos que la temperatura corporal normal) para sobrevivir. Evita los jacuzzis, las saunas, llevar ropa ajustada, los ordenadores portátiles o todo aquello que aumente su temperatura durante períodos de tiempo prolongados.

Reevalúa qué medicamentos y suplementos tomas. Muchos productos tienen ingredientes que pueden reducir la función o el número de espermatozoides. Por ejemplo, los bloqueantes de los canales del calcio, utilizados ampliamente para tratar la presión arterial alta, pueden reducir la capacidad del espermatozoide de penetrar en un óvulo. Se sabe que otros fármacos para la gota, las úlceras o la psoriasis reducen la función de los espermatozoides. Incluso hay una planta china llamada *enredadera trueno divino,* o *lei gong ten*, que se ha utilizado para tratar la psoriasis, la artritis reumatoidea, la enfermedad hepática y la fiebre, que tiene una gran capacidad de inhibir la motilidad de los espermatozoides y que se está estudiando como anticonceptivo masculino. Es probable que otras plantas medicinales que no se han estudiado también puedan inhibir la fertilidad masculina. Habla con tu médico sobre los medicamentos, y evita suplementos con ingredientes que no se hayan investigado bien.

Evita toxinas en el trabajo y en casa. Muchas toxinas pueden afectar al número de espermatozoides, como pesticidas, disolventes, gases de escape y rayos X. En el Apéndice B encontrarás una lista completa y los pasos extra a seguir para evitar una exposición innecesaria.

Protégete frente a las heridas. Las heridas pueden hacer que se vierta sangre de los vasos sanguíneos, que pueden acabar exponiendo tus testículos a los leucocitos. Si se exponen, puede desarrollarse una reacción inmunitaria contra tus propios espermatozoides. Por ello, un traumatismo o incluso una cirugía previa en la pelvis pueden afectar a la fertilidad masculina. Por ejemplo, los hombres que han sufrido una vasectomía o una operación de una hernia, con frecuencia producen anticuerpos (proteínas pequeñas) que se unen a la cola del espermatozoide e impiden su capacidad de nadar.

Además de seguir estas precauciones, tú y tu pareja debéis someteros a numerosos exámenes de salud antes de la concepción para tener el visto bueno. Estas pruebas, que son el primer paso del programa Equilibrio Perfecto para la Fertilidad, ayudarán a identificar y reducir los potenciales obstáculos al embarazo.

Segunda parte
Programa Equilibrio Perfecto para la Fertilidad

Introducción

Cómo equilibrar tus hormonas para mejorar la fertilidad

No importa en qué etapa estés del viaje hacia la fertilidad, el equilibrio hormonal te beneficiará. El programa Equilibrio Perfecto para la Fertilidad es para todas las parejas, desde las que no han hecho más que empezar a pensar en tener una familia hasta las que han pasado por numerosos ciclos de tratamiento, y todas las que estén en medio. Los pasos que des ahora no sólo mejorarán tu fertilidad sino que también mejorarán tu estado cuando estés embarazada, mejorarán la salud del bebé que está en camino, y reducirán las complicaciones durante el embarazo.

Este programa es el resultado de más de 15 años de experiencia, y engloba las últimas investigaciones en la asistencia a parejas con problemas de fertilidad. He creado este programa para optimizar el equilibrio hormonal y las posibilidades de éxito, incluso antes de que empieces a pasar por pruebas y diagnóstico de rutina. Si corriges los desencadenantes hormonales en la dieta, reduces la exposición a biomutágenos que alteran las hormonas y aplicas unos simples ajustes a tu estilo de vida, incluso podrás llegar a concebir sin seguir ningún tratamiento. Muchas de mis pacientes que han recuperado el equilibrio hormonal se han quedado embarazadas sin seguir ningún tratamiento de fertilidad, y otras han respondido a tratamientos que previamente no habían dado resultado.

El programa empieza con un capítulo sobre cuidados que seguir antes de la concepción, centrados en preparar tu cuerpo para el embarazo. Os pondré al día a ti y a tu pareja en todos los exámenes de salud general y reproductora, y todo lo que debes hacer antes de intentar quedarte embarazada o empezar tratamientos de fertilidad. Si ya has empezado el tratamiento, revisa mis recomendaciones para asegurarte de que has seguido todos los cuidados previos a la concepción. Si tienes alguna dolencia médica o tomas algún medicamento, te explicaré cómo puedes minimizar sus efectos sobre la fertilidad y el embarazo. En los siguientes capítulos te ofreceré un plan nutricional saludable que te ayudará a mantener el equilibrio hormonal o corregir cualquier desequilibrio que puedas tener, incluidos los asociados a un peso excesivo o insuficiente. Describiré cómo un plan equilibrado de forma física puede mejorar tu fertilidad, para quienes hacen poco ejercicio y también para los deportistas extremos. Luego mostraré uno de los aspectos más importantes para el programa de fertilidad: cómo reducir el impacto de los niveles de las hormonas del estrés en el cuerpo. Es absolutamente esencial que sigas estas recomendaciones lo mejor que puedas al menos durante 3 a 6 meses para recoger los beneficios del equilibrio hormonal. Esta parada en el viaje puede parecerte una eternidad, pero mejorará significativamente tus posibilidades de quedarte embarazada. Puedes empezar a sentir cambios en tu equilibrio hormonal en sólo un par de meses, pero no te desanimes si tardas un poco más.

El programa finaliza con un capítulo sobre qué puedes hacer ahora para aumentar las posibilidades de quedarte embarazada, cómo controlar los ciclos menstruales y programar las relaciones sexuales durante la ventana más fértil del ciclo. También describiré los primeros pasos que debes seguir si decides que quieres buscar un tratamiento de fertilidad, si quieres cambiar el curso de tu tratamiento actual o simplemente quieres pedir una consulta. Los pasos incluyen encontrar un especialista, además de diseñar un plan de fertilidad. Te ayudaré a reunir la información en tu historia clínica y los antecedentes familiares para que la primera visita sea productiva y fructífera. Con esta información, estarás varios pasos por delante del juego y podrás tener charlas muy positivas con el profesional de la salud. Podrás centrarte en qué pruebas diagnósticas necesitarás y, sobre todo, qué pruebas diagnósticas no quieres, ahorrándote tiempo, dinero, retrasos y los inconvenientes de pruebas excesivas e innecesarias.

3

Planificar antes de la concepción

Si te estás embarcando en la creación de una familia o ya estás intentando quedarte embarazada, ahora tienes la ventaja de poder planificar el embarazo. Los principales expertos coinciden en que la salud de la madre *antes* de quedarse embarazada tiene un gran impacto en la salud y el bienestar del bebé. Muchas asociaciones médicas, desde la *American Academy of Pediatrics* (Academia Norteamericana de Pediatría) hasta el *American College of Obstetricians and Gynecologists* (ACOG, Colegio Norteamericano de Obstetras y Ginecólogos) han redactado pautas para los cuidados antes de la concepción, pero según una comisión del 2006, sólo 1 de cada 6 profesionales de la salud ofrecen cuidados antes de la concepción a la mayoría de sus pacientes. Sin embargo, en un estudio se observó que casi el 85 por ciento de las parejas que habían terminado la planificación antes de la concepción la recomendarían a las restantes.

No importa en qué punto estés para conseguir el embarazo, tú y tu pareja debéis seguir estas recomendaciones para mejorar las posibilidades de concebir y minimizar los riesgos de complicaciones durante el embarazo. Entre las recomendaciones se incluye la realización de exámenes básicos de salud, pruebas de detección y vacunaciones, además de considerar pruebas genéticas, reducir las exposiciones laborales y abordar cualquier problema de salud que tengáis. Más adelante os mostraré una lista que debéis cumplimentar los dos.

Pruebas de detección y exámenes de salud

Si estás planificando un embarazo, es importante que te hayas hecho un chequeo reciente y que estés al día en las pruebas de detección de salud habituales. La asistencia preventiva de la salud intenta detectar cualquier problema menor antes de que los drásticos cambios hormonales del embarazo los conviertan en complicaciones mayores, más difíciles de tratar.

Para los dos

Si no os habéis realizado los siguientes exámenes y pruebas de detección durante el año pasado, pedid hora para realizarlos.

CARDIOVASCULAR. Tener los aparatos respiratorio, cardíaco y pulmonar sanos antes de quedarte embarazada ayudará a tu cuerpo a satisfacer las necesidades fisiológicas del embarazo. El aparato cardiovascular tendrá que controlar el aumento de volumen sanguíneo que se produce durante el embarazo y aportar al bebé en desarrollo oxígeno y nutrientes suficientes. En los hombres, un sistema cardiovascular sano puede ayudar a mejorar la calidad de los espermatozoides y mejorar la libido.

La ***presión arterial*** mide la fuerza que tiene el corazón para que la sangre circule por arterias, venas y capilares. El aumento de volumen sanguíneo durante el embarazo puede hacer que la presión arterial aumente ligeramente, de forma que es importante tener la presión arterial alta (hipertensión) bajo control. Alrededor del 10 por ciento de las mujeres en edad fértil tiene hipertensión, aunque la mayoría no lo sabe porque generalmente es asintomática hasta que se produce el embarazo. El médico comprobará tu presión arterial durante la exploración física (la presión puede aumentar durante la exploración por el nerviosismo, o sea que intenta relajarte de antemano, o compruébatela varias veces). Si está por encima de 130/90 mmHg, solicita una evaluación más completa y recomendaciones para reducirla. Evita los inhibidores de la ECA [enzima de conversión de la angiotensina], los populares fármacos para la presión, que no debes tomar mientras intentas concebir.

Categoría	Presión arterial
Normal	120/80
Prehipertensión	De 120/80 a 140/90
Hipertensión	Por encima de 140/90

Pulso. Tu frecuencia cardíaca en reposo (FCR) es la forma más sencilla de medir tu salud cardiovascular. Para determinarla, mide tu pulso durante 60 segundos antes de levantarte por la mañana. Una FCR lenta generalmente indica que tu corazón funciona de forma eficiente y puede adaptarse fácilmente a las demandas físicas del embarazo. Idealmente, tu FCR y la de tu pareja deberían estar por debajo de 90 latidos por minuto y ser muy regulares. Si es más alta, háblalo con tu médico por si es un problema.

Evaluación cardíaca. Algunas personas necesitan algo más que una evaluación cardíaca, según los resultados de la exploración física o la historia clínica o los antecedentes familiares. Si, por ejemplo, has sido fumadora habitual, debes hacerte una evaluación más completa.

Detección de colesterol/triglicéridos. Es una parte rutinaria de cualquier exploración física. Demasiado *colesterol*, la sustancia grasa que puede acumularse en las paredes de las arterias, puede afectar al flujo sanguíneo de corazón y cerebro, y también al bebé en desarrollo una vez embarazada. En los hombres, un colesterol alto también podría producir una disfunción eréctil. Los *triglicéridos*, la principal forma de depósitos de grasa del cuerpo, pueden taponar las arterias y empeorar la resistencia a la insulina. Si el colesterol o los triglicéridos están elevados, probablemente se debe a una concentración anormalmente alta de insulina, la hormona de descansar-y-digerir que normalmente desplaza la glucosa sanguínea a las células para utilizarla como energía o depósito de grasa. Habla con tu médico sobre si tienes un *síndrome metabólico*, un conjunto de anomalías como colesterol alto, triglicéridos altos, aumento de peso abdominal e hipertensión, todos desencadenados por una insulina elevada de forma anormal.

Hemograma. Esta prueba de detección mide la capacidad transportadora de oxígeno de los eritrocitos y permite obtener una instantánea del funcionamiento inmunitario y de la coagulación sanguínea. Con el hemograma se diagnostica la anemia, un trastorno en el que tu sangre no puede liberar suficiente oxígeno al cuerpo. Se produce anemia en 1 de cada 5 mujeres en edad fértil, y puede alterar la fertilidad y la salud del embarazo. La forma más común de anemia se debe a una ingesta inadecuada de hierro, que suele ser fácilmente reversible.

RESISTENCIA A LA INSULINA. En al menos 1 de cada 3 parejas que acuden a mi consulta por problemas de fertilidad, el hombre, la mujer o ambos tienen resistencia a la insulina. No obstante, es un problema con frecuencia infradiagnosticado, en parte porque muchos profesionales de la salud aún no están familiarizados con ello, y por el concepto equivocado sobre quién tiene riesgo. Si bien se asocia con frecuencia al sobrepeso, no todas las personas con resistencia a la insulina tienen problemas de peso. Algunos grupos étnicos, como asiáticos, indios, nativos norteamericanos, afroamericanos y otros, tienen una alta incidencia de resistencia a la insulina —del 20 por ciento o superior— entre los que tienen un peso normal.

Pensemos en la insulina como una hormona que favorece el acúmulo energético. Después de una comida, los hidratos de carbono se descomponen en glucosa, el azúcar simple, que luego entra en el torrente circulatorio. El páncreas libera insulina para ayudar a transportar la glucosa a los músculos, grasa, hígado y otras células del cuerpo que la utilizan como energía, o la acumulan para utilizarla posteriormente. Cuando ingieres una dieta muy rica en azúcares o cargada de hidratos de carbono simples, como la harina blanca, el alimento se descompone rápidamente e inunda el torrente circulatorio de glucosa. Como respuesta, el páncreas libera un volumen similar de insulina para hacer frente a las cantidades elevadas de glucosa tan rápidamente como es posible. Si comes de continuo este tipo de alimentos, tus niveles de insulina estarán constantemente elevados. Con el tiempo, el músculo, el hígado y los adipositos (células grasas) pierden la sensibilidad o se vuelven «resistentes» a la insulina —igual que cuando te adaptas a la fragancia de un perfume que has estado llevando varias horas—. Al final, se necesita más insulina para realizar el trabajo, hasta el punto de que el páncreas ya no puede producir suficiente insulina para mantener la demanda, aumentando la glucosa en la sangre y el riesgo de desarrollar diabetes. El riesgo de desarrollar resistencia a la insulina depende de tu origen étnico, de si eres sedentaria, y del nivel de exposición a biomutágenos.

Los niveles altos de insulina también alteran el equilibrio de las hormonas reproductoras y pueden reducir la fertilidad. En las mujeres, puede aumentar los niveles de testosterona y alterar la calidad de los óvulos. La insulina también altera la relación entre las hormonas que estimulan los óvulos, folitropina (FSH) y lutropina (LH), alterando el desarrollo de tus óvulos. En los hombres, la insulina estimula los adipositos para aumentar los niveles de estrógenos, que pueden disminuir el número de espermatozoides. Te recomiendo rellenar el cuestionario de la página siguiente para calcular tu riesgo de resistencia a la insulina.

Cuestionario del riesgo de resistencia a la insulina

Rodea con un círculo el número de cada pregunta que te corresponde y luego súmalo al riesgo. Los hombres deben saltarse las preguntas 8, 18, 20, 21, 25 y 26. Tienes:

1.	Un perímetro de cintura mayor o igual a 90 cm (mayor o igual a 100 cm en hombres)	4
2.	Diabetes tipo 2	4
3.	Hipertensión arterial	3
4.	Colesterol (LDL) alto o triglicéridos altos	3
5.	Parches oscuros en la piel de cuello, ingles o bajo los brazos u otros pliegues en la piel	3
6.	Aumento de peso excesivo	3
7.	Problemas para quitarte un peso de encima	3
8.	Antecedentes de diabetes gestacional	3
9.	Antecedentes de haber tenido un hijo de más de 4 kilos al nacer	2
10.	Antecedentes familiares de diabetes tipo 2	2
11.	Antecedentes familiares de enfermedad cardíaca	2
12.	Antecedentes de depresión	2
13.	Antecedentes de trastorno bipolar	2
14.	Antecedentes de ansiedad	2
15.	Antecedentes personales o familiares de esquizofrenia	2
16.	Epilepsia	2
17.	Antecedentes de infertilidad	2
18.	Antecedentes de abortos recurrentes	2
19.	Pesaste menos de 2,7 kg o más de 4,5 kg al nacer	2
20.	Ocho ciclos menstruales o menos al año	1
21.	Ciclos menstruales ausentes durante cuatro o más meses consecutivos	1
22.	Pulso rápido o irregular	1
23.	Papilomas cutáneos	1
24.	Fatiga extrema, hambre o confusión a las 2-3 horas de comer	1
25.	Vello facial excesivo	1
26.	Cabello fino o caída excesiva del pelo	1
27.	Jaquecas	1
28.	Hipotiroidismo	1
29.	Hipoglucemia	1
		TOTAL:————

Suma todos los puntos. Valoración:

3 o menos: Tienes un riesgo bajo de resistencia a la insulina. Mantén tu estilo de vida saludable.

De 4 a 6: Tienes un alto riesgo de resistencia a la insulina. Te recomiendo que solicites las siguientes pruebas a tu médico: nivel de glucosa sérica en ayunas, nivel de insulina en ayunas y hemoglobina glucosilada (también llamada hemoglobina A1c) para ver si necesitas tratamiento. También repasa el capítulo 9 para tener más conocimientos sobre si esto puede afectar a tus ovarios.

7 o más: Ya tienes resistencia a la insulina. Te remito al capítulo 9 para más información.

Prolactina alta

Menos del 0,5 por ciento de la población tiene altos niveles de prolactina, pero los estudios revelan que el 17 por ciento de las mujeres con infertilidad tiene este desequilibrio hormonal, que puede inhibir la ovulación. Los hombres con libido baja, disfunción eréctil o hiperplasia prostática tienen unas probabilidades cinco veces mayores de tener unos niveles altos de prolactina que los que carecen de estos síntomas.

Normalmente, los niveles de prolactina aumentan brevemente en respuesta a la actividad sexual o estimulación mamaria, como la succión de un recién nacido. Pero puedes tener niveles altos crónicamente después de una cirugía de mama o mientras tomas algunos medicamentos para tratar problemas psiquiátricos, como la esquizofrenia o el trastorno bipolar. Una causa bastante menos común es un tumor benigno de la hipófisis, llamado adenoma hipofisario, que acelera la secreción de prolactina.

Si tu médico sospecha que tu prolactina está elevada a partir de los síntomas, los niveles pueden determinarse con un análisis de sangre. Un nivel normal de prolactina suele ser inferior a 30 nanogramos/mililitro en las mujeres (es normal que sea inferior a 10 ng/ml en un hombre). Esta prueba debe repetirse otro día si el nivel es anormal para confirmar que la elevación es constante. Por cuestiones de precisión, los análisis deben realizarse a primera hora de la mañana, antes de hacer ejercicio o de desayunar.

EXAMEN DENTAL. Si no te has realizado ninguna limpieza ni revisión en el último año, debes hacerlo antes de intentar quedarte embarazada. Problemas como la inflamación crónica de las encías pueden aumentar en gran medida el riesgo de aborto o parto prematuro. Los hombres también deben realizarse revisiones y limpiezas periódicas porque las bacterias de su boca pueden reinfectar a sus parejas embarazadas. Asegúrate de cepillarte y pasarte el hilo dental con frecuencia; puedes disminuir el riesgo de aborto un 70 por ciento sólo con tener una buena higiene bucal.

Para ella

PRUEBAS GINECOLÓGICAS. Debes realizarte estas exploraciones anualmente durante los años de vida fértil.

El ***examen pélvico*** detecta varios trastornos benignos como quistes ováricos o miomas uterinos, además de infecciones y trastornos precancerosos, como el cáncer de vulva. El objetivo es detectar los problemas antes de que se produzcan o cuando están en la fase más tratable. No debería ser una exploración dolorosa, de forma que si tienes molestias importantes, asegúrate de comentarlo con tu médico para excluir cualquier problema de salud. No dejes que la vergüenza te impida hablar, y considera que te acompañe tu pareja, amiga o hermana si esto tiene que servirte de ayuda para hablar de tus problemas.

La ***citología vaginal*** (o prueba de Papanicolau) comporta un raspado suave del cuello uterino (el conducto entre la vagina y el útero) con un instrumento blando para recoger células. Permite detectar signos de infección, papilomavirus humano (o verrugas genitales) u otros cambios que pueden producir cáncer. Existen unos 30 tipos de papilomavirus humano (PVH) que pueden infectar los órganos genitales de la mujer y alterar su fertilidad, y cuatro de ellos pueden producir ciertos cánceres. En el 2006 se aprobó una vacuna para prevenir las verrugas genitales (v. «Primera vacuna antineoplásica» en la página 61). Muchos profesionales de la salud también realizan una prueba de detección de enfermedades de transmisión sexual durante la citología vaginal. Según las últimas pautas de la ACOG, puedes realizarte menos citologías vaginales si el examen ha dado resultados negativos en los tres últimos años y has estado con la misma pareja durante este tiempo.

PRUEBAS DE HORMONAS TIROIDEAS. Al menos un 3 por ciento de las mujeres en edad fértil y sin factores de riesgo tiene alteraciones tiroi-

Una prueba de PVH positiva puede alterar la concepción

En 2006, en un estudio se observó que los pacientes de fertilidad con una prueba positiva al papilomavirus humano (PVH) tenían unas probabilidades más pequeñas de quedarse embarazadas después de haber recibido un embrión de donante que las mujeres con pruebas negativas al virus. Tener un PVH puede interferir en la capacidad de implantación del embrión en la matriz. Es mejor que consideres el tratamiento del PVH antes de seguir un tratamiento para la fertilidad. Es una buena idea que tu pareja se haga la prueba, para evitar la reinfección.

deas; el *hipotiroidismo*, un descenso de las hormonas tiroideas, es unas cuatro veces más frecuente en mujeres con infertilidad que en mujeres fértiles. La falta de yoduro (la forma dietética del yodo) puede contribuir al hipotiroidismo.

Cuando las hormonas tiroideas están bajas, los niveles de estradiol se hunden y los de testosterona aumentan. La lutropina, que normalmente desencadena la ovulación, se atenúa bastante para prevenir la ovulación.

Los actores hormonales

Hormonas tiroideas. La tiroxina (T4) es la hormona tiroidea predominante. Viaja por el torrente circulatorio unida a una proteína transportadora, pero para poder activarse tiene que soltarse y perder una de sus cuatro moléculas de yodo. En este momento se conoce como triyodotironina o T3. Estas hormonas regulan la tasa metabólica. Los desequilibrios hormonales pueden tener un gran impacto en las hormonas reproductoras, alterando tu fertilidad, además de tu salud durante el embarazo.

Pero muchos médicos generales y ginecólogos no analizan el hipotiroidismo cuando tratan a sus pacientes de fertilidad. Los especialistas en fertilidad lo hacen, pero algunos no tratan a pacientes con hipotiroidismo en el límite (denominado a veces *hipotiroidismo subclínico*), aunque las últimas investigaciones sugieren que estos pacientes deberían tratarse (v. página 66 para más información). Actualmente, la *American Thyroid Association* (Asociación Norteamericana Tiroidea) recomienda realizar un cribado de

Ambos sexos: tiroides y fertilidad

Los hombres tienen un riesgo de hipotiroidismo un 20 por ciento inferior que las mujeres, y el impacto negativo en ellos es mucho más leve. Aunque la producción de espermatozoides suele ser normal, el hipotiroidismo causa un descenso de los niveles de testosterona en los hombres, suficiente para causar un descenso de la libido, una disfunción eréctil o incluso un retraso de la eyaculación. Pídele a tu pareja que utilice el cuestionario tiroideo para determinar si también debería realizarse pruebas.

CUESTIONARIO TIROIDEO DEL EQUILIBRIO PERFECTO

Si no tienes claro si deberías solicitar un análisis de sangre para evaluar tu función tiroidea, utiliza este cuestionario para calibrar tu riesgo de trastornos tiroideos. Rodea con un círculo los síntomas que tienes.

1. Retención de líquido en manos y/o pies	Sí	No
2. Incapacidad para perder peso	Sí	No
3. Intolerancia al frío	Sí	No
4. Olvidos	Sí	No
5. Depresión	Sí	No
6. Antecedentes familiares de enfermedad tiroidea	Sí	No
7. Trastorno autoinmunitario existente	Sí	No
8. Hinchazón o dolor a la palpación en el cuello	Sí	No

Suma todos los puntos. Valoración:

Si has contestado afirmativamente a los números 7 u 8, tienes un alto riesgo de sufrir un trastorno tiroideo autoinmunitario. Pide hora al médico para una evaluación (puedes necesitar un panel tiroideo básico y otras pruebas de anticuerpos antitiroideos).

Si has respondido afirmativamente al menos a tres del 1 al 6, puedes tener un riesgo de hipotiroidismo. Pide una evaluación de tu función tiroidea.

alteraciones tiroideas en todas las mujeres de 35 años. Recomiendo a todas las mujeres que consideren someterse a un *panel tiroideo de detección* antes de la concepción, y que se trate a todas las que tengan desequilibrios tiroideos en el límite.

DETECCIÓN DEL CÁNCER DE MAMA. Algunos centros de fertilidad ahora solicitan mamografías en mujeres mayores de 40 años que se están sometiendo a una FIV. Los centros quieren asegurar que sus pacientes no tienen un cáncer de mama antes de quedarse embarazadas. Debido a que ciertos cánceres son sensibles a los estrógenos, que aumentan durante el embarazo, es importante estar al día en la detección del cáncer. Las mujeres mayores de 40 años deberían realizarse una mamografía anualmente. Como alternativa para las mujeres de alto riesgo y otras, recomiendo la resonancia magnética (RM), por su capacidad de detectar lesiones más pequeñas y distinguir entre quistes benignos llenos de líquido y lesiones sólidas potencialmente malignas. Aunque la RM es más cara, existen pruebas de que puede realizarse con menos frecuencia. Todas las mujeres en edad fértil deben realizarse una autoexploración de las mamas al mes para controlar también los pequeños cambios en ellas.

Pruebas de VIH/sida: no sólo para individuos de «alto riesgo»

Los *Centers for Disease Control and Prevention* (CDC, Centros para el Control y la Prevención de enfermedades) recomiendan realizar pruebas de VIH universales a todas las mujeres de 13 a 64 años de edad. La mayoría de centros de fertilidad solicita las pruebas a las mujeres y a sus parejas antes del tratamiento. Se calcula que 250.000 personas en Estados Unidos que son VIH positivas no son conscientes de su estado. Con las pruebas universales, la esperanza es diagnosticar e iniciar el tratamiento precoz, además de eliminar el estigma asociado a las pruebas. Así que no os desconcertéis cuando se os pida que tú y tu pareja os hagáis las pruebas.

Autoexploración de la mama. Es normal que tus mamas cambien de aspecto, consistencia y tamaño durante el ciclo, de forma que puedes estar tranquila porque muchos de los cambios no están relacionados con el cáncer. Prográmate la exploración hacia el final del ciclo menstrual. Si tus ciclos son irregulares, escoge cualquier día del mes y hazlo siempre el mismo día. La exploración debe incluir el examen visual de mamas y pezones, además de una palpación cuidadosa. Existen varias técnicas, de forma que es mejor que hables con tu médico sobre cuál es la más apropiada para ti.

Vacunas: ¿estás al día?

Uno de los mayores avances de la medicina moderna ha sido el empleo de bacterias y virus muertos o atenuados para prevenir la enfermedad. Las vacunas pueden evitar la infección durante el embarazo, y durante el último mes y medio del embarazo, los anticuerpos frente a las enfermedades para las que te has vacunado cruzan la barrera placentaria para ofrecer a tu bebé la protección inicial frente a la infección. De forma que tienes que hablar con tu médico de las siguientes vacunas:

Sarampión, rubéola y parotiditis (triple vírica). Es una combinación de virus vivos, aunque atenuados, que la mayoría habéis recibido en la infancia. Si no puedes confirmar si te has vacunado, un sencillo análisis de sangre determinará si estás inmunizada frente a estos virus, que pueden causar defectos congénitos si te infectas con uno de ellos durante el embarazo. Esta vacuna debe administrarse al menos un mes antes de la concepción; sin embargo, no se han observado riesgos por su empleo durante el embarazo. Sólo se necesita 1 dosis.

Tétanos, difteria y tos ferina (DTP). Es una vacuna frente a ciertas toxinas producidas por bacterias que pueden causar tétanos e infecciones respiratorias como la tos ferina. La inmunidad de esta vacuna no es tan fuerte, de forma que se necesita un recordatorio cada 10 años. Es segura durante el embarazo y no afecta a la fertilidad.

Varicela. La varicela puede ser una infección potencialmente mortal si enfermas durante el embarazo. Si la tuviste de niña, probablemente aún estarás inmunizada. Si no, ponte una inyección al menos un mes antes de intentar quedarte embarazada. No puedes utilizar esta vacuna durante el embarazo, o sea que no olvides utilizar un método anticonceptivo durante el mes previo a la vacunación.

Gripe. Esta vacuna se recomienda a todas las mujeres que quieran quedarse embarazadas durante la epidemia de gripe (enero-marzo). La forma inyectable es segura durante el embarazo porque es un virus inactivado que no puede causar la infección. Si puedes estar embarazada, no utilices el aerosol nasal, que contiene una forma viva, aunque atenuada, de la vacuna.

Hepatitis A (hep A). Esta vacuna la necesitan sólo personas con riesgo de exposición a esta infección, que puede dañar el hígado. Habla con tu mé-

Primera vacuna antineoplásica (anticáncer)

Más de 20 millones de hombres y mujeres de Estados Unidos están infectados por el papilomavirus humano (PVH). En el 2006, la FDA aprobó la primera vacuna para prevenir el cáncer. Denominada Gardasil, esta serie de tres inyecciones se ha diseñado para prevenir la infección por las cuatro formas más comunes de PVH, incluida la asociada con al menos el 70 por ciento de los cánceres de cuello uterino. Recomiendo la vacunación, ya que el PVH se ha asociado a una reducción de la fertilidad. La serie dura 6 meses en total, pero puedes continuar aunque te quedes embarazada. Si ya estás infectada con una o más cepas de PVH, aún puedes beneficiarte de la vacuna al desarrollar inmunidad frente a las cepas con las que aún no has entrado en contacto.

dico para ver si estás en riesgo. La vacuna contiene virus inactivados y es segura durante el embarazo. Se necesitan 2 inyecciones.

Hepatitis B (hep B). Se recomienda para todos los niños, y también adultos con riesgo de exposición, especialmente profesionales de la salud. Está formada por una proteína asociada al virus transmitido por la sangre y es segura durante el embarazo. Se necesitan 3 inyecciones.

Para él

PRUEBAS DE TESTOSTERONA. A partir de los 30 años, los niveles de testosterona disminuyen entre el 1 y el 2 por ciento cada año. Algunos hombres pueden tener síntomas como fatiga, pérdida de libido, aumento de peso o depresión, mientras que otros nunca desarrollarán síntoma alguno. Se calcula que entre 4 y 5 millones de hombres muestran síntomas de testosterona baja, pero sólo un 5 por ciento busca tratamiento. Cuando la testosterona se reduce lo suficiente como para causar estos síntomas, se conoce como *síndrome de deficiencia de andrógenos*, un trastorno identificado recientemente por la *American Association of Clinical Endocrinologists* (Asociación Norteamericana de Endocrinólogos Clínicos). Las pruebas hormonales pueden ayudar a diagnosticar y corregir los primeros cambios de la testosterona que podrían desembocar en problemas a largo plazo, afectando a la calidad de vida y la fertilidad. Si crees que tienes síntomas relacionados con una testosterona baja, entonces rellena el cuestionario anterior y pide hora al endocrinólogo para comentar los resultados.

El actor hormonal

Testosterona. El andrógeno principal, la testosterona (con frecuencia conocida erróneamente como la hormona sexual masculina) es más conocida por sus propiedades estimulantes de la libido, pero también está detrás de la madurez sexual de niños y niñas, ayuda a fortalecer los músculos y a mejorar el rendimiento deportivo, y está relacionada con la autoconfianza, la motivación y el vigor. La testosterona también se encuentra en las mujeres, con las mismas funciones, pero en concentraciones mucho más bajas.

CUESTIONARIO DEL SÍNDROME DE DEFICIENCIA DE ANDRÓGENOS*

Responde a las siguientes preguntas. Realiza la prueba a primera hora de la mañana.

1.	¿Has notado un descenso de la libido (impulso sexual)?	Sí	No
2.	¿Te encuentras cansado o con menos energía?	Sí	No
3.	¿Has notado una reducción de la fuerza y/o resistencia?	Sí	No
4.	¿Has disminuido de estatura?	Sí	No
5.	¿Has experimentado un descenso de la sensación de bienestar?	Sí	No
6.	¿Estás triste, deprimido o irritable?	Sí	No
7.	¿Tienes problemas para tener o mantener una erección?	Sí	No
8.	¿Ha disminuido tu motivación o autoconfianza?	Sí	No
9.	¿Notas que te duermes después de las comidas o durante el día?	Sí	No
10.	¿Ha disminuido tu rendimiento laboral?	Sí	No

Suma todos los puntos. Valoración:

Si has respondido afirmativamente a las preguntas 1 o 7, o al menos a tres de las preguntas restantes, los síntomas pueden deberse a una testosterona baja. Pide un análisis de sangre para determinar los niveles de testosterona total y libre. Para encontrar a un profesional de la salud con capacidad para evaluar este trastorno, visita www.menshealthnetwork.org.

* Cuestionario modificado del *Androgen Deficiency in Aging* (ADAM) desarrollado por John Morley, M.D., en la Saint Louis University, 1977.

DETECCIÓN DEL CÁNCER. Es parte de cualquier exploración física de rutina y debe solicitarla el médico en función de la edad y los factores de riesgo conocidos. También debes empezar a realizarte una autoexploración testicular. El cáncer testicular es el cáncer más frecuente en hombres entre la pubertad y los 40 años, que afecta a 1 de cada 250 hombres en edad fértil. Esta prueba dura menos de 5 minutos y debe realizarse una vez al mes.

Autoexploración testicular. Hazlo al final de la ducha. Utiliza una mano para coger suavemente el testículo entre el pulgar y el índice de una mano mientras pasas lentamente el pulgar y el índice de la otra mano por toda la superficie con una ligera presión. Fíjate si notas cualquier región endurecida o arenosa o algún bulto indoloro. Notarás el *epidídimo*, una estructura alargada en la parte posterior de cada testículo. Esta estructura normalmente guarda y transporta los espermatozoides. Es normal que un testículo sea más grande que el otro. Habla de cualquier anomalía o cambio con tu médico.

LISTA DE COMPROBACIÓN ANTES DE LA CONCEPCIÓN

Para ella			Para él		
PRUEBA	RESULTADO		PRUEBA	RESULTADO	
Cardiovascular	PA (promedio)	——	Cardiovascular	PA (promedio)	——
	Pulso	——		Pulso	——
Colesterol	LDL	——	Colesterol	LDL	——
	HDL	——		HDL	——
	Colesterol total	——		Colesterol total	——
	Triglicéridos	——		Triglicéridos	——
Hemograma	Normal	——	Hemograma	Normal	——
	Anemia	——		Anemia	——
Pruebas metabólicas (en ayunas)	Insulina	——	Pruebas metabólicas (en ayunas)	Insulina	——
	Glucosa	——		Glucosa	——
	HbA1c	——		HbA1c	——
Pruebas tiroideas	TSH	——	Pruebas tiroideas	TSH	——
	T4 libre	——		T4 libre	——
	T4 directa	——		T4 directa	——
	T3	——		T3	——
Pruebas genéticas	——————		Pruebas genéticas	——————	
			Pruebas de deficiencia de andrógenos	Testosterona total	——
				Testosterona libre	——

VACUNA	FECHA	RESULTADO	VACUNA	FECHA	RESULTADO
Hepatitis A	——	——	Hepatitis A	——	——
Hepatitis B	——	——	Hepatitis B	——	——
Panel de VIH	——	——	Panel de VIH	——	——
RPR*	——	——	RPR*	——	——
Triple vírica	——	——			
DTP	——	——			
Varicela	——	——			
Gripe	——	——			
Vacuna del PVH	——	——			

* Reagina [inmunoglobulinas, anticuerpos] plasmática rápida: no es una vacuna, sino una prueba para detectar si hay anticuerpos de la sífilis. (N. de la T.)

Continúa

LISTA DE COMPROBACIÓN ANTES DE LA CONCEPCIÓN *(Continuación)*

Para ella		Para él	
EXAMEN	RESULTADO	EXAMEN	RESULTADO
Examen dental	____	Examen dental	____
Examen pélvico	____	Autoexploración testicular	____
Citología vaginal	____		
Detección del cáncer de mama (autoexploración de la mama o mamografía si tiene más de 40 años)			
Autoexploración de la mama o testicular mensual	____		

Anticoncepción: cuándo parar

Hay muchos conceptos erróneos respecto a cuándo parar la anticoncepción antes de intentar quedarte embarazada. Por ejemplo, muchas mujeres creen que tienen que dejar la píldora 6 meses antes de intentar concebir. Esta estrategia no es sólo una pérdida de tiempo, sino que en algunas mujeres, como las que tienen poliquistosis ovárica (PQO) o anorexia, pueden reducirse sus posibilidades de quedar embarazadas.

¿Sabías que...
Muchas mujeres son más fértiles durante los primeros tres meses después de dejar el anticonceptivo oral?

Método	Puede utilizarse hasta...
Anticonceptivo oral	
Ciclo mensual	1 mes antes de la fertilidad deseada
Ciclo extendido	2 meses antes de la fertilidad deseada
Parche anticonceptivo	1 a 2 meses antes de la fertilidad deseada
Anillo vaginal anticonceptivo	1 mes antes de la fertilidad deseada
Dispositivo intrauterino (DIU)	2 meses antes de la fertilidad deseada
Implante anticonceptivo	2 meses antes de la fertilidad deseada
Inyección anticonceptiva	9 meses antes de la fertilidad deseada

Tu historia de anticoncepción y fertilidad

Ahora quizá no necesites ninguna anticoncepción, pero si la has utilizado en el pasado, te ayudó a prevenir infecciones como las infecciones por clamidia y la gonorrea, que pueden dañar las trompas de Falopio y aumentar el riesgo de otras enfermedades graves, como hepatitis o sida. También disminuye el riesgo de verrugas genitales. Si no has utilizado ningún método anticonceptivo en el pasado, asegúrate de comprobar que no tienes estas enfermedades.

Estas mujeres pueden perder su momento más fértil: los primeros ciclos después de dejar la píldora. Con la mayoría de anticonceptivos hormonales, debes parar uno a dos meses antes de intentar quedarte embarazada (v. tabla anterior). A partir de la experiencia obtenida con mis pacientes, aquí tienes un breve resumen de cuándo interrumpir diferentes métodos anticonceptivos tomando en cuenta cuándo vuelve la fertilidad máxima (con o sin tratamiento).

Tratamiento de dolencias crónicas

Dado que cada vez más parejas esperan hasta el final de sus años fértiles para tener hijos, más futuros padres tendrán dolencias subyacentes. Si tienes un trastorno, es fundamental que esté bien tratado antes de intentar la concepción, ya que el embarazo puede exacerbar algunos problemas de salud. Pídele a tu médico si hay medicamentos que sean más seguros para el feto en desarrollo que los que estás tomando actualmente. Aquí muestro algunos temas que se relacionan con algunos de los trastornos más comunes de las mujeres en edad fértil.

HIPOTIROIDISMO. El tratamiento del hipotiroidismo normalmente consiste en tomar un sustituto tiroideo bioidéntico denominado tiroxina. Antes de quedarte embarazada, asegúrate de que esta hormona de restitución tiroidea es adecuada. Es mejor que las hormonas tiroideas estén en el extremo alto del intervalo normal para reducir el riesgo de aborto o problemas congénitos en el bebé. Algunas personas responden mejor a una combinación de T4, la forma circulante de la hormona tiroidea, y T3, la forma activa. Si no te encuentras mejor con la preparación que sólo

Medicamentos, suplementos y plantas medicinales

Cualquier medicamento, suplemento o planta medicinal que puede mejorar tu salud también puede tener efectos secundarios. Algunos también pueden aumentar el riesgo en ti o tu bebé cuando te quedas embarazada. Habla con tu médico sobre la seguridad y dosis de cualquier medicamento que estés tomando, y asegúrate de que no interfiere en la concepción y el embarazo. Debes utilizar la dosis eficaz mínima, o cambiar a un fármaco que haya demostrado su seguridad en estudios con un gran grupo de embarazadas. Recomiendo considerar tres cuestiones simples en relación con cada prescripción o medicamento sin receta, además de los suplementos o plantas medicinales que tú o tu pareja podáis estar tomando:

1. ¿Por qué lo estoy tomando?
2. ¿Tengo que seguir tomándolo?
3. ¿Existe una alternativa segura, o puedo disminuir la dosis con seguridad?

contiene T4, habla con tu médico sobre la posibilidad de añadir Cytomel (la forma bioidéntica de T3) o Thyrolal (combinación fija de T4 y T3).

DIABETES. Se produce cuando las concentraciones de insulina son demasiado bajas para mantener la glucosa sanguínea dentro de un nivel normal. En la diabetes tipo 1, el páncreas no puede producir insulina, de forma que las mujeres tienen que inyectarse la forma bioidéntica de esta hormona varias veces al día. La diabetes tipo 2 es una combinación de resistencia a la insulina y deficiencia de insulina, in-

Corregir el hipotiroidismo con hormonas bioidénticas

Si tú y el médico decidís utilizar una combinación de T4 y T3, te recomiendo evitar la Armour Thyroid «natural», una preparación formada a partir de glándulas tiroideas de cerdos de granja. El problema es que la cantidad de hormona tiroidea varía de un animal a otro, produciendo una falta de regularidad entre las dosis. En el 2005, la FDA retiró más de 60.000 botellas de comprimidos de Armour Thyroid por «subpotencia», por lo que en su lugar recomiendo Thyrolar como preparado hormonal bioidéntico sintético, que es más seguro.

dicando que el páncreas produce insulina, pero no en cantidades suficientes para controlar la glucosa sanguínea. Es fundamental estabilizar el control de la glucosa sanguínea al menos 3 meses antes de la concepción. De esta forma puede reducirse notablemente el riesgo de aborto y de complicaciones del embarazo, disminuyendo al mismo tiempo el riesgo de defectos congénitos en el niño. La glucosa sanguínea puede controlarse con una coordinación cuidadosa de dieta y ejercicio, que ayuda a minimizar las necesidades de insulina (v. capítulo 4 para las pautas nutritivas).

HIPERTENSIÓN. En muchas mujeres, el desequilibrio de la hormona *angiotensina* es la principal causa de la elevación de la presión arterial. Pero no es seguro utilizar los populares fármacos llamados inhibidores de la ECA, que se centran en la angiotensina, mientras intentas quedarte embarazada. Pregúntale a tu médico acerca de cambiar la medicación por una que sea segura durante el embarazo.

Embarazo después de un bypass gástrico

El tratamiento quirúrgico de la obesidad está ganando popularidad. Actualmente, varios miles de mujeres se han quedado embarazadas después de un *bypass* gástrico, que reduce la capacidad del estómago y disminuye la capacidad de los intestinos para absorber calorías. Las pruebas muestran que el embarazo es seguro, pero debe retrasarse al menos de 3 a 6 meses después de la intervención para que el cuerpo se adapte al nuevo equilibrio hormonal. Recomiendo esperar al menos 1 año desde la cirugía. Las mujeres que se operan alcanzan un equilibrio hormonal más saludable, con menor resistencia a la insulina, reducción de las hormonas que favorecen el apetito y mejora de la función tiroidea. Este nuevo equilibrio se acompaña de una mejor fertilidad. Esta cirugía tiene riesgos y debe realizarse sólo en casos absolutamente necesarios. Cuando te quedas embarazada, los cuidados deben incluir asegurar que tienes cantidades adecuadas de ciertos micronutrientes (especialmente hierro, calcio, ácido fólico y vitamina B_{12}) para nutrir al bebé en crecimiento, pero puedes seguir perdiendo peso de forma eficaz, especialmente en el primer trimestre. Si te has sometido a un *bypass* gástrico o lo estás considerando, el asesoramiento antes de la concepción es esencial y debe incluir visitas con un dietista para garantizar tu seguridad y la del bebé.

EPILEPSIA, TRASTORNO BIPOLAR, JAQUECA O DOLOR CRÓNICO. Además de utilizar los anticonvulsivos para tratar la epilepsia, los médicos con frecuencia los recetan para controlar el trastorno bipolar, las jaquecas y el dolor crónico. Estos medicamentos se han asociado a varios defectos congénitos y deben utilizarse en la dosis eficaz mínima posible. Incluso muchos de los fármacos antiepilépticos más nuevos, como la lamotrigina, que originalmente se promocionaban como más seguros, ahora se sabe que comportan cierto riesgo. Habla con tu médico acerca de disminuir las dosis de estos medicamentos, o pregúntale si puedes ir dejando la medicación durante el primer trimestre, cuando el riesgo para el bebé es máximo. Si no, puedes pedir el cambio a un fármaco de liberación prolongada, que se toma menos veces al día para minimizar la dosis.

Pruebas genéticas: para determinar los riesgos en el niño

Todos llevamos la historia familiar en cada célula de nuestro cuerpo en forma de 23 pares de cromosomas. Estos cromosomas son el programa genético, que dirige cada célula en su tarea concreta activando determinados segmentos o genes, y manteniendo otros inactivados. En algunos casos, los genes que tú y tu pareja transmitís pueden estar relacionados con enfermedades hereditarias. Podrías querer considerar las pruebas genéticas para predecir el riesgo de tener un hijo con una enfermedad hereditaria.

A continuación enumeraré las enfermedades hereditarias más comunes de las que pueden realizarse pruebas, pero primero habla con un profesional o un consejero genético sobre la utilidad de estas pruebas según los siguientes aspectos de tus antecedentes familiares y personales.

1. ¿Con qué grupo étnico o racial os identificáis más tú y tu pareja?
2. ¿Cuál es tu procedencia geográfica, y la de tu pareja?
3. ¿Habéis tenido previamente algún hijo con un defecto congénito o un trastorno hereditario?
4. ¿Has tenido más de un aborto?
5. ¿Habéis estado tú o tu pareja expuestos a alguna toxina conocida?
6. ¿Alguien de vuestras familias tiene hemofilia u otra enfermedad hereditaria?
7. ¿Ha tenido alguien de vuestras familias un hijo con retraso mental?

Trastornos hereditarios comunes

La ***fibrosis quística***, una enfermedad grave de los pulmones, afecta a 1 de cada 3.300 estadounidenses, pero muchas más personas son portadoras de un defecto genético que puede causarla. Tu hijo sólo puede desarrollarlo si tanto tú como tu pareja sois portadores. Si sois de raza blanca, las posibilidades de que tú o tu pareja seáis portadores son de 1 entre 25; de 1 entre 46 si sois hispanos; de 1 entre 65 si sois afroamericanos, y de 1 entre 90 si sois asiáticos. Dado que esta enfermedad es potencialmente mortal, pueden hacerse pruebas a todas las parejas en edad fértil que planifiquen un embarazo.

La ***enfermedad de Tay-Sachs*** produce discapacidades graves relacionadas con el sistema nervioso. Tendréis un riesgo más alto si sois judíos askenazis (de Europa del Este), francocanadienses, holandeses de Pensilvania, o descendientes de habitantes de Cajún [en el sur de Luisiana].

El ***síndrome del cromosoma X frágil*** es la causa hereditaria más común de retraso mental, que se produce en 1 de cada 4.000 niños y en 1 de cada 8.000 niñas. Dado que 1 de cada 260 mujeres son portadoras, recomien-

Edad materna y riesgo de enfermedad hereditaria

A medida que la mujer envejece, un mayor número de óvulos desarrolla cambios genéticos. Esto aumenta el riesgo de tener un bebé con problemas cromosómicos. La mayoría de estos embarazos acaban en un aborto precoz en el primer trimestre, y el riesgo global puede ser inferior al que sería de suponer. Existen pruebas para embarazadas que detectan muchos de estos problemas hereditarios.

Riesgo relacionado con la edad de tener un hijo con una anomalía cromosómica

Edad materna en el parto	Niños afectado por cada 1.000 nacidos vivos
20	2
25	2
30	3
35	5
40	15
45	48

Anemias hereditarias: pruebas de detección no genéticas

Existen varias formas hereditarias de anemia, en las que la sangre no puede transportar oxígeno suficiente al cuerpo. Pueden estar causadas por eritrocitos anormalmente frágiles o que tienen una vida más corta. Un análisis de sangre que examina los eritrocitos, no los genes, puede determinar si las células tienen una forma anormal y son más pequeñas de lo normal. El tipo de anemia se confirma con otro tipo de análisis de sangre. A continuación se presentan las formas hereditarias más comunes de anemia y los grupos de mayor riesgo. Si tu familia o la de tu pareja procede de una de estas regiones o si tienes antecedentes familiares de estos u otros trastornos sanguíneos, habla con tu médico de las pruebas para ver si eres portadora.

Trastorno hereditario	Las personas con más riesgo son de...
Drepanocitosis	África
Talasemia$^{\alpha}$	China y Sudeste asiático
Talasemia$^{\beta}$	Mediterráneo

do realizar las pruebas. Si los resultados son positivos, tu hijo tiene una posibilidad del 50 por ciento de desarrollar el trastorno. Si tienes antecedentes familiares de menopausia precoz, puedes tener un riesgo superior a la media de transmitir el cromosoma X frágil, de forma que es recomendable que te realices las pruebas.

Muchos de los cambios saludables que hagas durante los próximos meses mejorarán tu tasa de fertilidad, además de la salud de tu hijo. Recuerda que pasan muchos meses para que un óvulo madure, y unos tres meses para que los espermatozoides estén totalmente maduros. Por tanto, empieza la planificación antes de la concepción y aprovecha los próximos meses para poner en práctica los programas de nutrición, ejercicio y mente-cuerpo que se presentan a continuación, y quizás encuentres que no necesitarás ningún tratamiento de fertilidad.

4

Alimentarse bien para la fertilidad

La comida siempre se ha relacionado íntimamente con nuestra capacidad de reproducción. Una rápido vistazo a las épocas primitivas nos da pruebas de la función de nuestros cuerpos y cómo se reproducen de forma natural. Las tasas de fertilidad de nuestros antepasados cazadores-recolectores disminuían o aumentaban según la disponibilidad de alimentos. Una abundante cosecha de otoño se traducía en una gran abundancia de partos en primavera. Durante los tiempos de sequía y hambruna, las tasas de fertilidad disminuían —una protección natural frente a posibles fetos desnutridos—. En estas extremas circunstancias, el sensor nutricional del cerebro literalmente desconectaría la señal hormonal para ovular, una respuesta que aún persiste en nuestra sociedad actual como se ve en personas anoréxicas, que pasan hambre voluntariamente. Pero la historia no aporta ningún conocimiento sobre la condición opuesta: el impacto de la sobreabundancia de alimentos en la fertilidad. En el mundo actual, con una producción constante de alimentos, sabemos que el exceso de calorías puede ser tan, si no más, peligroso para la fertilidad como la falta de comida. Causa sus propios desequilibrios hormonales que desconectan las señales de fertilidad en el cerebro. También sucede con el tipo de alimentos que comemos —azúcares muy tratados, comidas muy grasas— y con los que no comemos en cantidad suficiente: frutas, verduras y fibra. Por suerte, la dieta artificial y no saludable que hemos creado puede corregirse fácilmente.

Alrededor del 65 por ciento de los estadounidenses tienen sobrepeso o están obesos. Si perteneces a este grupo, el primer paso para mejorar tu fertilidad es adelgazar. Pero tu equilibrio calórico diario tiene la misma importancia, si no más, que los kilos que pierdes. Es decir, el simple hecho de no comer excesivamente cada día mejorará tu fertilidad mucho antes de que alcances tu peso ideal.

Caso real

Cuando conocí a Maureen y Alan, habían intentado concebir un hijo durante casi 3 años. Estaban asustados, porque los padres de Alan tardaron casi 12 años en concebirle, y rápidamente vieron un paralelismo con su propio caso. Después de una evaluación básica, comprobamos que Maureen, de 27 años, ovulaba cada mes y no tenía signos de sufrir ningún problema de fertilidad. No obstante, Alan, de 36 años, tenía un número muy bajo de espermatozoides y eran de baja motilidad (se movían lentamente). Alan tenía un gran sobrepeso y sospeché que tendría resistencia a la insulina, que en los hombres puede disminuir el número y la función de los espermatozoides. Les propuse que nos centráramos en la mejora de su fertilidad para mejorar su equilibrio hormonal.

El nutricionista le recomendó elegir alimentos más sanos, centrándose en aumentar la fibra y reducir moderadamente las calorías. También le recomendé un suplemento que se vende sin receta llamado ConceptionXR, que contiene nutrientes que mejoran la salud de los espermatozoides. Los animé a empezar a tomar alimentos ecológicos para disminuir su exposición a los alimentos procesados no saludables que contribuían a su desequilibrio hormonal. Programamos un seminograma de seguimiento a los 3 meses, y acordamos una revisión a los 6 meses para considerar los tratamientos de fertilidad si por entonces no habían concebido. Al cabo de 4 meses, Maureen anunció que estaba embarazada. Cuando vinieron para realizarse la primera ecografía, Alan había perdido 13 kilos y nunca se había encontrado tan bien. Maureen dio a luz a una niña sana.

En el otro extremo del espectro del peso, las mujeres y hombres con un peso muy por debajo del normal también son menos fértiles: la ovulación se interrumpe en las mujeres, y cae la producción de espermatozoides en los hombres. Las mujeres muy delgadas, aunque aún estén ovulando, también corren el riesgo de que un óvulo fecundado no se implante. Los estudios sugieren que un 6 por ciento de las mujeres en edad fértil tienen un trastorno alimentario, como anorexia, bulimia o tras-

**Problemas para ambos sexos:
efecto de la obesidad en la testosterona**

Cuando una mujer se vuelve obesa, su hipotálamo indica a los ovarios que aumenten la testosterona, que interrumpe la ovulación. Cuando un hombre acumula kilos, caen sus niveles de testosterona, causando una disfunción eréctil y un descenso de la libido. La mitad de los hombres obesos puede sufrir una disfunción sexual que puede impedir las relaciones sexuales.

torno por atracón (v. «Trastornos alimentarios e infertilidad» en la página 83). En mi consulta, casi el 20 por ciento de las mujeres a las que atiendo por infertilidad tiene un trastorno alimentario. Estés muy delgada o con un gran sobrepeso, restablecer el equilibrio hormonal mediante una mejor elección de los alimentos puede mejorar espectacularmente la tasa de éxito en tan sólo 6 semanas.

Caso real

Cuando Vanessa, de 24 años, y Ryan, de 31, vinieron a verme, habían intentado concebir un hijo durante casi 4 años, y ya habían pasado por varios tratamientos con otro especialista, sin resultado positivo. La primera visita empezó con una revisión de las pruebas y tratamientos anteriores. Esperaban que les recomendara un tratamiento de más alta tecnología y caro, pero en su lugar les propuse que consideraran la dieta. Los ojos de Vanessa se abrieron y empezó a mostrarse inquieta.

Le indiqué que con 1,62 m de altura y 43 kg de peso estaba demasiado delgada para su constitución. Me contó su larga historia de anorexia, pero pensaba que tenía el problema controlado. Le expliqué que, con su peso actual, no tenía una reserva calórica suficiente para soportar un embarazo sano. Vanessa al final aceptó fijarse un objetivo de 50 kg antes de considerar otros tratamientos. Visitó a mi nutricionista para desarrollar un plan saludable para ganar peso gradualmente. También le recomendé que empezara a tomar una vitamina prenatal y que tomara alimentos ecológicos. Necesitó que su marido la animara y apoyara continuamente, pero Vanessa poco a poco empezó a aflojar sus restricciones personales y a ganar peso. Cuando llegó a los 46 kg, sus ciclos menstruales empezaron a regularse por primera vez en ocho años. Cuando llegó a los 49 kg, unos tres meses después de la primera visita, se quedó embarazada, sin ningún tratamiento. Siguió visitando al nutricionista durante el embarazo para asegurar que ganaba el peso adecuado según progresaba su embarazo, y dio a luz a un niña sana.

Conexión peso-fertilidad

Las hormonas determinan qué hace tu cuerpo con las calorías que ingieres. ¿Son utilizadas inmediatamente como energía por el cerebro, se guardan en los músculos y el hígado para su uso a corto plazo, o se depositan en los adipositos como aporte energético a largo plazo? Los investigadores siguen descubriendo nuevas hormonas que tienen un papel en el aumento y la pérdida de peso, aunque la insulina es el principal factor. Si consumes demasiadas calorías de una vez o eliges alimentos que se ab-

La causa hormonal más común de la ifertilidad

El trastorno hormonal más común de mujeres en edad fértil y la principal causa hormonal de la infertilidad es la poliquistosis ovárica (PQO), un desequilibrio hormonal que cursa con niveles elevados de insulina y testosterona, y que produce con frecuencia síntomas como aumento de peso, acné e irregularidades menstruales (v. capítulo 9 para más información). La PQO con frecuencia se trata con anticonceptivos orales para regular los ciclos menstruales y reducir otros síntomas. Pero este método ha dado a los profesionales de la salud un sentido erróneo de que están tratando esta dolencia. En su lugar, simplemente enmascaran los síntomas. Hace varios años, un panel de expertos en PQO concluyó que el tratamiento de estas pacientes debería dirigirse a tratar la causa subyacente, la resistencia a la insulina, mejorando la sensibilidad del cuerpo a la insulina. La mejor forma de conseguirlo es con una dieta mejor.

sorben demasiado rápido, la insulina no puede transportar la glucosa a las células musculares y hepáticas con eficiencia. En su lugar, se almacena como grasa —en tan sólo 2 horas— aumentando el peso y produciendo resistencia a la insulina y diabetes, además de reducir la fertilidad. Por otro lado, si no comes lo suficiente, tus reservas de glucosa en el hígado son insuficientes. El hígado es el encargado de liberar glucosa hacia el torrente circulatorio entre las comidas y durante la noche. Es aquí donde existe una importante relación con la fertilidad. En mitad de la noche, el cerebro envía señales al ovario para ovular, pero si el cerebro encuentra unos niveles bajos de glucosa por la noche, interpreta que hay una escasez de reservas energéticas. El cerebro piensa que no tienes calorías suficientes para soportar un embarazo —y quizá realmente no puedes— y, por tanto, no emitirá la señal hormonal para ovular. Una buena alimentación puede servir para que estas hormonas mantengan el equilibrio y restablezcan la fertilidad.

DATO DE FERTILIDAD
El dilema de la obesidad

En los últimos 25 años, las tasas de infertilidad han aumentado en relación con el aumento de obesidad en hombres y mujeres en edad fértil. En un análisis se determinó que al menos el 10 por ciento de los problemas actuales de fertilidad está relacionado con una ingesta excesiva. La buena noticia para las personas obesas es que perder un 10 por ciento del peso mejora las posibilidades de concebir (si existe sobrepeso, no obesidad, se verán los beneficios al perder sólo el 5 por ciento del peso). De forma que fija objetivos a corto plazo en tu camino hacia el equilibrio hormonal y no te centres en lograr tu peso ideal.

Alimentarse bien para el equilibrio perfecto

No pienses en esto como una dieta, sino como una transformación completa de la nutrición. Te daré una lista de principios que animan a elegir alimentos más sanos y mejorar tu satisfacción después de las comidas, sin crearte ninguna sensación de privación. Los estudios muestran que una dieta restrictiva potencia las ansias, el aumento de peso y la desnutrición. En su lugar, este plan permite que te sientas satisfecha sin desencadenar un caos hormonal. El principio del plan es reducir la cantidad de alimentos procesados y sustituirlos por alimentos frescos, integrales. Estos alimentos se encuentran en su forma más natural, como frutas y verduras frescas, frutos secos y cereales integrales. Están repletos de fibra y otros nutrientes que mantienen el equilibrio hormonal y sacian el hambre. Por otro lado, los alimentos procesados suelen haber perdido muchos de sus nutrientes por el proceso mismo. También pueden provocar desequilibrios hormonales y llevar a comer excesivamente, porque no sacian el hambre.

Principio número uno: tus necesidades energéticas para la fertilidad

Ahora que hemos comprobado que estar demasiado delgado/a o demasiado obeso/a puede producir infertilidad, es importante intentar conseguir un peso saludable. La mejor forma es conocer tus necesidades calóricas; muchas personas sobreestiman las calorías que necesitan al día, causando un aumento de peso. Sigue estos tres pasos para determinar si será necesario que disminuyas, aumentes o dejes igual el aporte calórico para conseguir un equilibrio perfecto.

Paso 1: determina tu IMC

Conocer tu *índice de masa corporal* (IMC), un cálculo aproximado de tus depósitos de grasa, te da una idea básica de si necesitas perder o ganar peso o quedarte igual para que la fertilidad sea óptima. Pero no te desanimes: si ajustas la dieta, tu equilibrio hormonal se decantará a un estado más sano mucho antes de que alcances la zona de Equilibrio Perfecto para la Fertilidad.

Primero, determina tu IMC con esta ecuación: tu peso (en kg) dividido por la talla (en metros) elevada al cuadrado = **IMC** _____. Por ejemplo: 59 kg/$1{,}67^2$ m = IMC 21,16). Luego mira si entras en el gráfico de la página siguiente para determinar si tienes que perder, ganar peso o quedarte igual para estar en la zona de Equilibrio Perfecto para la Fertilidad.

IMC	Estado del peso
Por debajo de 18,5	Peso insuficiente
18,5-24,9	Zona de Equilibrio Perfecto para la Fertilidad
25,0-29,9	Sobrepeso
30,0 y superior	Obesidad

Paso 2: calcula tu TMB

Dado que todos tenemos diferentes necesidades energéticas según nuestro nivel de actividad, edad y entorno, tienes que investigar un poco más allá para calcular tus necesidades calóricas diarias. Por ejemplo, el IMC no tiene en cuenta si una persona tiene grasa o masa muscular (el músculo pesa más), de forma que un deportista musculado muy bien condicionado podría etiquetarse erróneamente de obeso.

Tu *tasa de metabolismo basal (TMB)* es la velocidad a la que quemas calorías en reposo. Tu TMB explica aproximadamente del 60 al 75 por ciento de las calorías que quemas al día sólo para mantenerte viva. Debes saberlo para calcular cuál debe ser tu aporte calórico. Para calcular la TMB:*

Para ella	Cifra
1. Multiplica tu peso en kg por 9,56:	________
2. Multiplica tu talla en cm por 1,85:	________
3. Multiplica tu edad en años por 4,68:	________
4. Suma las cifras obtenidas en 1 y 2, y luego resta la cifra obtenida en 3:	________
5. Ahora suma 655 a la cifra obtenida en 4:	________
Tu TMB:	________

* Fórmula de Harris y Benedict.

Para él	Cifra
1. Multiplica tu peso en kg por 13,75:	________
2. Multiplica tu talla en cm por 15,003:	________
3. Multiplica tu edad en años por 6,755:	________
4. Suma las cifras obtenidas en 1 y 2, y luego resta la cifra obtenida en 3:	________
5. Ahora suma 655 a la cifra obtenida en 4:	________
Tu TMB:	________

* Fórmula de Harris y Benedict.

Paso 3: Aporta tu nivel de actividad

Ahora ten en cuenta tu nivel de actividad para determinar cuántas calorías quemas al día. Selecciona a qué categoría perteneces y multiplica tu TMB por la cifra mostrada.

Sedentaria (trabajo de oficina, poco o ningún ejercicio)	TMB × 1,2
Actividad ligera (ejercicio suave 1-3 días/semana)	TMB × 1,375
Actividad moderada (ejercicio moderado 3-5 días/semana)	TMB × 1,55
Muy activa (6-7 días/semana)	TMB × 1,725
Extrema (muy intenso cada día, entrenamiento de resistencia)	TMB × 1,9
Calorías totales quemadas al día	________

Júntalo todo

Las calorías totales quemadas cada día son las mismas que tienes que consumir para *mantener* tu peso actual. Si tienes que *perder* peso, según el IMC, ingiere de 250 a 300 calorías menos que las calorías quemadas al día y aumenta el ejercicio para quemar 250 calorías más al día, con un déficit diario total de 500 calorías (v. capítulo 5 para eliminar calorías con el ejercicio). Si tienes que *ganar* peso, consume 500 calorías más cada día (de alimentos sanos). Con cada método, ganarás o perderás alrededor de 0,5 a 1 kg por semana. Éste es un ritmo saludable para cambiar de peso y mejorará tus intentos para concebir. Si intentas adelgazar rápidamente, crearás un desequilibrio hormonal que reducirá tus posibilidades de producir óvulos o espermatozoides sanos y también perderás masa muscular. Si ganas peso demasiado rápido al consumir demasiadas calorías —o demasiadas calorías no saludables—, tendrás un desequilibrio hormonal y aumentará la producción de radicales libres perjudiciales.

Alternativas al equilibrio perfecto para reducir calorías

Es más fácil perder peso sin que sientas que pasas hambre si reduces de 50 a 100 calorías de la dieta aquí y allá, más que saltarte comidas y aperitivos totalmente o eliminar grupos de alimentos que realmente te encantan. Las siguientes listas son ejemplos de cómo cambiar los alimentos ricos en calorías por alternativas hipocalóricas, más sanas. Al considerar las sustituciones de alimentos hipocalóricos, debes saber que muchos alimentos «ligeros» contienen cantidades inadecuadas de sodio o azúcar, y con frecuencia ingredientes que pueden hacer que el alimento sea menos nutritivo, como conservantes, aditivos o productos químicos.

DATO DE FERTILIDAD
Los radicales libres alteran la fertilidad

Ingerir menos calorías tiene el beneficio añadido de disminuir la producción de *radicales libres* —pequeñas partículas cargadas (oxidadas) producidas por la digestión de los alimentos—. El oxígeno se utiliza en la descomposición de los alimentos y, a medida que se metaboliza, crea radicales libres como producto derivado. Los radicales libres pueden dañar las proteínas, las membranas celulares e incluso el ADN de los óvulos y los espermatozoides. El daño se produce cuando los radicales libres se pegan a las células sanas y liberan su carga. Cuantas más calorías consumes, más radicales libres produces. Cuando ingieres demasiadas calorías, el aporte de antioxidantes del cuerpo (que normalmente protegen frente a los radicales libres al absorber su carga) no puede compensar la superabundancia de radicales libres. A medida que reduces las calorías, tienes menos radicales libres causantes de trastornos.

Los espermatozoides son especialmente sensibles a los radicales libres. Si bien el daño de los radicales libres que se produce en la mayoría de células se repara, los espermatozoides carecen de la capacidad de repararlo. Los espermatozoides gravemente dañados pueden perder su capacidad de nadar hacia el óvulo o incluso adquieren defectos genéticos. En las mujeres, los radicales libres pueden dañar el ADN de los óvulos y las estructuras vitales que ayudan a madurar al óvulo. El efecto acumulativo de años de daño por los radicales libres contribuye al aumento relacionado con la edad de abortos y defectos congénitos. Es importante que tú y tu pareja evitéis una ingesta excesiva para reducir la exposición a los radicales libres.

En vez de	Cambia a	Calorías ahorradas
1 cucharada de mantequilla para cocinar	Aceite de oliva para cocinar	75
1 taza y media de cereal frío	1 taza	50
240 ml de zumo de naranja	Media naranja	35
Poner mitad y mitad de café y leche	2% de leche	50
Té helado edulcorado comercializado	Agua carbonatada-normal o con aromatizantes, pero no edulcorada	90 (por 240 ml)
355 ml de refresco	Refresco dietético	150
Sopa de crema	Sopa de caldo	100-200
Un sándwich tradicional	Sándwich sin tapa	70-120
1 cucharada de mayonesa en un sándwich o crepe	1 cucharada de mostaza	90
2 cucharadas de aliño de crema para ensaladas	2 cucharadas de vinagreta	100
1/4 taza de salsa al pesto	1/2 taza de salsa marinara	80-160
1 taza de arroz integral	1/2 taza de arroz integral	110
Sofreír verduras en aceite o mantequilla	Cocer en caldo	90-180
85 g de carne picada, magra en un 80%	85 g de carne picada, magra en 93%	90
1/2 taza de chips de plátano	Medio plátano	125
1/2 taza de helado	1/2 taza de helado de yogur desnatado	150
Un trozo de pastel de chocolate	1/2 trozo, y compártelo con un amigo	120
Pechuga de pollo deshuesada y empanada	Pechuga de pollo deshuesada, sin piel, a la plancha	160
Bollo o magdalena	Biscotes	250-390
1 rosquilla grande con queso crema light	Panecillo inglés de trigo integral con confitura	160-200
225 g de ternera (del tamaño de dos barajas de cartas)	85 g de ternera (del tamaño de una baraja de cartas)	225
Un Whooper de Burger King	Un Whopper infantil sin mayonesa	380
Fajitas de pollo (comida rápida)	3 tacos de pollo	200

Si tienes que ganar peso, añade algunas calorías saludables

Si tu peso es insuficiente o tienes problemas para mantener la masa magra corporal, quizá necesites hacer comidas pequeñas y frecuentes y tomar algo cada dos a tres horas. Aumenta lentamente el aporte calórico. Unas 100 calorías extras al día implican aumentar casi 0,5 kg al mes. Los siguientes alimentos saludables contienen 125 calorías o menos y añaden un gran valor a cualquier dieta.

Añade	Ganancia (calorías)
5 nueces o almendras	125
1/4 taza de avena	125
125 g de yogur de frutas desnatado envasado	117
1 vaso de 235 ml de leche desnatada	100
235 ml de sopa minestrone	125
1 huevo grande, entero	90
1 huevo grande blanco, entero	17
1 manzana mediana	72
1 taza de brécol	30
1 taza de arándanos	44
1 plátano medio	105
30 g de mozzarella baja en grasas	71
1 cucharada de mantequilla de cacahuete	94
1/2 aguacate	112
1/4 de bloque de tofu firme (80 g)	119

Principio número dos: ha llegado el momento de ser ecológico

Muchos de los alimentos y bebidas de cultivo tradicional que elegimos están cargados de pesticidas, fungicidas, herbicidas, conservantes, aditivos y antibióticos. Se calcula que el 90 por ciento de la ingesta total de estos productos químicos procede de los alimentos procesados que comemos, y la mayoría de ingredientes se clasifican como *disruptores hormonales*.

Un disruptor hormonal es cualquier producto químico que parece una hormona, bloquea un receptor hormonal o desencadena un desequilibrio hormonal al aumentar la producción de hormonas o evitando su eliminación. Estos biomutágenos tienen la capacidad de reducir la fertilidad, favorecer el aborto o potenciar la formación de cánceres y otras enfermedades. Solíamos ignorar estos productos químicos, porque se etiquetaban como «generalmente considerados seguros». No obstante, en

Trastornos alimentarios e infertilidad

Los trastornos alimentarios pueden ser un importante obstáculo en la fertilidad. Si crees que tú o tu pareja los tenéis, consulta a un profesional capacitado antes de seguir un tratamiento de fertilidad, para que puedas establecer una relación con alguien que pueda controlarte durante el embarazo y el parto. El tratamiento del trastorno mejorará tu salud y la tasa de éxito. Los trastornos alimentarios se dividen en tres grupos:

- La **anorexia nerviosa** es la incapacidad de mantener un peso corporal mínimamente sano, junto con el miedo a ganar peso. 9 de cada 10 personas con este trastorno son mujeres. Su grasa corporal excepcionalmente baja interrumpe la señal que envía el cerebro para indicar a los ovarios que ovulen. En consecuencia, dejan de menstruar.
- La **bulimia nerviosa** comporta comer por atracones, seguidos de medidas con frecuencia extremas para provocar el vómito, abuso de laxantes, ejercicio excesivo o ayuno prolongado. Muchas personas con este trastorno tienen un peso normal, pero la fluctuación de calorías del festín al hambre hace que los adipositos envíen mensajes caóticos que pueden causar desequilibrios tiroideos y alterar la maduración de los óvulos y la ovulación.
- Un **trastorno alimentario por lo demás no especificado** incluye variaciones de la anorexia y la bulimia que no cumplen los criterios de ninguno de los dos. Algunas mujeres con anorexia pueden ganar peso suficiente para menstruar, pero aún siguen estando demasiado delgadas. Algunas personas que devoran y se purgan pueden no hacerlo con la frecuencia necesaria para cumplir los criterios de la bulimia. Este grupo también incluye las personas con un trastorno por atracón, definido por atracarse periódicamente en un período de 2 horas, seguido de un ayuno prolongado. Estos trastornos también pueden estropear tu cuerpo y tener varios efectos en la fertilidad.

los últimos 10 años la investigación ha demostrado constantemente que muchos, si no la mayoría, de estos productos químicos no son nada seguros. Por ejemplo, los pesticidas comúnmente utilizados en granjas y jardinería como el *lindano* y el herbicida *atrazina*, pueden bloquear la ovulación o impedir la posterior formación hormonal normal. Los fungicidas comunes pueden alterar la función tiroidea normal y reducir la producción de espermatozoides.

DATO DE FERTILIDAD
Los productos lácteos no ecológicos aumentan el riesgo de gemelos

En un estudio del año 2006 se demostró que las mujeres que tomaban 2 o más raciones de productos lácteos no ecológicos al día tuvieron una probabilidad 5 veces mayor de tener gemelos que las mujeres que no tomaban ninguna. Buscando una explicación, los investigadores observaron que el aumento de gemelos se correlacionaba con el mayor uso en los productos lácteos de una hormona llamada «factor de crecimiento similar a la insulina» (IGF). Los granjeros habitualmente inyectan IGF a sus vacas para aumentar la producción de leche. Pero el IGF se excreta en la leche y pasa a quienes toman productos lácteos. En otros estudios realizados en mujeres se ha observado que el IGF estimula los ovarios para liberar un mayor número de óvulos durante la ovulación. Por comparación, las mujeres de Gran Bretaña, donde se ha prohibido el uso de IGF, tienen menos de la mitad de probabilidades de tener gemelos. Para disminuir las probabilidades de tener gemelos, busca productos lácteos ecológicos.

Los alimentos ecológicos crecen sin pesticidas, herbicidas ni fungicidas artificiales, no se han tratado con aditivos, conservantes ni radiaciones ionizantes, y no son manipulados genéticamente. En los últimos años, la venta de productos ecológicos ha crecido más del 30 por ciento por su mayor disponibilidad y la reducción de su coste. Saltar a este carro ecológico ha sido mucho más fácil porque grandes minoristas como Wal-Mart y grandes almacenes como Costco se han unido desde hace tiempo a Whole Foods y Fresh Fields. Pero los alimentos ecológicos aún son mucho más caros y difíciles de adquirir que los alimentos cultivados de forma tradicional. Si tu presupuesto es limitado, adquiere productos animales ecológicos, que contienen las concentraciones más altas de biomutágenos encontrados en los alimentos. Reduce también el consumo de marisco y pescados como el atún y el pez espada, que tienen abundancia de dioxinas, bifenilos policlorados (PCB) y mercurio. Las dioxinas pueden disminuir los niveles de hormonas tiroideas y afectar negati-

Enemigos de la fertilidad

Si tu presupuesto es limitado y no puedes comprar todos los productos ecológicos, considera comprar al menos versiones ecológicas de estas frutas y verduras que, si crecen de forma tradicional, suelen tener el contenido más alto de biomutágenos de todas las frutas y verduras:

Apio	Fresas	Patatas
Cerezas	Manzanas	Peras
Espinacas	Melocotones	Pimentones
Frambuesas	Nectarinas	Uvas

vamente a la fertilidad. Los biomutágenos más nocivos se encuentran en la grasa de la carne o pescado, de forma que compra siempre productos magros y bajos en grasa. También puedes dar prioridad a la compra ecológica de los alimentos que consumes con mayor frecuencia. Si, por ejemplo, tú o tu familia bebéis leche cada día, compra sólo leche ecológica, sin somatotropina. Si comes una manzana al día, haz que también sea ecológica.

DATO DE FERTILIDAD
Añade pimiento picante

Reiterados estudios han demostrado que comer alimentos con guindillas y otros pimientos picantes reduce la resistencia a la insulina y favorece un equilibrio hormonal saludable. Los pimientos contienen capsaicina, un producto químico que favorece el metabolismo y reduce los niveles de insulina hasta un 40 por ciento. Esto también puede ayudar a perder peso.

Principio número tres: los hidratos de carbono enérgicos

En los últimos diez años, más o menos, los hidratos de carbono han sufrido un duro golpe. Se diseñaron varias dietas sin hidratos de carbono para reducir los peores factores contribuyentes de la obesidad en nuestra sociedad, pero tuvieron el efecto no intencionado de reducir todos los hidratos de carbono, los buenos y los malos. Los malos, a los que llamo *hidratos de carbono caóticos* porque pueden producir picos y valles de los niveles sanguíneos de insulina y glucosa, son azúcares y almidones muy procesados. Con el procesamiento de los alimentos se han extraído los azúcares simples de frutas y verduras para hacer edulcorantes económicos como el *jarabe de maíz rico en fructosa*, para edulcorar zumos, refrescos y salsas. Estos jarabes concentrados se absorben muy rápidamente, desencadenando un pico espectacular de insulina, lo que, a su vez, de-

Los actores hormonales: las incretinas

Las incretinas son un grupo de hormonas sensibilizantes de insulina producidas por el estómago, el páncreas y el intestino, descubierto recientemente. Se han convertido en el objetivo de las empresas farmacéuticas porque favorecen la liberación de insulina y ayudan a estabilizar la glucosa sanguínea. También tienen un papel más directo en la elección de los alimentos porque su liberación depende de cuándo, cuánto y qué comes. A medida que pierdes peso, tu cuerpo empieza a corregir los desequilibrios de las incretinas y mejorar tu fertilidad. Estos son los actores.

- La **grelina** se produce en el estómago vacío para estimular el apetito y fomentar la liberación de somatotropina en el cerebro, hormona que, a su vez, estimula al hígado para liberar glucosa, manteniendo el nivel energético entre comidas. Se ha observado que la grelina se dirige al útero, los testículos y el embrión en desarrollo, aunque aún se desconoce su función exacta.
- El **péptido tipo glucagón 1** (*glucagon-like peptide-1*, GLP-1), liberado por el intestino delgado después de comer, hace que notes que estás llena y ayuda a las células musculares y grasas a captar glucosa. Por desgracia, esta útil hormona sólo circula por la sangre unos minutos después de liberarse, limitando su efectividad.
- La **PYY3-36** es una hormona clave que regula el apetito. La libera el intestino durante la digestión e indica al cerebro que dejes de comer. Los alimentos ricos en proteínas e hidratos de carbono complejos estimulan la PYY3-36. Comer lentamente permite que esta hormona reduzca la cantidad de alimento que tardará en satisfacer tu apetito.
- La **amilina** se libera por las mismas células pancreáticas que producen insulina. Ayuda a la insulina a dirigir la glucosa hacia los músculos y las células hepáticas. También ayuda a que te sientas llena durante más tiempo, al retrasar la absorción de la última comida.

CONVIERTE LOS HIDRATOS DE CARBONO CAÓTICOS EN ENÉRGICOS

Si te gusta:	Prueba esto en su lugar:
Compota de manzana	Manzana cruda con piel
Jarabe de arce dietético (contiene jarabe de maíz rico en fructosa)	Jarabe de arce 100%
Puré de patatas	Patata cocida con piel
Productos de tomate procesado (contienen jarabe de maíz rico en fructosa)	Productos ecológicos o tomate fresco
Arroz blanco de grano pequeño	Arroz jazmín
Arroz basmati	Cebada
Batido de fresa con leche	Licuado de bayas bajo en grasas
Zumo de fruta	Soda
Cereal caliente instantáneo	Avena de 5 minutos de cocción
Pan francés	Pan de 9 cereales o integral de centeno
Galletas con trozos de chocolate	Galletas de avena con trozos de chocolate y nueces
Rollos de fruta dulces	Trozos o pieles de frutas secas
Pizza gruesa	Pizza de costra fina
Alubias cocidas	Alubias secas cocidas
Crema de champiñones	Sopa de champiñones y cebada
Pasta refinada	Pasta de trigo integral

sencadena una serie de cambios hormonales que producen obesidad, diabetes e infertilidad.

Los hidratos de carbono buenos, a los que llamo *hidratos de carbono enérgicos*, son la fuente calórica más importante de la dieta; seguro que no quieres evitarlos. Incluyen azúcares simples, sobre todo en frutas y verduras. Debido a que van acompañados de forma natural por fibra y agua, su absorción es lenta y no causan un pico de insulina. También incluyen azúcares complejos, como la harina de trigo integral, las patatas y el arroz integral. Los azúcares complejos requieren la digestión para descomponerlos, produciendo una liberación lenta y más sostenida de glucosa. Por el contrario, los granos procesados, como el pan blanco, conservan poca fibra, de forma que se digieren rápidamente.

Los hidratos de carbono enérgicos son la principal energía para el cerebro y los músculos; son la energía más eficiente, porque pueden digerirse utilizando la menor cantidad de agua y energía y son utilizados por el cuerpo con mayor facilidad. Los estudios muestran que intelectuales y deportistas no alcanzan su máximo rendimiento con una dieta «baja en hidratos de carbono». También son el carburante más importante para un bebé en desarrollo durante el embarazo. De forma que la elección de los hidratos de carbono correctos puede realmente favorecer el equilibrio hormonal y la fertilidad.

Recomiendo que alrededor del 40 al 50 por ciento de las calorías procedan de los hidratos de carbono enérgicos; esto te dará fuerza, un mayor estado de vigilia y menos apetito durante el día. Te ayudarán a equilibrar la insulina, las incretinas y otras hormonas para una digestión tranquila, lo que, a su vez, estabilizará las hormonas de la fertilidad.

DATO DE FERTILIDAD
Los hidratos de carbono caóticos disminuyen la líbido

Después de ingerir hidratos de carbono caóticos, el pico rápido de glucosa es seguido de una tregua conocida como *hipoglucemia posprandial*. La hipoglucemia, o glucosa sanguínea baja, es consecuencia de la rápida liberación de insulina, que también causa un descenso de testosterona. Hombres y mujeres pueden percibirlo como un descenso de la libido después de una gran comida. Si comes hidratos de carbono caóticos de forma regular, este descenso crónico del nivel de testosterona también puede causar una pérdida de masa muscular, produciendo fatiga y disminución de la fuerza, lo que tampoco favorece la actividad sexual. Por contraste, los hidratos de carbono enérgicos realmente llenan los músculos de energía.

Principio número cuatro: come más fibra y granos integrales

Uno de los aspectos de nuestra dieta moderna que altera más las hormonas es que tiene poca fibra. Nuestro aparato digestivo y la fisiología funciona mejor con una dieta vegetal, rica en fibra. No obstante, en el último siglo, la mayoría de alimentos que contienen fibra se han «refinado» al procesar la parte más nutritiva, la cáscara, dejando atrás sólo el endosperma blanco almidonoso de cereales como el trigo. Esto nos quita la fibra y muchos nutrientes. La respuesta a este sacrificio ha sido «enriquecer» las

GRANDES ALIMENTOS PARA AUMENTAR LA FIBRA DIETÉTICA

Fibra soluble	Fibra insoluble
Salvado de avena y avena	Productos integrales
Cebada	Salvado de trigo
Salvado de arroz	Copos de salvado
Garbanzos	Arroz integral
La mayoría de alubias	Pera con piel
Lentejas	Bayas
Plátanos	Melocotón con piel
Cerezas	Manzana con piel
Cítricos	Guisantes
Ciruelas pasas	Espinacas
Patata	Brécol
Boniato pelado	Judías verdes
Frijoles	Semillas de girasol
Soja	Almendras

harinas con la adición de nutrientes, pero la fibra normalmente no se recupera.

La fibra es el hidrato de carbono no digerible de los alimentos vegetales. Se encuentra de dos formas, soluble e insoluble, que retrasan la absorción de los azúcares y mejoran la digestión. También ayudan a eliminar residuos, incluidas las hormonas excesivas, como estrógeno y testosterona, y ayudan a mantener el equilibrio de estas hormonas.

El estadounidense medio come entre 5 y 15 gramos de fibra al día. Sin embargo, un estudio tras otro muestran que deberíamos consumir de 30 a 40 gramos al día para mantener el equilibrio hormonal. Con este simple cambio en la dieta, puedes disminuir los niveles de insulina y obtener más energía entre comidas.

En múltiples estudios se ha demostrado que una dieta rica en fibra también te ayudará a perder peso en caso de sobrepeso, o evitar que ganes peso si tienes un peso saludable. Las personas que toman 40 gramos de fibra al día tienden a pesar casi 10 libras (4,5 kg) menos que las personas de edad equiparable que toman los típicos 8-10 gramos al día, y tienen una probabilidad al menos un 25 por ciento menor de ser obesos. Añade alimentos ricos en fibra como estos alimentos enteros naturales durante el día.

También puedes tomar suplementos de fibra, que contienen unos 5 gramos de fibra por cucharada, para mejorar tu dieta. Por ejemplo, tomar

Las recién descubiertas hormonas grasas

Los adipositos no son depósitos pasivos de calorías, sino minifábricas endocrinas que producen al menos 20 hormonas diferentes, denominadas colectivamente *adiposinas*. Estas hormonas dirigen el metabolismo y ayudan al cerebro a hacer un seguimiento de los depósitos de energía para controlar el apetito y deciden cómo el cuerpo utiliza esta energía. Las adiposinas también ayudan al cerebro a determinar si tienes suficientes depósitos de grasa para soportar el embarazo. Tu cerebro también tiene en cuenta cuán eficazmente puedes compartir la energía con el bebé: si tienes resistencia a la insulina, tu cuerpo no canaliza tan eficazmente la energía al feto. Cuando modificas la dieta, los adipositos ajustan las secreciones de adiposinas para equilibrarlas más, mejorando el perfil de fertilidad. Éstas son las principales adiposinas y cómo afectan al peso.

- La **leptina** controla cuántas calorías tienes depositadas como grasa; cuanta más grasa tienes, más leptina hay en tu sangre. Cuando las concentraciones de leptina son altas, el cerebro suprime tu apetito y revierte el metabolismo para ayudarte a quemar calorías. Pero cuando la leptina está elevada de forma crónica, como sucede en la obesidad, el cerebro desconecta el efecto supresor del apetito. Por otro lado, una leptina baja señala unos depósitos de grasa bajos, una señal de alerta que indica a tu cerebro que debe detener la ovulación.
- La **adiponectina** ayuda al cuerpo a utilizar la grasa como combustible. No obstante, a medida que ganas peso, produces menos adiponectina y las concentraciones bajas se asocian a problemas de fertilidad. Cuando pierdes peso, los adipositos liberan más adiponectina, aumentando tus posibilidades de concepción.
- La **resistina** es liberada por los adipositos, *resistiendo* la capacidad de la insulina de ayudar a depositar glucosa. Si tienes sobrepeso, la resistina aumenta, produciendo resistencia a la insulina y una reducción de la fertilidad.

un suplemento de fibra mientras tomas un trozo de pastel hace que los hidratos de carbono caóticos se parezcan a los enérgicos. Esto te lo puedes permitir de vez en cuando, pero el truco de la cucharada de fibra no es una licencia para derrochar periódicamente: la fibra sólo puede reducir, no prevenir totalmente, los rápidos cambios hormonales causados por los alimentos procesados. Los suplementos de fibra soluble pueden disolverse fácilmente en cualquier líquido no carbonatado, y también se comercializan en comprimidos aromatizados.

Principio número cinco: es mejor poca grasa que ninguna

Antes de que aparecieran las dietas sin hidratos de carbono no saludables, existían las dietas sin grasas no saludables, un fenómeno dietético que derivó en aliños, salsas, pasteles y muchos alimentos procesados sin grasas. Las grasas son una parte necesaria de la dieta y desempeñan papeles importantes en la función del cuerpo. Además de proporcionar depósitos energéticos a largo plazo, muchas grasas sirven de componentes básicos de las membranas celulares, aíslan nervios para que transmitan mejor las señales, y proporcionan átomos de carbono, que el cuerpo utiliza para formar enzimas y hormonas. Las grasas también mejoran la textura y el sabor de los alimentos y hacen que nos sintamos llenos, de forma que sin ellas, con frecuencia sentimos que estamos privados de alimentos satisfactorios. Es cierto que acumulan unas tres veces más de calorías por gramo (12 por gramo) que los hidratos de carbono o las proteínas, por lo que debes comerlas con moderación. Para tener una dieta equilibrada, el objetivo es que del 20 al 30 por ciento de la ingesta diaria de calorías proceda de grasas y aceites.

El tipo de grasa que comes es tan importante como la cantidad que comes. Los aceites de la mayoría de plantas son grasas sanas, a las que llamo *grasas fluidas*, porque son líquidas a temperatura ambiente. La mayoría de grasas fluidas disminuyen el colesterol perjudicial de la sangre (LDL), y unas pocas —los aceites monoinsaturados, como el

¿Cuánta grasa?

No es fácil vigilar la ingesta de grasa, ya que la grasa está escondida en muchos alimentos, especialmente alimentos procesados. Cuando los alimentos enteros, que tienen menos grasa escondida, forman gran parte de la dieta, puedes incluir con seguridad de 3 a 5 raciones al día de las siguientes grasas saludables:

Aceite de oliva, 1 cucharada
Aceite de colza, 1 cucharada
Aceite de semillas de lino, 1 cucharada
Semilla de lino triturada, 1 cucharada
Nueces, 2 cucharadas
Semillas, 2 cucharadas

aceite de oliva o el aceite de colza— también aumentan el colesterol bueno (HDL).

Las grasas saturadas de los productos animales son las grasas no saludables. Son gelatinosas a temperatura ambiente, por lo que las llamo *grasas sólidas*. El aceite de palma y la mantequilla de coco, aunque aceites, se consideran grasas sólidas y también deben consumirse con moderación. Las grasas sólidas se absorben en el torrente circulatorio, donde contribuyen a formar las placas que estrechan las arterias. También incluyen grasas hechas por el hombre como las grasas trans, a las que se añade una molécula de hidrógeno (hidrogenación) para que sean sólidas a temperatura ambiente. En el 2007, en un estudio con casi 19.000 mujeres sin antecedentes de infertilidad se observó que cuando se consumían grasas trans en vez de las grasas fluidas (más sanas), se duplicaba el riesgo de no ovular en las mujeres. En el estudio también se encontró que, por cada aumento del 2 por ciento de las calorías por grasas trans en vez de por hidratos de carbono, las mujeres mostraban un aumento de casi el 7 por ciento de infertilidad anovulatoria.

Principio número seis: conviértete en una flexitariana fértil

Los aminoácidos que forman las proteínas son los componentes básicos de músculos, nervios y prácticamente todas las células del cuerpo. Las proteínas también son una fuente alternativa de energía para el cuerpo. Para estar seguros, las proteínas son esenciales, pero la mayoría de estadounidenses piensa que necesitan obtener las proteínas de carne, pollo, pescado, productos lácteos o huevos.

No es cierto: nuestros antepasados cazadores-recolectores dependían sobre todo de los alimentos vegetales, que eran los más abundantes. No obstante, la industrialización de la producción alimentaria cambió nuestras elecciones de alimentos hacia las proteínas animales. Al final, desarrollamos un patrón basando cada comida en dichas proteínas.

No obstante, los productos animales contienen algunas de las concentraciones más altas de biomutágenos. Los animales depositan los productos químicos disruptores hormonales en su tejido graso, donde tienden a acumularse durante la vida del animal. Estos depósitos grasos de productos químicos pueden estar muy concentrados, porque la mayoría de terneras, cerdos y aves de corral crecen en grandes granjas que utilizan pesticidas, insecticidas, herbicidas y antibióticos disruptores hormonales

Obtener proteínas de los vegetales

Aquí encontrarás algunas sugerencias para modificar las comidas de forma que puedas satisfacer las necesidades proteicas con proteínas vegetales más puras. Escoge de dos a tres raciones al día de la lista. Si comes más de 1 ración de productos lácteos, huevos o proteínas animales, reduce las raciones de proteínas vegetales a 2 al día.

Desayuno	**Almuerzo**	**Cena**	**Tentempiés**
Avena	Pasta de trigo integral	Arroz integral	Hummus (paté de garbanzos)
Cereal de trigo integral	Pan de 9 cereales	Lentejas	Mantequilla de cacahuete
Bagel (rosquilla) de cereales integrales	Ensalada de frijoles	Alubias pintas	Almendras
Granola baja en grasas	Guisantes secos	Tofu (queso de soja) o seitán (gluten de trigo)	Edamame (soja verde)
Leche de soja	Pan pita de trigo integral	Proteína vegetal texturizada	Queso de soja

para reducir las enfermedades entre los animales. En un estudio que comparaba el aumento de proteínas de un suplemento de soja con un suplemento de carne en mujeres de 20 a 30 años, se encontró que la soja mejoraba su equilibrio hormonal al normalizar la liberación de hormonas potenciadoras de óvulos (FSH y LH), mientras que la carne creaba un desequilibrio de estas hormonas que podía alterar la maduración de los óvulos e impedir la ovulación.

Sé que mucha gente disfruta comiendo carne, pescado, pollo y productos lácteos y no quieren eliminarlos completamente de la dieta. En vez de ello, te sugiero que empieces a pensar en ellos como un complemento de tus comidas en vez de utilizarlos como plato principal. Ésta es la base de ser un *flexitariano* o vegetariano flexible. Al reducir la cantidad de alimentos animales que consumes, disminuyes este desencadenante clave del desequilibrio hormonal. Recomiendo que del 30 al 40 por ciento de tu dieta diaria proceda de las proteínas.

También puedes estar muy sana como vegetariana, si comes ocasionalmente productos lácteos, o incluso como vegetariana estricta (vegetaliana), si comes sólo alimentos vegetales. Los vegetales contienen todos los componentes básicos de las proteínas esenciales que necesitas. Los vegetarianos tienen un riesgo más bajo de cáncer, enfermedad cardíaca, diabetes, obesidad y accidente cerebrovascular. En una revisión de 40 estudios se concluyó que los vegetarianos también tienden a pesar un 20 por ciento menos que los que comen carne. Si estás tomando una vitamina prenatal (v. página 98), tendrás un refuerzo añadido de vitaminas B que algunas vegetarianas pueden necesitar.

DATO DE FERTILIDAD
La paradoja del colesterol

Aunque el colesterol se asocia a la enfermedad cardíaca, no podríamos vivir sin él. El colesterol es el componente básico de una gran variedad de hormonas vitales. Normalmente, alrededor del 80 por ciento del colesterol es producido por nuestro propio cuerpo, principalmente en el hígado. Pero muchos de nosotros superamos las necesidades de colesterol cuando basamos la dieta en carne y productos lácteos. Al adoptar la dieta flexitariana, de forma natural disminuirás la ingesta de colesterol y reducirás el riesgo de enfermedad cardíaca, además de mejorar tu fertilidad.

Principio número siete: micronutrientes; suplementos para reforzar la fertilidad

En los últimos 50 años se ha producido un descenso constante del contenido de vitaminas y minerales de los alimentos, en gran parte por los esfuerzos dedicados a aumentar las cosechas y acelerar el tipo de recogida, lo que no da suficiente tiempo a las plantas para adquirir los minerales adecuados del suelo o producir tantos nutrientes. Es poco probable que estas operaciones se produzcan en granjas ecológicas. Al cambiar a una dieta ecológica, mejorarás la ingesta de nutrientes y antioxidantes. Pero también puedes tomar ciertos suplementos para mejorar tu fertilidad y la salud de tu embarazo. Cada una de las siguientes recomendaciones se basa en las pruebas científicas más recientes. Recomiendo a las mujeres que están intentando quedar embarazadas que tomen una vitamina prenatal. Pero dado que no contienen concentraciones adecuadas de los nutrientes clave que menciono a continuación, aseguraos de tomar los suplementos necesarios.

Una salvedad: la industria de los suplementos actualmente es un mercado no regulado, y algunas empresas, menos escrupulosas, no producen suplementos estandarizados: algunos pueden contener menos nutrientes de lo que indica el frasco, y otros pueden estar contaminados. Por ejemplo, se ha encontrado que un número alarmante de suplementos que se dispensan sin receta contiene plomo. Para protegerte, adquiere sólo productos que indiquen que han pasado las pruebas de una agencia independiente como la *United States Pharmacopeia* (USP, Farmacopea de Estados Unidos), la *National Sanitation Foundation* (Fundación Nacional de Saneamiento), una agencia de pruebas de garantía de calidad internacional, o *ConsumerLab*.

Tú y tu pareja os beneficiaríais del aumento de los siguientes micronutrientes de la dieta o tomando un suplemento. Si estás tomando una vitamina prenatal, comprueba que no estés duplicando ningún nutriente.

Vitamina C. Además de sus bien conocidos efectos preventivos del resfriado, la vitamina C participa en muchas funciones orgánicas, como la descomposición de grasas para liberar sus calorías. Esto te ayuda a perder peso y mantenerte activa. Casi el 40 por ciento de los adultos de Estados Unidos tiene unos niveles inadecuados de vitamina C. Al tomar un suplemento de 250 mg dos veces al día con las comidas, liberarás más calorías de la grasa de forma un 45 por ciento más eficaz que si no tomaras ningún suplemento.

Vitamina D. Esta vitamina se conoce con frecuencia como «hormona del sol», porque la producimos en la piel cuando nos exponemos al sol. Sin embargo, si siempre te pones protector solar o si eres de piel oscura, quizá no produces la suficiente. La vitamina D es fundamental para las células que utilizan calcio, como los intestinos, las células óseas, los músculos, los nervios y el sistema inmunitario. Recientemente, unas concentraciones bajas de vitamina D se han relacionado con diabetes, además de cánceres de mama, colon y próstata. En una revisión de 63 estudios se indica que deberíamos consumir unas 1.000 unidades internacionales (UI) de vitamina D al día para prevenir la fatiga y la pérdida ósea, sobre todo en forma de vitamina D_3 (colecalciferol o niacina).

Vitamina E. Este potente antioxidante captura radicales libres, protegiendo las células frente al daño, como daño al ADN (v. «Dato de fertilidad: los radicales libres alteran la fertilidad» en la página 81). Los espermatozoides son muy sensibles al daño por los radicales libres. En mujeres, alrededor de 20 a 30 UI al día deberían ofrecer una protección adecuada, mientras que en los hombres deberían ser unas 200 UI al día.

Calcio. Alrededor del 99 por ciento del calcio se deposita en dientes y huesos. El 1 por ciento restante circula por el cuerpo y tiene un papel fundamental en la promoción de la señalización nerviosa, contracciones musculares y liberación de hormonas, como la insulina. Si tomas un suplemento de calcio con las comidas, reducirás la absorción de grasas en los alimentos. Esto puede ayudar a prevenir el aumento de alrededor de 0,5 kg al año, un beneficio que irás sumando con el tiempo. Toma 1.000 mg al día.

Magnesio. Cuando el magnesio es bajo, los nervios están muy activos y desencadenan la liberación de las hormonas de la supervivencia. Esto puede desencadenar una reacción en cadena que contribuye a la resistencia a la insulina, depresión y disminución de la función inmunitaria. Tomando 400 mg al día, disminuirá aproximadamente un 40 por ciento el riesgo de diabetes. Si tomas una variedad de frutas y verduras, especialmente verduras de hoja verde, cereales integrales, salvado, tofu, lentejas, anacardos y germen de trigo, entonces no necesitas ningún suplemento. Si no comes habitualmente estos alimentos, considera tomar un suplemento.

Yodo. Este mineral es un componente vital de las hormonas tiroideas. Debido a que el cuerpo no puede almacenar yodo, debes consumirlo diariamente; por ello se lo añade a la sal de mesa. No obstante, según los CDC [Centros para el control y prevención de enfermedades], alrededor del 12 por ciento de los estadounidenses no consume suficiente *yoduro* (la forma dietética del yodo) para mantener la producción adecuada de hormonas tiroideas. La deficiencia de yodo es la causa más común de concentraciones tiroideas bajas. Al problema contribuye la creciente popularidad de sales de gourmet como la sal marina, gran parte de la cual no está yodada. Utiliza siempre sal yodada al cocinar. Debes intentar tomar 150 microgramos (mg) al día, la cantidad contenida en media cucharadita de sal yodada.

LAS MEJORES FUENTES DE ANTIOXIDANTES DE LOS ALIMENTOS

Frutas	Arándanos americanos [negros], arándanos rojos, granadas, moras, ciruelas, ciruelas pasas, frambuesas, fresas, manzanas, cítricos
Hortalizas	Corazones de alcachofa, patatas rojas, espinacas, patatas dulces, tomates, pimentones, calabaza de invierno, verduras de hoja
Legumbres	Alubias rojas pequeñas, alubias de riñón rojas, alubias pintas, alubias negras
Frutos secos	Pacanas, nueces, avellanas
Bebidas	Café, cacao, té (negro y verde)
Placeres	Chocolate negro

Picolinato de cromo. Este mineral mejora la capacidad de la insulina de transportar la glucosa a las células para utilizarla como combustible, y también reduce el ansia de comer. En dosis de 200 mg tres veces al día se ha observado que reduce notablemente las necesidades de alimentos reconfortantes y aumenta la probabilidad de ovulación en mujeres con resistencia a la insulina.

Suplementos para ella

Vitamina prenatal. Empieza a tomar la vitamina prenatal unos tres meses antes de intentar quedarte embarazada. Una vitamina prenatal puede no aumentar las posibilidades de quedarte embarazada, pero puede mejorar la salud de tu embarazo. En un estudio se observó que las mujeres que empezaron a tomar la vitamina prenatal antes de concebir tuvieron una reducción de casi el 75 por ciento del riesgo de desarrollar *preeclampsia*, una complicación potencialmente mortal del embarazo. La vitamina prenatal debe contener al menos 1 mg de ácido fólico para reducir el riesgo de defectos congénitos como la espina bífida y la fisura palatina en el niño. También debe contener vitaminas del grupo B. Dado que no todas las vitaminas prenatales contienen la misma combinación de nutrientes, recomiendo las prescripciones de Natelle Prefer, PrimaCare, Duet, OptiNAte o Citracal Prenatal 90+DHA. PreCare Premier es una gran elección para vegetarianas porque tiene una dosis de vitaminas B más alta que otras. Estas vitaminas prenatales están cubiertas por el seguro sólo si estás embarazada. Evita otras vitaminas prenatales sin receta porque no están reguladas por la FDA.

Nuestra historia

Dr. Greene: Tras fallar la FIV, decidimos retroceder un paso. En vez de volver a intentar la FIV o incluso añadir otros procedimientos de alta tecnología, volvimos a intentar los fármacos potenciadores de la ovulación junto con la inseminación intrauterina (éste es un tratamiento de fertilidad básico más que un tratamiento avanzado). Pero antes incluso de intentar otro ciclo, quisimos optimizar la dieta todo lo que pudimos para mejorar aún más nuestro equilibrio hormonal. Los dos somos vegetarianos, de forma que ya seguíamos el plan Equilibrio Perfecto, pero siempre podía mejorarse. Morgan hizo un esfuerzo extra para evitar las grasas y los alimentos procesados no saludables, y dejamos de ir a cenar fuera de casa. Morgan también empezó a tomar DHA, un suplemento de omega-3, y yo empecé a tomar ConceptionXR, el suplemento para la fertilidad masculina. Después de esperar seis meses, seguimos dos ciclos del tratamiento básico y Morgan quedó embarazada al segundo intento. Sin duda, estos pequeños cambios contribuyeron al éxito.

Suplementos de ácidos grasos omega-3. Contienen ácidos grasos esenciales, aceites necesarios para mantener sanos los nervios y el sistema inmunitario. El cuerpo no puede producirlos, de forma que si no tomas los adecuados con la dieta, tienes un riesgo mayor de depresión, enfermedad cardíaca, artritis reumatoidea y diabetes. Son aún más importantes para el desarrollo del bebé cuando estás embarazada. Es absolutamente esencial que obtengas el omega-3 de la dieta. Por desgracia, la fuente más rica de estos aceites saludables es el pescado, pero el pescado contiene tantas toxinas —como mercurio, plomo y dioxinas— que pueden perjudicar al feto, que debes evitarlo mientras intentas concebir y durante el embarazo. Recomiendo que consideres tomar una cucharada de semillas de lino trituradas al día, que también puedes espolvorear en los cereales o ensaladas. Si no te gusta el sabor del lino, intenta el sustituto de mantequilla Smart Balance [a base de aceites vegetales] o mantequilla de cacahuete, huevos enriquecidos con DHA y nueces. O considera un suplemento de algas como Expecta LIPIL.

Suplementos para él

La opción más simple para los hombres es tomar ConceptionXR, un suplemento que contiene cantidades adecuadas de los siguientes nutrientes, además de otros nutrientes enumerados en las recomendaciones para los dos.

Ácido fólico. Los testículos utilizan el ácido fólico para formar ADN para su abundante producción de espermatozoides. Los estudios demuestran que incluso los hombres fértiles pueden tener una mejor producción de espermatozoides si toman un suplemento de 5 mg de ácido fólico al día, junto con un suplemento de zinc (v. en página siguiente «Otros suplementos interesantes»).

Zinc. Cantidades mínimas de zinc mejoran la formación de los espermatozoides, el metabolismo de la testosterona y la motilidad de los espermatozoides. Según los estudios, 10 mg al día pueden mejorar la producción de espermatozoides y mejorar las tasas de embarazo.

Selenio. Este mineral actúa como antioxidante y ayuda a la insulina a transportar la glucosa fuera del torrente circulatorio y las células. También se ha demostrado que aumentan la motilidad de los espermatozoides. Intenta tomar 200 mg al día, o bien en forma de suplemento o bien tomando tres o cuatro nueces de Brasil dos veces por semana. El arroz integral, las nueces y el pan de trigo integral también son buenas fuentes de selenio.

Licopeno. Este potente antioxidante y pigmento natural abunda en los tomates. En estudios recientes se han encontrado concentraciones altas de licopeno en los testículos de hombres sanos, indicativos de un efecto protector. Concentraciones bajas se asocian a infertilidad y a un riesgo más alto de cáncer de próstata. Si no comes un tomate crudo pequeño o media taza de zumo de tomate al día, considera un suplemento de unos 5 mg de licopeno al día para ayudar a proteger los espermatozoides frente al daño de los radicales libres.

Carnitina (o L-carnitina). Este micronutriente, formado por el aminoácido lisina, se produce en el hígado, el cerebro y los riñones. Transporta ácidos grasos a la parte de la célula donde se descomponen para

Otros suplementos interesantes

Se ha investigado y demostrado que los siguientes suplementos mejoran la función de los espermatozoides. No existen pruebas de que todos los necesitemos como los micronutrientes, pero si sospechas que tienes un problema de fertilidad masculina, puedes mejorar la función de los espermatozoides tomando alguno. Una vez que consideres el tratamiento, habla con el especialista en fertilidad sobre si deberías continuar con alguno de ellos. Igual que en otras recomendaciones de suplementos, busca la etiqueta de la USP o la NSF (v. pág. 96) para asegurar la pureza y la uniformidad de una dosis a otra de los productos que adquieras.

- El **aceite de semillas de lino** (no confundir con la linaza industrial) contiene dos ingredientes importantes: *ácido alfalinolénico (ALA)* y *lignanos*. Los estudios muestran que los hombres con infertilidad tienden a tener un ALA inferior en su dieta diaria. Este aceite dietético aumenta la fluidez de la membrana espermática y su capacidad de interaccionar con el ovocito. Durante la digestión, los lignanos generan metabolitos que reducen la conversión de testosterona en estradiol, desviando el equilibrio hormonal masculino hacia una dirección más fértil. Los estudios de dosis no están claros, de forma que toma 1 cápsula diaria de 1.000 mg, la dosis estándar.
- El **Astacarox** está formado por el alga *Haematococcus pluvialis* y tiene un potente efecto antioxidante. Los estudios han demostrado que 16 mg al día redujeron la formación de radicales libres en el semen y disminuyeron la producción de la hormona inhibina B, un inhibidor natural de la producción de espermatozoides. Se cree que el ingrediente fundamental es el producto químico llamado astaxantina.
- El **Picnogenol** es un suplemento a base de plantas medicinales de la corteza del árbol *Pinus maritima*. En estudios se ha observado que 200 mg al día pueden duplicar el porcentaje normal de espermatozoides producidos en hombres con baja cantidad de espermatozoides. Se cree que actúa como antioxidante y antiinflamatorio.

liberar energía. Dado que los testículos no producen cantidades adecuadas de carnitina para satisfacer las necesidades de los espermatozoides, aprovechan la que es liberada por el hígado. Se ha observado que la carnitina es más útil en hombres con un número bajo de espermatozoides. Recomiendo 500 mg 2 veces al día; si no se observa ninguna mejora en tres meses, considerar un aumento de la dosis a 3 veces al día.

Con estos cambios en la dieta, empezarás a sentir más energía y a tener una mayor sensación de bienestar. Las personas dicen que pueden realmente sentir la diferencia cuando la glucosa sanguínea, por ejemplo, sube y baja. El hambre es más manejable y tu nivel de energía será más constante. Tu cuerpo también lo notará. En algunas mujeres, estos cambios dietéticos pueden ayudar a equilibrar las hormonas hasta el punto de quedar embarazadas sin seguir ningún tratamiento. Pero no te detengas aquí. El ejercicio y los consejos para reducir el estrés que ofreceré en los dos capítulos siguientes también tienen papeles importantes en el equilibrio hormonal y la fertilidad.

5

Ponerse en forma para propiciar el embarazo

Me gustaría que empezaras a pensar en el ejercicio no como un «beneficio» para tu salud y fertilidad, sino como una necesidad. Tu nivel de ejercicio, y el de tu pareja, puede estar directamente relacionado con tu nivel de fertilidad, especialmente aquellos que os encontráis en los extremos de la actividad: los sedentarios y los ultraactivos. A lo largo de la historia, nuestra capacidad de sobrevivir y reproducirnos ha estado íntimamente relacionada con nuestra capacidad de movernos: nuestra capacidad de reunirnos, cazar y producir alimentos, viajar a tierras más prósperas y evitar a los depredadores. Nuestros cuerpos tienen mecanismos internos que nos ayudan a adaptarnos a las necesidades físicas y, en su mayoría, estas adaptaciones están gobernadas por hormonas. Por ejemplo, cuando estamos activos, se libera vasopresina para ayudar a prevenir la deshidratación, las hormonas de la supervivencia (luchar o huir) aumentan para desplazar el flujo sanguíneo hacia los músculos, y diversas hormonas para el descanso y la digestión disminuyen a medida que pasamos al modo de quemar calorías. Pero tan buenos como somos para adaptarnos a los cambios físicos, nuestros cuerpos se adaptan mal a la falta de actividad. La supervivencia nunca se ha basado en nuestro ser tranquilo. Miremos los resultados de la inactividad que pervive en nuestra sociedad actualmente. Con unas vidas cada vez más mecanizadas y sedentarias, hemos experimentado un aumento constante de obesidad, diabetes y enfermedad cardíaca, además de infertilidad.

En el otro extremo, la hiperactividad también puede alterar nuestra fertilidad. Con la popularidad de los maratones y varios deportes extremos, muchas mujeres en una forma física excelente pueden ver que sus ciclos menstruales paran o se vuelven irregulares. Los hombres pueden manifestar un descenso del número de espermatozoides. Esto refleja un cambio en las hormonas que modifican la dirección de las calorías para mantener las hazañas extremas en vez de favorecer la reproducción.

Caso real

No había visto a Jeff desde hacía casi 6 años. Por entonces, Gina, su mujer, había venido a verme para revertir su ligadura de trompas a fin de que pudieran tener su primer hijo. Se había ligado las trompas durante otro matrimonio. Intentó volver a quedarse embarazada cuando su hijo tenía 5 años, pero al cabo de 1 año volvieron a visitarme. Cuando entraron, me sorprendió ver cómo se había engordado Jeff. Me explicó que había tenido una lesión de espalda por un accidente de coche y que se había vuelto sedentario. Desde la lesión, Jeff había engordado casi 32 kilos. Examiné a Gina, que tenía 36 años, y no le encontré ningún problema de fertilidad.

Les expliqué que Jeff tenía que volver a hacer ejercicio con regularidad y recuperar una dieta sana. También le recomendé que tomara ConceptionXR, con multivitaminas, para mantener su producción de espermatozoides. Envié a Jeff a un fisioterapeuta para que pudiera aprender formas de hacer ejercicio sin empeorar su problema de espalda, y le recomendé un programa equilibrado de ejercicio aeróbico, ejercicios de fuerza y yoga suave. Jeff se había dado frecuentes saunas para aliviar el dolor de espalda, pero esto comportaba exponer sus testículos a demasiado calor, y probablemente se había reducido la producción de espermatozoides. Le sugerí que utilizara terapia con calor local para la espalda.

Cuando volvieron a los tres meses de seguimiento, la diferencia era notable. Jeff había perdido 8 kilos y su número de espermatozoides había mejorado considerablemente. Jeff también me explicó que había recuperado la libido. Dos meses después, Gina volvía a estar embarazada. Dio a luz a una niña sana.

Por qué importa moverse

Prevenir la resistencia a la insulina es un beneficio clave de hacer ejercicio, aunque existen otros pequeños beneficios a los que volveré en un momento. Recuerda que los músculos obtienen la glucosa de la circula-

¿Qué valor tiene el ejercicio?

En los estudios se ha demostrado que 30 minutos de ejercicio aeróbico al día pueden reducir diversos riesgos para la salud:

1. El cáncer de mama se reduce de un 20 a un 30 por ciento.
2. El cáncer de colon se reduce de un 30 a un 50 por ciento.
3. La diabetes tipo 2 se reduce de un 30 a un 40 por ciento.
4. La osteoporosis se reduce un 50 por ciento.
5. El accidente cerebrovascular se reduce de un 30 a un 50 por ciento.
6. La enfermedad cardíaca se reduce de un 40 a un 50 por ciento.
7. La muerte prematura se reduce de un 30 a un 50 por ciento.

ción sanguínea con la ayuda de la insulina. Los músculos almacenan la glucosa como glucógeno (la energía a corto plazo que utilizan según las necesidades). El ejercicio no sólo refuerza los músculos, sino que hace que la captación de glucosa sea más eficiente, de forma que se necesita menos insulina para ayudar a mantener estables las concentraciones sanguíneas de glucosa. Con unas concentraciones de insulina bajas, el riesgo de resistencia a la insulina se reduce. Los estudios demuestran que unos 45 minutos de ejercicio reducen la resistencia a la insulina durante unas 36 horas. Además, los músculos que han realizado ejercicio siguen repletos de glucógeno, ofreciéndoles fuerza y vigor.

Por contraste, las personas sedentarias tienen unos músculos más pequeños, poco eficientes y, por tanto, dependen más de la insulina para ayudar a bombear glucosa hacia los músculos, preparando el escenario para la resistencia a la insulina.

Pero éste no es el único beneficio del ejercicio.

El ejercicio disminuye las hormonas del estrés (conocidos obstáculos de la fertilidad), mejora el flujo sanguíneo al área pelviana de forma que el útero y los ovarios tienen abundante oxígeno, mejora la función inmunitaria al disminuir la inflamación (que puede interferir en la implantación), ayuda a combatir la fatiga de forma que tienes más energía para responder sexualmente, y normaliza el ritmo circadiano (tu reloj interno corporal) para que puedas dormir más profundamente. El sueño profundo favorece la producción hormonal nocturna y la ovulación y ayuda a reducir el estrés. A medida que mejore tu forma física, notarás que estás de mejor humor, tienes más energía, tienes menos dolores y disfrutas más de la vida sexual, todos los ingredientes para que seas más fértil.

¿Sabías que...

El ejercicio potencia los antioxidantes que ayudan a limitar el daño que los radicales libres pueden infligir al ADN de los óvulos y los espermatozoides?

Los actores hormonales

Si la elección de los alimentos tiene un efecto en tus hormonas, sucede lo mismo con el nivel de actividad. La diferencia es que la dieta afecta principalmente a las hormonas que almacenan energía, mientras que el ejercicio libera hormonas que *queman* energía.

- El **glucagón** indica al hígado que libere glucosa siempre que disminuya la glucosa sanguínea, especialmente durante el ejercicio.
- La **somatotropina (GH)**, u hormona del crecimiento, igual que el glucagón, libera glucosa del hígado y además favorece el crecimiento de cartílago, huesos y músculos y anima a utilizar la grasa como energía. La mayor subida de GH se produce con un ejercicio moderado: la intensidad que estimula la frecuencia cardíaca y desafía tu resistencia.
- El **factor de crecimiento tipo insulina (IGF-1)** actúa con la GH para impedir que la glucosa baje demasiado. El ejercicio puede aumentar el IGF-1 de forma natural.
- **Testosterona**. El ejercicio aumenta los niveles (o concentraciones) de testosterona, lo que estimula el depósito de glucógeno en los músculos, la fuerza muscular, la resistencia y la libido.
- **Estrógeno.** El ejercicio ayuda a equilibrar los niveles de estrógenos. Las mujeres con sobrepeso, sedentarias o que están en los últimos años de vida fértil tienden a tener concentraciones de estrona (un estrógeno «malo») superiores al límite de normalidad, creando un desequilibrio que puede suprimir la señal del estradiol para ovular (la estrona compite por los receptores con el estradiol, debilitando el efecto del estradiol). El ejercicio ayuda a liberar grasa, y debido a que los adipositos producen estrona, tener unos adipositos más pequeños indica que existe menos estrona para interferir con las funciones del estradiol. Sin embargo, el ejercicio excesivo también puede disminuir las concentraciones de estradiol y reducir las posibilidades de implantación.

Plan de ejercicios del equilibrio perfecto

En el último capítulo, calculaste cuántas calorías tenías que aumentar o disminuir para ganar o perder peso. Si aumentas la intensidad o la duración del ejercicio, quemarás más calorías cada día. El control del peso consiste en equilibrar las calorías que ingieres con las calorías que gastas. En la siguiente tabla se enumeran el número aproximado de calorías quemadas por hombres y mujeres durante 30 minutos de una actividad específica, según el peso. Utiliza esta tabla para calcular las calorías quemadas, ya que las calorías reales quemadas pueden variar entre individuos.

Antes de empezar, escribe tus objetivos de forma física y peso en el registro de ejercicios. Anota el peso, la frecuencia cardíaca en reposo (para determinarla, ve a la página 53) y cuánto ejercicio haces actualmente, y también dónde te gustaría estar dentro de 3 meses. Repite estas determinaciones cada mes para seguir tu evolución.

CALORÍAS QUEMADAS POR 30 MINUTOS DE ACTIVIDAD SEGÚN EL PESO (KG)

			Peso		
Actividad	**50**	**60**	**70**	**80**	**90**
Aeróbic (alto impacto)	201	223	255	286	311
Aeróbic (bajo impacto)	158	181	198	233	252
Aquagym	115	125	138	147	159
Caminar (en plano, 5,6 km/hora)	115	125	138	147	159
Ciclismo (19 km/h)	230	249	268	293	327
Correr (ritmo de 9,6 km/hora)	173	188	204	221	243
Elliptical trainer (entrenador elíptico)	259	281	303	324	346
Entrenamiento en circuito (con pesas)	230	249	268	293	327
Entrenamiento de pesas	97	115	124	135	146
Hatha yoga	115	125	138	147	159
Jardinería	130	141	152	163	174
Kayak	144	156	171	189	207
Máquina para remar	210	226	244	263	282
Nadar (estilo libre)	173	188	204	221	243
Relaciones sexuales (ejercicio medio)	105	134	154	172	193
Stair climber (escalador)	173	173	188	204	221

El Dr. Greene responde

P: ¿Pueden los ciclos menstruales alterar mi rendimiento deportivo?

R: Sí. Según el deporte que practiques, los ciclos menstruales pueden influir en tu rendimiento. En varios estudios se ha demostrado que las fluctuaciones hormonales mensuales tienen un impacto mínimo en deportes de fuerza específicos como levantamiento de pesas, o en ejercicios aeróbicos intensos, como las carreras de velocidad. Pero otros estudios muestran que el rendimiento en deportes de resistencia puede verse claramente afectado durante las dos últimas semanas del ciclo. Estos efectos se exacerban cuando hace calor. También debes recordar que los deportes de resistencia pueden tener un impacto muy negativo en las posibilidades de quedarte embarazada si lo practicas al límite.

Principio número uno: empieza un programa equilibrado de ejercicios

Todo programa debe incluir actividad aeróbica, ejercicios de fortalecimiento y entrenamiento de flexibilidad. Intenta alternar diversas actividades con las que disfrutes para estar motivada y evitar el agotamiento por el ejercicio. Si actualmente no haces ejercicio, tardarás de 2 a 3 meses en conseguir un nivel saludable de forma física. No olvides consultar con el médico si empiezas un programa de ejercicios por primera vez. Si necesitas ayuda para empezar, consulta a un fisioterapeuta o a un entrenador personal titulado.

1. **Actividad aeróbica.** El funcionamiento sano de tu corazón, sistema cardiovascular y pulmones se basa en actividades que requieren un aporte constante de oxígeno (característica que define el ejercicio aeróbico). El objetivo ideal es realizar una actividad aeróbica durante 40 a 60 minutos al día. Si no lo has practicado antes, empieza con 20 minutos diarios y aumenta gradualmente hasta 30, o puedes dividirlo en dos a tres sesiones de 20 minutos.

Los tipos de actividad aeróbica incluyen:
- Caminar
- Jogging
- Correr
- Ciclismo
- Kickboxing [puñetazos y patadas]
- Subir escaleras
- Clases de steps
- Nadar
- Bailar

El Dr. Greene responde

P: ¿Puedo seguir haciendo ejercicio durante el embarazo?

R: Tu médico debería insistir en ello. En los últimos 15 años, se ha producido un cambio de modelo del pensamiento. Tradicionalmente se desaconsejaba a las mujeres que hicieran ejercicio durante el embarazo. No obstante, la investigación ha revelado que estar sedentaria durante el embarazo favorece un aumento de peso excesivo, y crea problemas de presión arterial y diabetes gestacional. También contribuye a problemas de por vida en el niño en desarrollo, como un mayor riesgo de obesidad infantil. Por ello el *American College of Obstetricians and Gynecologists* (Colegio Norteamericano de Obstetricia y Ginecología) actualmente recomienda realizar al menos de 45 a 60 minutos cada día del embarazo.

---

2. **Entrenamiento de la fuerza.** Se desarrollan los músculos y se refuerzan los huesos. Los músculos más grandes ayudan a quemar calorías, incluso cuando no haces ejercicio, porque se gasta más energía en mantener las células musculares que los adipositos. Elige uno o dos ejercicios que se centren en cada uno de los grandes grupos musculares: tórax, hombros, espalda, brazos, abdomen, cuádriceps, isquiotibiales, glúteos (nalgas) y pantorrillas. Desarrolla tu programa de entrenamiento lentamente para evitar lesiones. Haz de 8 a 10 ejercicios

por sesión, con 8 a 12 repeticiones de cada uno. Para mantener la fuerza muscular, haz ejercicios de fuerza dos veces por semana, dejando dos días de descanso en medio. Para desarrollar los músculos, hazlos 3 días por semana.

Los tipos de ejercicios de entrenamiento de la fuerza incluyen:

- Pesas libres (mancuernas)
- Máquinas de gimnasio (Nautilus)
- Bandas de resistencia (cuerdas o cintas elásticas)
- Pelotas para *fitness*
- Isométricos (empujar contra un objeto estacionario)
- Clases en grupo de entrenamiento de la fuerza
- Power yoga
- *Push-ups* (pectorales), *sit-ups* (abdominales) y *pull-ups* (brazos)
- Escalada
- Montañismo

¿Sabías que...

Beber una bebida isotónica rica en hidratos de carbono durante el ejercicio reduce el número de calorías grasas que quemas, ya que tu cuerpo simplemente utiliza las calorías de la bebida para obtener la energía? En vez de ello hidrátate con agua u otras bebidas no calóricas.

---

3. **Flexibilidad y equilibrio.** Ésta es la categoría más olvidada de la forma física. Los estiramientos mejoran la amplitud de movimiento de articulaciones y músculos para mejorar la coordinación, reducir la incidencia de lesiones y ayudar a mantener la agilidad. Incorpora ejercicios de flexibilidad 3 días por semana durante 20 a 30 minutos al programa para ponerte en forma, y haz un estiramiento de 5 minutos después del ejercicio.

Las actividades que favorecen el equilibrio y la flexibilidad incluyen:

- Yoga
- Tai chi
- Surf y monopatín
- Pilates

También puedes elegir una actividad que combine flexibilidad con fuerza o resistencia. Estos «híbridos» incluyen:

- Power yoga (yoga + entrenamiento de la fuerza)
- Tae bo (tai chi + kickboxing aeróbico)
- *Cyclates* (bicicleta estática + Pilates)

Principio número dos: activa tu estilo de vida

Estar activo durante los períodos de descanso es tan importante como el tiempo que pasas en el gimnasio o al aire libre. La importancia del descanso salió a la luz en un estudio que analizaba por qué algunas personas son más resistentes al aumento de peso que otras cuando siguen dietas hipercalóricas. Cuando los investigadores dieron a un grupo de estudiantes 1.000 calorías extras al día durante un mes, los estudiantes que eran muy activos cuando no hacían «nada» no ganaron peso. Las calorías que quemaron de forma informal estando de pie, inquietos, caminando o manteniendo una buena postura fueron suficientes para contrarrestar la carga extra de calorías. De hecho, quemaron el equivalente de varias horas de caminar al día. En otro estudio se encontró que las personas obesas perdían unas 2 horas más al día sentándose que los que se mantenían en un peso normal.

Al activar tu estilo de vida, puedes quemar 350 calorías extras al día. Algunas sugerencias para principiantes; utilízalas para alimentar tus propias ideas.

Ejercicio: un potente antiinflamatorio

Cuando tienes una lesión o estás enferma, varias células del cuerpo producen productos químicos inflamatorios que activan el sistema inmunitario. Esta reacción realmente puede bloquear la liberación de un óvulo maduro por los ovarios e impedir la implantación del óvulo fecundado en la matriz. El ejercicio aumenta temporalmente la inflamación, pero cuando se realiza de forma regular, tiene el efecto contrario. El ejercicio diario habitual estimula el sistema inmunitario para que pueda reparar las lesiones sin la liberación sistemática de estos productos químicos inflamatorios. Añade esto a la lista de efectos estimuladores del ejercicio en la fertilidad.

Ciclismo. Un riesgo potencial para la fertilidad

Si el ciclismo es tu deporte, el sillín de la bicicleta puede ser un riesgo para tu fertilidad. Los nervios y arterias pudendos que mantienen la función sexual pasan entre la piel y la superficie ósea de los huesos para sentarse (isquion y pubis). En consecuencia, el tiempo pasado en un asiento estrecho y duro, junto con el impacto del empuje, crea un riesgo de disfunción sexual, además de problemas para orinar. Debido a que los hombres tienen una pelvis más estrecha, el riesgo es mayor. Para reducir el riesgo mientras intentas concebir, sigue los pasos siguientes:

- **Compra un sillín de gel ergonómico.** Se han diseñado para reducir la presión sobre el isquion y el pubis. Adoptan formas diferentes para hombres y mujeres, o sea que habla con el vendedor sobre cuál es el mejor asiento para ti.
- **Acorta los paseos** para que no te pases de los límites. Si te sientes un poco aturdida, para.
- **Considera cambiar a la bicicleta de montaña,** ya que pasarás más tiempo de pie sobre los pedales y menos tiempo sobre el sillín. Los estudios también demuestran que la posición del cuerpo utilizada en la bicicleta de montaña alivia la presión sobre los nervios y los vasos sanguíneos de los genitales.
- **Los hombres deben evitar llevar mallas de licra ajustadas.** Pueden aumentar la temperatura de los testículos y del semen reduciendo potencialmente el número de espermatozoides.
- **Consulta al urólogo o al ginecólogo** si ya tienes síntomas de aturdimiento, disfunción sexual o problemas para orinar. Los problemas relacionados con el sillín tienden a resolverse entre 3 a 6 meses.

- *Pasa menos tiempo sentada.* Coge unos auriculares para que puedas levantarte y caminar por la oficina mientras hablas por teléfono.
- *Aumenta el ritmo al caminar cuando hagas recados.*
- *Aparca un poco más lejos.* En vez de dar vueltas por el parking buscando el sitio ideal cerca de la puerta, aparca al final para así poder estirar las piernas.
- *No estés quieta* cuando estés atrapada en el tráfico o en el escritorio. Si normalmente no estás quieta, esto comporta dar golpes con el pie, tam-

borilear con los dedos, juguetear con el pelo y otros movimientos mecánicos.

- *Masca chicle sin azúcar* para quemar unas 11 calorías por hora. Como extra, el chicle estimula el flujo sanguíneo al cerebro, que puede hacerte sentir más alerta.
- *Apúntate a clases de baile.* Cambia una noche de ver la tele por clases de baile con tu pareja. Puede ser una diversión bienvenida a la rutina diaria, y mejorará tu fuerza muscular, el equilibrio y la coordinación.
- *Utiliza la escalera.* Puedes quemar de 5 a 10 calorías por tramo de escaleras. Aunque subas uno o dos tramos dos veces al día, se sumará al beneficio.
- *Siéntate erguida.* Tendemos a adoptar una postura perezosa. Sentarse erguido requiere que los músculos del tronco trabajen y quemen más calorías.
- *Da un paseo vespertino.* La forma más rápida de provocar un desequilibrio hormonal es ir directamente de la mesa al sofá después de cenar. Si en vez de esto das un paseo, tendrás más calorías en los músculos, no en los adipositos.

Principio número tres: Baja el ritmo si haces demasiado ejercicio

Mientras estás intentado quedarte embarazada, es mucho más fácil cruzar la línea de un ejercicio sano a un ejercicio excesivo. Forzar demasiado tu cuerpo, demasiado tiempo o con demasiada frecuencia puede reducir las posibilidades de concepción. Para la mayoría de personas, un entrenamiento excesivo se define como un nivel e intensidad de ejercicio que supera la capacidad del cuerpo para recuperarse. Los signos de alarma pueden incluir fatiga prolongada después del ejercicio, dolorimiento crónico muscular, alteraciones del sueño, elevación de la frecuencia cardíaca en reposo, pérdida de ciclos menstruales y mayor incidencia de lesiones. Los que están en óptima forma no manifiestan estos síntomas, pero no obstante, pueden ver afectada su fertilidad.

En un reciente estudio se encontró que mujeres adultas en buen estado físico que tenían infertilidad y practicaban un ejercicio enérgico como correr durante al menos 4 horas por semana mostraron una importante reducción del éxito con la FIV. De hecho, las mujeres que habían estado haciendo ejercicio durante más de 9 años a este nivel, tuvieron la tasa de éxito más baja en el estudio. Estos resultados indican que en personas de peso normal y en muy buena forma física, es muy fácil llevar los beneficios del ejercicio demasiado lejos y tener problemas. Ten en cuenta que estos resultados sólo son un reflejo de mujeres con infertilidad y de peso normal. Pero el mensaje general es que la moderación es la clave cuando se trata de realizar un ejercicio enérgico. Si piensas que es demasiado o si tienes cualquiera de los signos de alerta mencionados antes, empieza a bajar el ritmo. Dedica un tiempo a anotar los síntomas en el registro de ejercicios y anota los esfuerzos diarios que debes reducir (asegúrate de no relajarte demasiado como para dejar de hacer ejercicio). Te mostraré algunas formas de recortar sin perder los beneficios de la forma física.

- Limita el ejercicio *enérgico* como correr, clase de aeróbic, o cualquier actividad de alta intensidad, a no más de 3 sesiones de una hora por semana.
- Si quieres hacer ejercicio durante más tiempo, sustituye algunas actividades enérgicas con un entrenamiento de fuerza y ejercicios menos intensos, como el yoga, que no se ha demostrado que desencadenen los desequilibrios hormonales que pueden contribuir a la infertilidad.
- Céntrate en la forma y mejora el nivel de habilidad más que en la velocidad o la resistencia.
- Tómate un descanso. Da a tus músculos y articulaciones unos días para descansar y regenerarse.
- Si el ejercicio es la única forma que tienes para controlar el estrés, busca otros mecanismos para afrontarlo de vez en cuando (v. capítulo 6).

Principio número cuatro: crea un cambio a largo plazo

El objetivo más importante del programa para ponerte en forma es hacer del ejercicio un hábito más que un esfuerzo a corto plazo. La mejor forma de conseguirlo es buscar actividades con las que disfrutes. Hoy existe un número cada vez mayor de deportes y clases de ejercicio en las que participar. Prueba una actividad nueva para inspirarte. Los investigadores del cerebro han observado que el centro de placer del cerebro se enciende cuando alguien empieza algo nuevo. Te muestro algunos consejos para ayudarte a estar motivada.

- *Escucha música mientras haces ejercicio.* La música puede activar el centro emocional del cerebro. Elige canciones de ritmo rápido; cogerás el ritmo y verás que el tiempo pasa más deprisa.
- *Crea una adicción sana.* Trabaja hasta el punto de quedarte sin aliento durante al menos 20 minutos mientras realizas actividades aeróbicas; en este punto, el cerebro libera endorfinas, responsables de la «euforia del corredor».
- *Hidrátate.* Bebe suficiente líquido para sustituir las pérdidas de la sudoración y así mantener alto el nivel de energía. Si esperas a tener sed, ya estarás deshidratada y cerca de la fatiga.
- *Considera tener un entrenador personal.* Si necesitas cierta orientación, contrata a un entrenador personal para empezar con fuerza. Existen varias organizaciones que dan certificados a instructores de forma física, como la *Aerobics and Fitness Association of America*; es decir, comprueba las credenciales del entrenador antes de comprometerte con alguno.
- *Lleva un diario de tu forma física para seguir tu evolución.* Cuando alcances un objetivo, recompénsate —con un masaje en vez de un helado.
- *Busca a un amigo/a para que haga contigo el programa.* Es mucho más difícil hablar de ti abiertamente sobre tus ejercicios cuando otra persona depende de ti. Busca a alguien con unos objetivos e intereses en la forma física similares a los tuyos, para apoyaros mutuamente en vez de competir. Aún mejor, intenta buscar a alguien que trate problemas de fertilidad. Te beneficiarás del apoyo emocional, y puedes aprender de las experiencias de fertilidad de los demás. Contacta con organizaciones nacionales como RESOLVE (www.resolve.org), la *American Fertility Association* (Asociación Norteamericana de Fertilidad, www.theafa.org), o con un grupo de apoyo local para infertilidad.

Tu nivel de energía mejorará a medida que modifiques la rutina de la forma física. Con una mayor (o menor) actividad, comprueba los cambios en el ciclo menstrual y la libido. Probablemente notarás que los síntomas del desequilibrio hormonal desaparecen lentamente, hecho que puede ser un gran estímulo psicológico en tus intentos de quedar embarazada. El tercer componente del programa Equilibrio Perfecto tiene que ver con el estrés. En el siguiente capítulo ofreceré varias herramientas de control efectivo del estrés para reducir el nivel de las hormonas del estrés.

6

Hacer frente al estrés para incrementar la fertilidad

Lo más probable es que un amigo te haya explicado la anécdota de la pareja que había intentado sin éxito múltiples tratamientos de fertilidad, finalmente habían decidido adoptar, y lo siguiente que supieron era que esperaban un hijo. El mensaje bienintencionado pero equivocado, es que cuando dejas de estresarte por los intentos de quedarte embarazada, acabarás estándolo. El problema del final de este cuento de hadas es que esto no siempre les pasa a las personas que quieren adoptar. Sin embargo, es cierto que existe una conexión estrés-fertilidad. La investigación muestra claramente que el estrés contribuye a la infertilidad. El estrés crónico puede causar irregularidades menstruales, que pueden interferir en la ovulación y crear ligeros cambios hormonales que interfieren de otras formas en la reproducción. Con todo, existen pocas situaciones más estresantes para la mayoría de parejas que abordar los problemas de fertilidad, que causan potencialmente un efecto de bola de nieve. Los hombres también son sensibles a los efectos negativos del estrés en la fertilidad, aunque menos que las mujeres. En estudios de pacientes con infertilidad se ha encontrado que el estrés masculino reduce las tasas de éxito, y en estudios en hombres que participaron en un entrenamiento militar de elevado estrés se detectaron niveles cero de testosterona durante semanas después de acabar los ejercicios de entrenamiento. El estrés también es un factor importante de la pérdida de libido y de disfunción eréctil.

¿Sabías que...

El estrés puede tener un efecto acumulativo en vosotros como pareja? En los estudios se ha observado que las parejas que reconocen tener un nivel alto de estrés tienen una tasa de aborto de 2 a 3 veces más frecuente.

Caso real

Un año después de nacer su primer hijo, a Liz se le diagnosticó una menopausia prematura a los 30 años. Dado que su madre había tenido la menopausia a los 35, Liz pensó que era parte de la historia familiar y de su destino. Con su esposo Jon fueron a un endocrinólogo de la reproducción para ver si había alguna forma de producir óvulos maduros para tener un segundo hijo, pero el médico les dijo que la única opción era utilizar una donante de óvulos. Decidieron no seguir este camino y aceptaron su familia tal cual.

Poco después de tomar esta decisión, Liz vino a mi consulta para hablar de cómo aliviar sus síntomas menopáusicos. Se sorprendió cuando le dije que dudaba de ese diagnóstico y de que los resultados de los análisis de sangre no eran concluyentes. Le expliqué que, aunque tenía una amenorrea secundaria —una pérdida de ciclos menstruales—, no creía que estuviera menopáusica. Durante la visita, Liz me habló del estrés laboral que padecía. Hablamos de algunos métodos de relajación que podía utilizar para reducir su estrés, como el yoga y la meditación. También la animé a seguir mi programa Equilibrio Perfecto para intentar volver al peso previo al embarazo (había ganado 27 kilos después del primer embarazo). Por último, le recomendé que tomara un anticonceptivo oral, Yasmin, durante 6 meses, porque a veces un anticonceptivo oral puede recrear el ciclo mensual natural y mejorar el desarrollo de óvulos maduros.

Liz estaba incrédula cuando 9 meses después me llamó para contarme que estaba embarazada. Después de dejar los anticonceptivos orales, sus ciclos se habían regularizado. Había perdido 16 kilos, había practicado yoga periódicamente y controlaba su estrés laboral de forma más eficaz. Con su nueva salud y bienestar, había dejado de preocuparse acerca de quedarse embarazada y estaba centrándose en estar sana y sentirse bien. Dio a luz a un niño sano.

Sé que decirles a las parejas que sencillamente se relajen y no se preocupen tanto sólo puede causar más frustración y ansiedad. Decirles que eliminen los factores de estrés puede sonar a palabras huecas: la mayoría de personas no puede permitirse el lujo de dejar un trabajo estresante, por ejemplo. El objetivo de este capítulo es ofrecer herramientas, basadas en casos reales, que han demostrado disminuir los niveles de hormonas del estrés, así como recomendaciones para reducir la reacción personal frente a los factores de estrés. Si ahora consigues tener el estrés bajo control, podrás evitar el tratamiento de fertilidad. Pero si esto por sí sólo es insuficiente, las técnicas de afrontamiento que aprenderás ayudarán a mantener a raya el estrés mientras sigues los tratamientos, si así lo eliges.

La respuesta de tu cuerpo al estrés

Nuestra percepción de lo que es estresante varía de una persona a otra y todos tenemos diferentes formas de afrontarlo. Por tanto, nuestra respuesta al estrés es muy individual. Pero cuando percibimos una situación amenazante, nuestros cuerpos responden con una serie previsible de interacciones cerebrohormonales.

Normalmente, se producen diversos sucesos casi simultáneamente cuando estamos bajo estrés, pero hay tres conexiones cerebrohormonales en juego.

¿Sabías que...

La investigación actual en técnicas de imagen sugiere que nuestra sensibilidad al estrés está relacionada con la forma como el cerebro produce serotonina, el neurotransmisor del bienestar? Las personas con menos serotonina son más sensibles a los factores de estrés.

---

1. **El sistema nervioso simpático.** El cerebro envía mensajes a través del sistema nervioso simpático, un grupo especial de nervios cuya única función es activar una alarma. Este sistema proporciona comunicación directa entre el cerebro y otras partes del cuerpo y actúa más rápidamente que el sistema de mensajes hormonales descrito anteriormente. Estos nervios van a los adipositos, donde desencadenan la liberación de calorías; al corazón, donde aumentan instantáneamente la frecuencia cardíaca; y a la piel, donde pueden desencadenar una sudoración nerviosa. Más aún, los nervios que van a la glándula suprarrenal estimulan la liberación de adrenalina.

Los actores hormonales

La respuesta al estrés es una respuesta de adaptación y ayuda frente a una amenaza percibida. Sólo se vuelve perjudicial si el estrés es crónico. Aquí presento las principales hormonas que se liberan durante el estrés, junto con sus beneficios inmediatos y los peligros a largo plazo.

Hormona	Beneficios inmediatos	Peligros a largo plazo
Adrenalina (epinefrina)	Es la principal responsable del instinto de supervivencia, esa brusca estimulación que circula por el cuerpo cuando evitas por poco un accidente de coche. Estimula la frecuencia cardíaca, aumenta la glucosa sanguínea, reduce la respuesta inmunitaria y desvía la sangre de la piel, aparato digestivo y órganos genitales hacia los músculos grandes para potenciar la fuerza (para luchar o para huir). Sólo circula brevemente en respuesta a un peligro.	Puede contribuir a la hipertensión y la ansiedad generalizada.
Cortisol	Igual que la adrenalina, causa un aumento de presión arterial, aumenta la glucosa sanguínea y reduce la respuesta inmunitaria en respuesta a un peligro percibido. El cortisol puede mantenerse elevado durante semanas o meses. Los niveles de cortisol son naturalmente bajos al inicio de la noche y máximos poco después de despertarnos por la mañana.	Puede suprimir el sistema inmunitario, aumentar la glucosa sanguínea y la presión arterial, y reducir la fertilidad al inhibir la maduración de óvulos y espermatozoides. También puede contribuir a la depresión.
Endorfinas	Son los analgésicos naturales del cuerpo que se liberan en caso de estrés.	No son tan eficaces para aliviar el dolor y pueden inhibir la producción de espermatozoides y la maduración de los óvulos.

(Continúa)

Los actores hormonales *(continuación)*

Hormona	Beneficios inmediatos	Peligros a largo plazo
Prolactina	Es más conocida por su papel en la secreción de leche. Los expertos no saben por qué también se libera bajo estrés, pero creen que participa en la formación de vínculos entre personas ante una situación peligrosa. También puede ayudar a atenuar algunos de los efectos emocionales negativos del estrés.	Puede bloquear la ovulación y disminuir la producción de espermatozoides. Algunos estudios sugieren que contribuye a la infertilidad en un tercio de las parejas con «infertilidad inexplicada». Cuando está crónicamente elevada, puede interferir en la formación de vínculos.

2. **El eje hipotálamo-hipófiso-suprarrenal** es el circuito cerebrohormonal que inicia la respuesta al estrés. El hipotálamo del cerebro activa la hipófisis, el departamento de envío de hormonas cerebrales, para liberar una hormona llamada *corticoliberina (CRH)* que viaja hacia las glándulas suprarrenales, donde desencadena la liberación de cortisol.
3. **El sistema de alivio del dolor.** Simultáneamente, el hipotálamo también favorece la liberación de endorfinas que circulan por el cuerpo para aliviar el dolor.

Tiempo para reconsiderar aquel *piercing* del pezón o la cirugía de la mama

Un desencadenante con frecuencia pasado por alto de la liberación de prolactina es la estimulación del pezón y la mama. Sabemos más sobre sus efectos a medida que un número cada vez mayor de hombres y mujeres elige llevar joyas en el cuerpo. Inmediatamente después de realizarse un *piercing* del pezón, y a veces meses después, puede producirse un descenso del número de espermatozoides y de la libido en un hombre, mientras que las mujeres pueden desarrollar ciclos menstruales irregulares o anovulatorios (tienen la menstruación pero no ovulan).

De forma similar, la fase de recuperación de una cirugía de mama también puede causar una interrupción temporal o prolongada de la fertilidad. Si ya te has sometido a uno de estos procedimientos, considera realizarte una prueba para determinar los niveles de prolactina, pero pide la prueba a primera hora de la mañana, con el estómago vacío, para medir las concentraciones basales.

Debido a los muchos y complejos sistemas implicados, ha sido difícil estudiar la respuesta al estrés. Algunas personas responden al estrés por activación de cada uno de estos sistemas, mientras que otras sólo pueden activar *una* respuesta al estrés. También se ha observado que las personas que están bajo un estrés crónico tienden a tener una respuesta más exagerada cuando se enfrentan a un nuevo peligro u obstáculo. Las que tienen mecanismos de afrontamiento más eficaces pueden reducir la respuesta al estrés más deprisa y evitar que el estrés crónico contribuya a los problemas de salud.

Plan equilibrio perfecto mente-cuerpo

Existen muchas formas para reducir y hacer frente al estrés, pero antes de leerlas, realiza la prueba (que viene a continuación) de Estrés del Equilibrio Perfecto para evaluar cómo afecta a tu vida diaria y qué tienes que hacer para centrarte en reducir el estrés de tu vida. Repite la prueba al cabo de un mes si notas que tu nivel de estrés está aumentando.

De todos los métodos para reducir el estrés, los siguientes son los más investigados y eficaces para mejorar el equilibrio hormonal, que puede ser la base de la concepción. No todos los métodos se adecuan a cada personalidad, de forma que prueba los que te llamen la atención. Vuelve a este capítulo si al final necesitas un tratamiento de fertilidad para considerar otras formas para disipar tus preocupaciones y desencadenar tu respuesta de relajación durante el tratamiento.

Tipos comunes de estrés

Tendemos a pensar en el estrés debido a factores emocionales, pero los factores fisiológicos y ambientales también pueden causar estrés en nuestros cuerpos.

Fisiológico	Emocional	Ambientales
Calorías inadecuadas	Problemas de relación	Pesticidas/herbicidas
Temperatura fría prolongada	Presiones económicas	Contaminación
Calor excesivo	Estrés laboral	Tabaquismo pasivo
Ejercicio hasta el agotamiento	Infertilidad	Alimentos procesados
Sueño insuficiente	Disfunción sexual	Agua impura
Infección	Sentirse indefenso	Riesgos laborales
Lesión/traumatismo	Salud de la familia	Terminales de ordenador

Prueba de estrés del equilibrio

	Siempre (4)	Con frecuencia (3)	Habitualmente (2)	A veces (1)	Nunca (0)
¿Tienes indigestiones?	4	3	2	1	0
¿Te sientes solo/a?	4	3	2	1	0
¿Sueles tener enfermedades?	4	3	2	1	0
¿Tienes ansiedad?	4	3	2	1	0
¿Han cambiado tus patrones de sueño (duermes poco o demasiado)?	4	3	2	1	0
¿Te sientes traicionado/a?	4	3	2	1	0
¿Te preocupas mucho en comparación con tus amigos o familia?	4	3	2	1	0
¿Eres tímido/a o vergonzoso/a?	4	3	2	1	0
¿Buscas amistades y situaciones sociales?	4	3	2	1	0

Suma todos los puntos. Valoración:

10 o menos: Tus niveles de estrés son bastante bajos. Lo estás afrontando bien.

11-20: No está mal, podrías mejorar tu fertilidad si pusieras en práctica una o más de las técnicas para equilibrar la mente.

21-30: Tus hormonas del estrés están sacando lo mejor de ti. Tienes que buscar tiempo para relajarte y recuperar la estabilidad para mejorar tu salud reproductora.

31-36: Pasa a la acción; tus hormonas del estrés podrían estar interfiriendo claramente en tu fertilidad. Haz de tu salud emocional una prioridad. Prométete que dedicarás un tiempo a la relajación cada día.

Principio número uno: elige un ejercicio de relajación

Todos hemos experimentado esa clara sensación de estrés por tener los «músculos tensos», pero cuando el estrés es crónico, la tensión muscular continua puede enviar al cerebro información errónea de que aún existe la amenaza, aunque haya pasado. La mejor forma de corregir esta errónea comunicación es con la meditación. Existen muchas formas de meditación, pero sus objetivos son similares: centrar tu mente en sensaciones internas y acciones como respirar, manteniendo alejados los pensamientos que te distraen. Los estudios de imagen del cerebro muestran que las regiones del cerebro relacionadas con la felicidad, la empatía y el vínculo materno muestran un aumento de la actividad incluso en principiantes en meditación. Con la práctica, estos cambios en los rasgos de personalidad son incluso más permanentes.

¿Sabías que...

Epinefrina y adrenalina son la misma molécula? Cuando la molécula pasa por los nervios, actúa como neurotransmisor (epinefrina), transmitiendo mensajes de un nervio a otro. Cuando la glándula suprarrenal libera la molécula al torrente circulatorio, actúa como hormona (adrenalina), transmitiendo mensajes de un órgano a otro.

La antigua práctica de la meditación ganó su primera dosis de respeto en la medicina dominante en 1972, cuando se observó que revertía muchos de los efectos del estrés. Desde entonces, los estudios de imagen del cerebro han mostrado que, durante la meditación, el cerebro restablece conexiones nerviosas para superar varios trastornos perjudiciales como la depresión, la ansiedad y el trastorno por déficit de atención con hiperactividad (TDAH).

En los estudios también se ha observado que la práctica de la meditación puede desencadenar de forma constante la *respuesta de relajación*, que desconecta eficazmente la respuesta del estrés. Se ha observado que la respuesta de relajación reduce la frecuencia cardíaca, retrasa la respiración y retrasa el metabolismo, efectos todos debidos a una reducción de las hormonas para luchar o huir y un aumento de las hormonas para descansar y digerir. Pero tras hablarlo con mis pacientes sé que, debido a que vivimos en una sociedad basada en la acción, muchos de nosotros tenemos problemas con las prolongadas sesiones de meditación en posición sentada. Si perteneces a este grupo, considera una de las siguientes técnicas que ha demostrado una eficacia similar para disminuir el estrés.

El ***yoga*** es una de las modas más populares y saludables de Estados Unidos. Esta práctica de meditación-ejercicio se originó en India hace siglos y combina ejercicios de estiramientos y respiración profunda. Hay numerosos estilos de yoga, pero recomiendo que busques el hatha yoga, una forma relajante de movimiento y respiración sincronizada que no se centra en la meditación, pero obtiene resultados similares. De hecho, está aumentando el número de clases de hatha yoga para la fertilidad que podrían darte también la oportunidad de conocer otras parejas que afrontan el mismo problema. Anima a tu pareja a hacerlo contigo, porque también puede beneficiarse de los efectos reductores del estrés. Los estudios muestran que una sesión de 45 minutos dos veces por semana puede reducir espectacularmente los efectos del estrés y potenciar el equilibrio hormonal.

Nuestra historia

Morgan: Sabía que estaba estresada fuera del trabajo, pero tendía a interiorizar mis emociones, y tampoco pensaba cómo el estrés de la infertilidad podía empeorar mi estrés laboral. Robert es muy aficionado al yoga, y de forma amable, aunque repetidamente, me sugería que lo probara para aliviar mi estrés. Resistí durante meses. Me parecía que el yoga era algo más que añadir a mi ya apretada agenda y que no tenía ningún interés en ampliar. Pero cuando fracasó el ciclo de FIV, acepté probarlo. Pasó más o menos un mes hasta llegar al extremo de no tener que forzarme a salir para ir a clase de yoga. Pero después empecé a tener ganas de ir a clase y la oportunidad de soltarme y relajarme. Cuando más rato estaba, más persistían los sentimientos positivos después de la clase y hasta el día siguiente. Cinco meses después estaba embarazada, y pensé, muy en último término, que el yoga me había ayudado a aliviar el estrés, y que quizá me había ayudado a quedar embarazada.

La ***meditación caminando*** es una forma fácil de ejercicio contemplativo en el que el movimiento es el centro de tus pensamientos. En vez de desconectar completamente del entorno, como harías durante la meditación sentada, conectas con tus propios movimientos. Dado que te centras en tu cuerpo, verás que liberas otros pensamientos de tu mente. Empieza con 20 minutos y sigue estas instrucciones:

- Empieza por ponerte de pie en silencio. Siente cómo las plantas de los pies interaccionan con el suelo para distribuir el peso. Piensa en los ligeros movimientos necesarios para mantener el equilibrio y permanecer erguida.
- Empieza a caminar a un paso lento pero cómodo. Sigue centrando la atención en las plantas de los pies: nota los pequeños cambios que se producen de un paso a otro.

Religión e infertilidad

La infertilidad puede tener un potente impacto en la fe y la espiritualidad de una persona. En un estudio en personas que se identificaron como religiosas se encontró que el 25 por ciento de las parejas se volvía más religiosa mientras se enfrentaban a la infertilidad, pero un 10 por ciento era menos religiosa. Cuando siguieron analizándolo, los investigadores encontraron que, cuando los principios de la religión no estaban a favor de los tratamiento de la fertilidad o del hecho de ser infértiles, las parejas se apartaban de la religión. Algunas creencias aceptan el tratamiento como parte del milagro de la vida moderna, mientras que otras ven que la infertilidad es una forma de castigo.

Quiero sacar este controvertido tema porque muchas de mis pacientes han tenido una respuesta negativa de su comunidad religiosa y me gustaría ayudarte a evitar esta experiencia. He tenido pacientes que me han dicho que la falta de apoyo de su iglesia por su lucha les sentó como una «bofetada». Antes de considerar hablar con un miembro de tu iglesia o hablarle de tus problemas, es importante analizar la posición de tu fe para que no te sientas desanimada o sorprendida por la respuesta. Sin embargo, si tu religión te apoya, ir al lugar de culto en busca de apoyo puede estimular tu fertilidad. En un estudio se observó que las personas con un mayor sentido de bienestar espiritual concibieron más deprisa y tuvieron menos síntomas de depresión que otras.

- Deja sueltos los tobillos y piensa cómo la gravedad los mueve mientras dan un paso y luego otro. Luego centra la atención en las rodillas y, por último, en las caderas. Exagera los movimientos de varios grupos musculares para ayudarte a concentrarte en sus excepcionales cualidades.
- Si tus pensamientos se marchan por su lado, comienza de nuevo volviendo a centrar la atención en las plantas de los pies y sigue subiendo.
- Coordina la respiración con los movimientos. Alterna entre mantener las manos apretadas detrás de la espalda y moverlas al unísono con las piernas, notando cómo el cuerpo nota el cambio de un estilo de caminar a otro; esto mantiene centrada tu mente.
- Completa la meditación poniéndote de pie y concentrándote unos momentos. Nota la diferencia de tus músculos y articulaciones en reposo después del ejercicio y antes.
- Modifica la duración de tus paseos, la hora del día y el trayecto para mantener la práctica vibrante.

Cinco minutos de meditación. Parar para hacer una minimeditación también puede aportarte algunos beneficios de relajación.

- Busca un entorno tranquilo y silencioso.
- Marca 5 minutos en un cronómetro o *timer* para no tener que preocuparte por el tiempo.
- Siéntate erguida en el suelo o en una silla; no intentes estirar la espalda (es importante encontrar una postura cómoda). Si estás sentada en el suelo, hazlo con las piernas cruzadas. Si estás en una silla, pon los dos pies planos sobre el suelo, delante de ti. Pon las palmas sobre las rodillas o muslos. Intenta mantener los hombros y las caderas alineados con la columna vertebral.
- Centra la mirada hacia abajo o a cierta distancia delante, o cierra los ojos.
- Respira profunda y lentamente. Estas respiraciones deben ser fáciles y naturales, no forzadas. Céntrate en la inspiración y espiración por la nariz, y en la elevación y descenso del abdomen.
- Concéntrate en los músculos, relajándolos a medida que piensas en ellos y liberando su tensión cuando espiras.
- Intenta evitar que tus pensamientos se alejen de tu propia postura, respiración y relajación. A medida que entran en tu mente, deja que los pensamientos floten libremente. Disfruta del estado de relajación e intenta mantener esta sensación durante el día.

Meditación con risa. No te rías, pero los estudios demuestran claramente que la risa es una forma muy sana de ejercicio y tiene efectos en el equilibrio hormonal. También es una experiencia mente-cuerpo. La carcajada es el deseo de proyectar tus emociones más que suprimirlas. En unos tiempos ocupados y estresantes, es fácil olvidarse de reír tontamente. Intenta reír con tu pareja, ya sea con cosquillas, mirando una película divertida o recordando momentos divertidos. Cuando estés en plenas carcajadas, intenta ampliarlas, continúa y básicamente explótalas tanto como puedas. Es un ejercicio que algunas personas encuentran útil, aunque puede no ser adecuado para todos. Este ejercicio tiene tres fases, cada una de las cuales debe durar entre 5 y 15 minutos.

- Empieza por relajarte. Estira los músculos faciales con respiraciones profundas y lentas, bostezando y poniendo caras divertidas. Recuerda, se trata de reír.
- Imagina una situación divertida que hayas pasado o una escena de una comedia con la que realmente disfrutaste. A medida que empiezas a sonreír y reír, lleva tus pensamientos aún más lejos de la situación que

realmente hace que te rías. Si necesitas ayuda, haz que tu pareja te haga cosquillas; los dos acabaréis riendo.
- Finaliza con varios minutos de meditación en silencio. Siéntate tranquilamente, con los ojos cerrados y céntrate en respirar lenta y profundamente.

Principio número dos: controla tus hábitos de sueño

Aunque el cuerpo esté en reposo, el sueño es uno de los momentos más activos del día para el cerebro. Durante el sueño, consolidamos la memoria, reparamos el desgaste diario de nuestros cuerpos, recargamos la función inmunitaria, reciclamos varios neurotransmisores, producimos hormonas clave y coordinamos funciones reproductoras. Los estudios muestran que más del 80 por ciento de las mujeres ovula entre la medianoche y las 8 de la mañana, de forma que las alteraciones del sueño pueden tener un impacto directo en la fertilidad.

Acupuntura para aliviar el estrés

La acupuntura es una práctica antigua de la medicina china que se ha convertido en una de las terapias complementarias más populares en este país. Cada vez más investigaciones confirman su uso para aliviar el estrés. El practicante coloca agujas en puntos específicos a lo largo de *meridianos* para liberar energía (el *chi*). Se ha demostrado que la acupuntura favorece la liberación de neurotransmisores como las endorfinas que alivian el dolor. Los estudios de su efecto en la reacción al estrés sugieren que incluso puede reducir la actividad del sistema nervioso simpático. En algunos estudios también se ha observado que puede mejorar las tasas de éxito durante los tratamientos de fertilidad (más datos en el apartado de tratamientos, pág. 260). Para más información, visita la página web de la *National Certification Commission for Accupunture and Oriental Medicine* (Comisión de Certificaciones Nacionales para Acupuntura y Medicina Oriental, www.nccaom.org). Si quieres probarla, asegúrate de que el acupuntor es titulado. Si el médico te recomienda seguir tratamientos a base de plantas medicinales con el procedimiento, háblalo primero con el especialista en fertilidad, ya que muchas plantas actúan como «biodesconocidos» y pueden desencadenar un *desequilibrio* hormonal que podría interferir en la capacidad de concebir.

EVALUACIÓN DEL RIESGO DE QUEDARTE DORMIDA*

Utiliza las siguientes puntuaciones para evaluar el riesgo de quedarte dormida durante las siguientes actividades.

0: Totalmente despierta, ninguna posibilidad de quedarme dormida
1: Puedo quedarme dormida
2: Lucho para mantenerme despierta
3: Es muy probable que me quede dormida

Si estuviera....	**Mis posibilidades de quedarme dormida serían de...**
1. hablando con mi pareja	___
2. conduciendo durante 30 minutos a primera hora de la tarde	___
3. asistiendo a una reunión por la noche	___
4. leyendo este libro por la tarde	___
5. esperando a mi pareja en el coche	___
6. mirando una película en un cine a oscuras	___
7. en la sala de espera del médico	___
8. haciéndome un masaje en mi spa favorito	___
9. en un trayecto corto (1-2 horas) de avión o tren	___
10. conduciendo durante una hora al ponerse el sol	___
TOTAL:	___

Suma todos los puntos. Valoración:

0-9: Satisfaces tus necesidades de sueño.
10-12: Te estás forzando demasiado.
13-20: Debes dormir más.
21-30: Si no duermes más, puedes sufrir una lesión.

* Escala de somnolencia de Epworth, modificada.

No existe un patrón universal de sueño, ya que todos necesitamos diferentes cantidades de sueño. Completa los siguientes cuestionarios del sueño para ver si duermes lo suficiente (no todo el mundo necesita 8 horas). Deberías despertarte por la mañana renovada y con una energía adecuada durante el día para funcionar al máximo.

Si no duermes bien o te sientes muy cansada durante el día, considera los siguientes consejos para resolver los problemas.

Come bien. Para tener más energía durante el día, come más alimentos ricos en proteínas por la mañana. Para aliviar la tregua nocturna, come más

Tu ritmo circadiano y tu fertilidad

Uno de los aspectos más perjudiciales del estrés prolongado es cómo afecta al sueño y a los ritmos circadianos, los cambios diarios que hace tu cuerpo. Las alteraciones de estos ciclos pueden afectar directamente a tu fertilidad. El cuerpo actúa por turnos: muchas funciones aparecen por la mañana, y algunas tareas quedan relegadas al turno de noche, con el sueño más profundo. Estos turnos están regulados por el *núcleo supraquiasmático del cerebro*, o *NSQ*. Si el NSQ nota una alteración de estos turnos, es decir, si no duermes bien, los ritmos circadianos se despistarán, alterando muchas de las funciones que se producen normalmente por la noche. Sabemos que dormir poco puede alterar la fertilidad al menos de cuatro formas:

- Dormir mal puede impedir la ovulación, que se produce en mitad de la noche; las mujeres que trabajan en el turno de noche pueden tener un riesgo más alto de problemas ovulatorios.
- Dormir mal mantiene las hormonas del estrés elevadas; en condiciones normales, el cuerpo restablece las hormonas del estrés a los niveles básicos durante el sueño más profundo.
- Las personas que no duermen bien tienen una incidencia más alta de obesidad.
- Dormir mal contribuye a la resistencia a la insulina, lo que puede disminuir la fertilidad.

hidratos de carbono enérgicos por la noche. Una comida rica en proteínas por la noche puede estimular la temperatura corporal, interfiriendo en la fluctuación diaria de la temperatura y aligerando el sueño. Evita la cafeína al menos siete horas antes de acostarte a tu hora habitual.

Estimula la producción de melatonina. El NSQ, el comandante de los ritmos circadianos, se localiza justo detrás de los ojos y se activa con la luz. Cuando amanece, el NSQ activa los cambios hormonales matutinos. Pero a medida que anochece, la menor luz activa la *glándula pineal* del cerebro, que secreta melatonina. Una función básica de la melatonina es mantener el NSQ en estado latente —y a ti dormida— hasta que amanece.

Para estimular la melatonina —y mejorar el sueño— intenta tomar alimentos que contengan el aminoácido *triptófano*, uno de los componentes básicos de la melatonina. Entre ellos se incluyen (de fuentes más a menos ricas): espinacas, algas, cacahuetes con piel, semillas de sésamo, tofu, champiñones, lentejas y plátanos. Por cierto, aunque el pavo contiene triptófano, su consumo no aumenta el nivel de triptófano en el cerebro. El aminoácido se absorbe mejor si se toma como parte de una comida con hidratos de carbono energéticos, y tendrá mayor efecto en el sueño si se toma para cenar.

¿Sabías que...

Un grupo de al menos 10 genes del ADN, llamados colectivamente *genes reloj*, regulan el ritmo circadiano de cada célula del cuerpo, dando a las células el sentido del tiempo? Los genes reloj ofrecen una guía general a las células para coordinarse entre sí, pero no pueden ajustarse a los cambios estacionarios a lo largo del día ni viajar por husos horarios. Por tanto, nos basamos en las hormonas para restablecer y sincronizar la función celular cada día. De hecho, las hormonas dan al cerebro la capacidad de anular estos genes durante momentos de estrés, inanición, inicio de la pubertad, u otras situaciones que no se explican por el código genético.

Desarrolla buenos hábitos a la hora de dormir. El cerebro se ajusta a patrones de conducta, y las hormonas cambian en previsión de eventos diarios habituales, o sea que intenta acostarte y despertarte cada día a la misma hora. Otros consejos útiles para tener una buena noche de sueño incluyen limitar la siesta a 30 minutos o menos, alejar el reloj despertador de la cama para que la hora no sea motivo de distracción, no estar en la cama más de 15 a 30 minutos si estás despierta, y mantener el dormitorio a oscuras y fresco. Si tienes insomnio, utiliza la cama sólo para dormir y tener relaciones sexuales, no para leer ni mirar la televisión.

Evita suplementos para el sueño. Aunque muchos suplementos se venden como «ayudas para el sueño natural», la mayoría no se han estudiado y pueden tener otros ingredientes o podrían desencadenar un desequilibrio hormonal. Mientras intentas quedarte embarazada, te recomiendo que los evites para minimizar el riesgo.

Trata el insomnio cuando sea necesario. Si no puedes descansar todo lo que necesitas, te recomiendo que comentes con el médico el uso ocasional de una receta para dormir. Creo que la mejor opción disponible es una hormona biosimilar llamada Rozerem (ramelteon). Actúa de la misma forma que la melatonina que produce el cuerpo de forma natural para fomentar el sueño, pero lo hace durante la noche; una ventaja característica respecto a los suplementos de melatonina, que pierden su eficacia en parte durante la noche, y pueden crear un insomnio de rebote hacia las 4 de la mañana. Estos suplementos también pueden tener un impacto negativo en la ovulación. El Rozerem no crea hábito y, a diferencia de otras ayudas para dormir, no produce insomnio de rebote cuando dejas de usarlo. No interfiere en la ovulación.

Principio número tres: apoyaos entre vosotros

La infertilidad puede causar un enorme estrés en la pareja. Los psicólogos que tratan a parejas con infertilidad observan que los hombres y las mujeres no responden a la infertilidad de la misma forma, ni tampoco al mismo tiempo. Normalmente, la mujer está más deshecha y quiere seguir tratamientos más deprisa que su pareja. También quiere que su pareja se sienta igual, y puede desilusionarse con él porque no tiene el mismo grado de tristeza o ansiedad. El hombre con mayor frecuencia prefiere esperar y ver, y quiere que su pareja deje de obsesionarse por ello. Los hombres también tienden a sentir que tienen que ser emocionalmente más fuertes y evitan expresar sus propios sentimientos de desilusión o pesar. Es importante conocer estas tendencias y los diferentes estilos de afrontamiento que pueden entrar en funcionamiento en vuestra relación. Es el momento de aprender a escuchar los sentimientos del otro, y apoyarle y comprenderle tanto como sea posible.

¿Sabías que...

Hombres y mujeres se despiertan con los niveles más altos de testosterona del día, que provocan un aumento a primera hora de la mañana de la libido y favorecen la actividad sexual por la mañana? Esto era antes de que nuestra vida laboral asfixiara este placer de la mañana. Algunos expertos especulan que la prolongación de la jornada laboral y unos desplazamientos más largos han contribuido a la caída de la tasa de fertilidad.

Describiré algunos de los principales factores de estrés que tú o tu pareja podéis manifestar.

Sentirte indefensa. La fertilidad puede contribuir a un sentido de pérdida de control de la vida y de tu cuerpo. Educarte sobre las opciones y participar en la toma de decisiones puede ayudarte a sentir que tienes control, no impotencia. Ésta es una de las razones más convincentes para leer este libro y ser tu propia defensora.

Falta de intimidad. Con las relaciones sexuales programadas, tu vida sexual puede empezar a ser más fría y menos romántica. Los hombres con frecuencia sienten que la única razón por la que sus mujeres quieren hacer el amor es para obtener semen. Para minimizar estos sentimientos, intenta también tener relaciones fuera de la ventana fértil. Sé extrasensible a estos temas y abierta para hablar de sus sentimientos. Cuanto más creativa puedas ser durante la cópula, menos fría será.

Fertilidad monotemática: Para las personas que siguen un tratamiento de fertilidad, la fertilidad puede llegar a ser el único tema de conversación. Intenta reservar momentos *libres de fertilidad*, en los que aceptas no hablar de tu deseo de tener hijos ni del progreso de la fertilidad.

Presión económica. Los problemas económicos pueden ser una causa importante de estrés en las parejas, dado que los tratamiento pueden ser caros y con frecuencia el seguro no los cubre. Es frecuente que las parejas no se pongan de acuerdo en cuánto dinero ahorrado quieren gastar o cuánto tienen que pedir prestado en su búsqueda del embarazo. Intenta hablar de estos temas antes: cuál podría ser tu tope, por ejemplo (puedes cambiarlo si la situación cambia). Este libro te ayudará a minimizar los costes al evitar pruebas y tratamientos innecesarios.

Comentarios «bienintencionados». Familia y amigos pueden darte la lata con cuestiones sobre cuándo te planteas tener una familia, o puedes estar sujeta a comentarios bienintencionados, pero inútiles, como «si tiene que pasar, pasará». Muchas mujeres empiezan a evitar situaciones sociales porque sienten que el dolor emocional de ver a embarazadas o recién nacidos es demasiado grande. Los hombres también pueden experimentarlo. Sentaos y analizad vuestros sentimientos sobre si conviene hablar de los problemas de fertilidad con otros (y con quién), o mante-

El actor hormonal

La **oxitocina** se libera durante el parto y el orgasmo. Se considera una hormona de unión, que permite establecer relaciones íntimas y estimular el cerebro para identificar que la tensión del orgasmo ha pasado. Un abrazo o una caricia tranquilizadora en la espalda puede desencadenar pequeñas cantidades de esta hormona y disminuir significativamente los niveles de estrés.

nerlos en privado. Considerad cuánta información queréis revelar. Quizá queréis escribir una respuesta que podéis utilizar para proteger vuestra intimidad y emociones. Daos permiso para evitar situaciones sociales que puedan ser demasiado incómodas. Y si ves que tu pareja empieza a librarse de una situación social, sigue su ejemplo y haz una salida digna.

Estilo de vida desestabilizado. El tratamiento puede interferir en el trabajo y las vacaciones, e incluso puedes empezar a sentirlo como un trabajo de jornada completa. Muchas personas empiezan a dejar sus vidas en suspenso durante el tratamiento, aplazando las vacaciones o los planes para cambiar de trabajo. Si te sucede, considera dejar el tratamiento activo durante un mes o dos. Vete de viaje unos días o un fin de semana; incluso planea unas vacaciones si es posible. Utiliza el tiempo para reconectar con tu pareja y date un respiro de la presión.

¿Sabías que...

Según investigaciones recientes, cuando se desarrolla estrés en una pareja —común entre pacientes con infertilidad—, con frecuencia se necesita un tratamiento médico más agresivo?

Apoyo insuficiente. Considera tratar con un grupo de apoyo con una visión de la vida que tú y tu pareja compartís. Existen algunas organizaciones nacionales, pero podrías encontrar grupos locales a través de grupos de internet, médicos o asociaciones cívicas locales.

- *RESOLVE* es una asociación nacional de educación y apoyo a la infertilidad con redes regionales. Para encontrar una sala de reunión cerca de tu casa, consulta su página www.resolve.org.
- La *American Fertility Association* (Asociación Norteamericana de Fertilidad, www.theafa.org) es un grupo de defensa y educación de pacientes que ofrece grupos de apoyo a nivel nacional.
- *Fertile Hope* (www.fertilehope.org) es una organización sin ánimo de lucro dedicada a ayudar a pacientes con cáncer que hacen frente a la infertilidad.

Principio número cuatro: escribe un diario para reducir el estrés

Escribir un diario es una de las herramientas más efectivas para controlar las emociones y aliviar el estrés. Escribir es mejor que hablar porque exige más introspección y ayuda a identificar más cuidadosamente tus sentimientos y reacciones. Muchas personas explican que escribir un diario les aporta beneficios físicos además de un alivio emocional. Los estudios demuestran que al escribir un diario de forma regular, las palabras empiezan a reflejar un mayor sentido de optimismo, mejora la memoria, te vuelves más eficaz en las actividades diarias y los pensamientos importunos no son tan molestos. Intenta dedicar al menos 15 minutos a escribir cada día, especialmente en épocas de mayor estrés. Si no lo has hecho antes y no estás segura sobre qué escribir, intenta la *escritura libre*, que comporta escribir continuamente para llenar una página, sin parar. Escribe todo lo que te venga a la cabeza, aunque no tenga sentido. Aquí pongo un ejemplo de la escritura libre de una de mis pacientes.

Cuando te sientas más cómoda con la escritura del diario, intenta encontrar las palabras más adecuadas para describir tus sentimientos más profundos en torno al suceso o emociones sobre los que estás escribiendo. Si no ha sucedido nada que haya tenido un impacto emocional desde la última vez que escribiste en el diario, escribe sobre algo que te sucedió en el pasado y que aún te disgusta. Describe cómo te sentiste entonces y ahora. Escribe sobre qué puedes haber aprendido de una experiencia concreta o qué habrías hecho diferente. Esto te ayudará a evitar la sensación de indefensión que puede contribuir a tu estrés crónico.

Escritura libre de Jenny

Me siento tan frustrada y ni tan sólo sé por dónde empezar ni qué decir. Tengo tantos pensamientos dando vueltas por mi cabeza, por qué me está pasando esto, por qué no me di cuenta de que tenía un problema antes. Es tan deprimente y tan irónico, todos estos años siguiendo métodos anticonceptivos. Y el pánico cuando se me retrasó la regla hace cuatro años porque aún «no estábamos preparados». No sé qué decir, pero seguiré escribiendo y espero que salga algo coherente. Todo empezó cuando la hermana de Steve empezó a hablar sobre tener hijos y empezamos a soñar con vacaciones, fiestas de cumpleaños y vacaciones familiares. Pensamos que sería divertido que nuestros hijos tuvieran más o menos la misma edad. Ahora ella está embarazada del segundo hijo (grr) y nosotros no tenemos ninguno. Creo que fui la primera en saber que había algún problema tras el tercer mes de intentarlo. Era sólo una sensación o quizás un miedo, probablemente un temor. Había oído historias de infertilidad, de forma que en el fondo lo sabía. Pero esto tipo de cosas sólo les suceden a los demás... ¿no? Intenté por un momento pensar que no era un problema, y por eso tardamos tanto en buscar ayuda. Probablemente no quería reconocer que había un problema o lo que fuera. Perdí el hilo de las ideas, y casi prefiero no continuar porque me hace sentirme culpable, como que ahora tendríamos un hijo si no hubiéramos esperado. Pero Steve también esperó, siempre tiene la esperanza de que lo tengamos naturalmente en un momento de pasión. Creo que los dos lo rechazábamos. Pero ojalá me hubiera tomado mis problemas iniciales más en serio. Si él demostrara que también estaba preocupado, probablemente habríamos actuado antes. Pero él lo descartó, y yo también. No le estoy culpando, pero detesto no haber seguido mi instinto. Sigue sucediendo y siempre me meto en problemas, pero ahora estoy fuera del tema. ¿Qué más puedo escribir?

Reducir el estrés es la tercera y última parte de mi programa para mejorar tu equilibrio hormonal. En el siguiente capítulo te ofreceré información sobre qué pasos puedes seguir mientras llegas a dominar el programa para mejorar las opciones de quedarte embarazada en casa, y cómo preparar la primera consulta si decides considerar los tratamientos de fertilidad.

7

Los primeros pasos del embarazo empiezan en casa

Se tardan de tres a cuatro meses de seguimiento del programa para recoger plenamente los efectos del equilibrio hormonal y aumentar las posibilidades de quedarte embarazada, pero no tiene que ser un período de espera. Estoy seguro de que algunas de vosotras os quedaréis embarazadas durante este tiempo sin seguir ningún tratamiento de fertilidad. Pero dado que has adoptado este programa, también puedes seguir los primeros pasos para tratar tu fertilidad. Entre ellos se incluyen controlar tu ovulación y «programar» las relaciones sexuales durante el período (la ventana) de fertilidad máxima, además de reunir información para preparar la primera consulta con el especialista, de forma que sepas todo lo posible sobre tus problemas de fertilidad personales (o, como dicen los especialistas en fertilidad, tus *factores de fertilidad*). Esto puede ayudarte a evitar pruebas innecesarias y centrar el tratamiento de fertilidad para que no eches a perder tu precioso tiempo, energía y dinero.

Tus ciclos menstruales

Muchas mujeres no prestan atención a cuándo se producen sus ciclos menstruales o si han cambiado en meses o años. Esto es especialmente cierto en mujeres que han tomado un anticonceptivo oral. Sin embargo, como digo con frecuencia, «los síntomas sí importan», y no hay ningún signo más evidente de cambios en las hormonas que los ciclos menstruales. Conocerlos puede ayudar a predecir las posibilidades de concepción y aportar información sobre tu problema de fertilidad.

Las características más importantes son la duración de los ciclos y la variación de un mes a otro. Unos ciclos regulares, de 27 a 29 días de duración de promedio, son un signo de máxima fertilidad. En un estudio de

Empieza la evaluación de tu fertilidad... ¡En casa!

He encontrado que muchas parejas están ansiosas por conocer su estado de fertilidad y están demasiado impacientes para retrasar la visita durante 3 a 6 meses mientras recuperan el equilibrio hormonal con el programa Equilibrio hormonal para la fertilidad. Ahora existe una forma más eficaz de tener una lectura básica de los factores de fertilidad antes de acudir a un especialista. Fertell, la primera prueba casera de fertilidad, se comercializó en el 2007. Esta prueba te ayudará a determinar si deberías buscar más rápidamente una evaluación completa de la fertilidad. Si los resultados de la prueba son normales, tendrás más probabilidades de quedarte embarazada siguiendo mi programa y las pautas de este capítulo. Si la prueba no es normal, te remito a la Tercera parte, y empieza entonces el proceso de buscar una evaluación más completa de tus factores de fertilidad además de seguir mi programa. Si el resultado es anormal en un hombre, esto significa que sus espermatozoides contribuyen al problema de fertilidad. Si las pruebas son positivas en una mujer, son sus ovarios los que contribuyen. Se considera que la prueba tiene una precisión del 95 por ciento en las parejas estudiadas. Está aprobada por la FDA y cuesta unos 100 dólares estadounidenses [63 euros]. Recomiendo firmemente esta prueba. Para más información, visita www.fertell.com.

parejas con problemas para concebir se observó que las mujeres cuyos ciclos eran regulares y de 29 días de promedio tuvieron la tasa de concepción más alta sin tratamiento. Si tus ciclos duran más de 39 días, considera acudir a un especialista en fertilidad de aquí a 3 meses, en vez de seguir intentándolo por tu cuenta. Puedes necesitar algo más que equilibrar tus hormonas para superar el problema.

Empieza anotando los ciclos en un calendario de fertilidad, como el del Apéndice A, indicando el día que empieza y finaliza el sangrado, y si el flujo es ligero, moderado o importante. Anota cualquier otro síntoma como molestias menstruales o manchado entre menstruaciones. Escribe cuándo se produjeron y su intensidad. Síntomas como dolor de cabeza o cambios del estado de ánimo también pueden aportar información, especialmente si se repiten con regularidad.

Documenta tu ventana fértil

Tener relaciones sexuales durante los uno a dos días de máxima fertilidad es la mejor forma de mejorar tus posibilidades de concebir. Aunque la tasa media mensual de embarazo en parejas sexualmente activas es de alrededor del 18 por ciento, los estudios muestran que, cuando una mujer utiliza un método preciso para predecir la ovulación, las tasas de fertilidad se acercan al 50 por ciento.

La fertilidad es máxima el día de la ovulación y el anterior. Un óvulo será fértil sólo durante el día después de su liberación, o sea que es fundamental que se encuentren espermatozoides sanos en la trompa de Falopio esperando al óvulo, o que lleguen poco después de la ovulación.

Intenta programar relaciones sexuales los dos días previos a la ovulación precedidos de dos días de abstinencia. Utiliza el Clearblue Easy Monitor (www.clearblueeasy.com) para tener una señal anticipada de cuándo ovularás. Este monitor controla cuándo las concentraciones de lutropina (LH) son máximas en la orina, avisándote con 24 a 36 horas antes de la ovulación. También mide un aumento de los estrógenos, que puede darte un día extra de aviso por adelantado. En un estudio de 2007 se demostró que el monitor Clearblue casi duplicaba la tasa de embarazos durante los dos primeros meses de utilización, incluso en parejas que habían intentado concebir durante 2 años.

El control de las hormonas secretadas en la orina no siempre te da el día exacto de la ovulación. Con frecuencia se combina con métodos que hacen un seguimiento de los cambios fisiológicos que se producen durante tu ventana fértil, como realizar una gráfica de la temperatura corporal basal —medir la temperatura a primera hora de la mañana— y analiza el moco cervical. Otro método que recomiendo es utilizar una herramienta de alta tecnología como el OV-Watch (www.ovwatch.com),

Haz que sea una «cita»

Algunas parejas lamentan la pérdida de placer y espontaneidad de las relaciones sexuales cuando tienen que programarlo para optimizar la fertilidad. Sugiero que lo conviertas en una aventura de dos días durante tu período más fértil. Si es posible, tened relaciones los dos días para aprovechar la ventana fértil. La clave para hacer que no parezca una «visita concertada» es, en una palabra, la seducción. Busca tiempo en tu agenda, prepara una cena romántica o id a cenar fuera. Haz que sea romántico, y aparta cualquier problema o estrés. Dado que podéis necesitar un cambio en vuestro acercamiento sexual, recordad, si es necesario, que puede ser necesario dedicar un esfuerzo extra a la fase de seducción.

un ordenador de muñeca que contiene un biosensor avanzado que analiza la cantidad de cloruro —la mitad de la molécula que forma la sal de mesa ordinaria— para ver su concentración máxima. El cloruro alcanza su nivel más altp varios días antes de la ovulación (causa la hinchazón que puedes manifestar) en respuesta a los cambios en los niveles de estradiol. El reloj se lleva durante al menos 6 horas cada noche durante el sueño, empezando no más tarde del tercer día del ciclo menstrual. Es fácil de usar y te avisa un poco antes que otros monitores de fertilidad, concediéndote más tiempo para programar las relaciones sexuales.

Caso real

Paul y Jane se casaron poco antes de que él se embarcara para el servicio militar. Dado que se amplió su período de servicio, habían pasado poco tiempo juntos en los tres años que llevaban de casados, y estaban empezando a estar impacientes por fundar una familia; querían tener tres hijos. Jane, de 30 años, vino a verme para preguntarme cómo acoplar su ventana fértil a sus permisos y posiblemente guardar semen como plan de reserva, para poder quedarse embarazada durante su ausencia, un plan en el que los dos coincidían.

Paul, de 45 años, había tenido dos hijos con su ex pareja. Pero Jane nunca se había quedado embarazada. Siempre había tomado anticonceptivos orales, que empezó a tomar en la adolescencia para aliviar sus pesados ciclos menstruales. Jane tenía una historia de colesterol elevado e hipertensión, pero no tomaba ningún fármaco para estos trastornos. Paul no tenía previsto ningún otro permiso en 6 meses. Le indiqué a Jane que dejara los anticonceptivos y empezara a utilizar un kit de ovulación durante los siguientes 4 meses para establecer su fertilidad. También empezó el programa Equilibrio Perfecto con el objetivo de perder 10 libras [4,5 kg] y mejorar el colesterol y la presión arterial. Cuatro meses después había perdido 12 libras [5,5 kg] y parecía ovular normalmente. Después, intentamos restablecer su ciclo menstrual para que coincidiera con el permiso de Paul. Hice que Jane volviera a tomar los anticonceptivos orales y luego los dejara una semana antes de que él volviera a casa. Funcionó a las mil maravillas. Se quedó embarazada durante el primer permiso.

Relaciones sexuales y fertilidad

Probablemente he oído todos los mitos sobre la relación entre relaciones sexuales y fertilidad. Debido a que sé lo que mis pacientes oyen sobre los beneficios de ciertas posiciones, la abstinencia e incluso si tener un orgasmo puede perjudicar o ayudar a sus esfuerzos por concebir, intento romper algunos mitos para que mis pacientes no tengan que hacer preguntas que les son incómodas. Me sorprende ver algunas de las instrucciones que amigos, familiares o columnistas han dado a mis pacientes. Esto es lo que les digo a mis pacientes:

Tu posición durante o después del coito no mejorará la fertilidad, a pesar de que hayas oído hablar de los beneficios de hacer el pino o mantener las piernas elevadas después del coito. Los espermatozoides no se ven afectados por las fuerzas de la gravedad. Más que hacer esta gimnasia que desanima a cualquiera, permítete algunos arrumacos poscoitales para ayudar a reforzar tu vínculo emocional.

La ***actividad sexual frecuente*** no disminuirá tus posibilidades de concepción. Lo único cierto de este mito es que deberías abstenerte los dos

Cuándo acudir al especialista

Algunas parejas esperan demasiado antes de buscar tratamiento, mientras que otras van demasiado deprisa. La recomendación estándar es intentar concebir en un período de 12 meses si tienes menos de 35 años antes de buscar una evaluación, y de 6 meses si tienes 35 años o más. Estos períodos de espera se basan en la tasa media mensual de embarazo: del 80 al 90 por ciento de las parejas se quedan embarazadas en un año. Pero es una generalización que no tiene en cuenta los factores de fertilidad individuales de una pareja, la edad del hombre ni cuán intensamente lo han intentado. Por ejemplo, importa si habéis probado o utilizado ocasionalmente un método de detección de la ovulación, o si habéis programado con precisión la actividad sexual. También depende del intervalo entre embarazos y cuántos años de vida fértil te quedan. Recomiendo que si has seguido el programa Equilibrio Perfecto durante al menos 6 meses y has utilizado un método preciso de predicción de la ovulación, ha llegado el momento de buscar un especialista. Si se trata de mujeres que no ovulan o tienen más de 35 años, deben acudir a la consulta de un endocrinólogo de la reproducción después de sólo 3 meses.

días antes de la ventana de fertilidad máxima —esta ventana se produce 2 días antes de la ovulación—, pero puedes y debes tener relaciones frecuentes durante la ventana fértil. Existen algunas raras situaciones en las que puede indicarse a los hombres con un número bajo de espermatozoides que programen la eyaculación durante unos días concretos del tratamiento.

DATO DE FERTILIDAD
Un lubricante seguro para los espermatozoides

En estudios realizados en pacientes con infertilidad se ha observado que las mujeres tenían una probabilidad dos veces mayor de tener dolor durante el «coito programado» que durante el coito espontáneo, en gran medida por una menor lubricación. La menor lubricación puede ser un efecto secundario de algunos medicamentos para la fertilidad, pero también puede estar relacionada con el estrés o la ansiedad, o por una falta de estimulación sexual causada por la naturaleza más bien fría del coito programado. Muchas mujeres han evitado los lubricantes populares porque se ha demostrado que interfieren en la función normal de los espermatozoides. Existe al menos un producto, llamado Pre-Seed, que no reduce la fertilidad. Pre-Seed tiene el equilibrio acidobásico adecuado para proteger los espermatozoides. (Para más información, entra en www.preseed.com.)

Tener un orgasmo probablemente no te ayuda a concebir; al menos, no ha sido validado en estudios. Pero existe cierta justificación para la teoría. Durante el orgasmo, la vagina se contrae, haciendo que se acorte un 30 por ciento y que el cuello uterino se aproxime a la parte superior de la vagina, donde se depositan los espermatozoides, creando teóricamente una entrada fácil a la matriz. Además, las contracciones en el útero pueden estimular la entrada de espermatozoides y acelerar su paso a las trompas de Falopio. Sin embargo, en realidad una de cada tres mujeres explica que raramente alcanza el orgasmo. De las que tienen orgasmos, menos de la mitad tiene uno durante el coito. Claramente, dos terceras partes de las mujeres —la suma total de las que no tienen un orgasmo durante el coito— no tienen problemas de fertilidad. Dicho esto, tu satisfacción sexual es importante y existen soluciones para la *anorgasmia*, la incapacidad de conseguir un orgasmo. Puedes visitar a un especialista para que te ayude en el diagnóstico y el tratamiento. Sin embargo, tranquila, porque no es un factor de fertilidad fundamental. Si tienes dolor o sangrado vaginal después del coito, te remito al capítulo 12 para que consideres si tienes una endometriosis. Si tu pareja tiene un trastorno de la eyaculación, como una eyaculación precoz o una disfunción eréctil, ve al capítulo 8 sobre factores masculinos.

Sé tu propia defensora de la fertilidad

Muchas parejas optan simplemente por controlar la ovulación y programar las relaciones en su lucha por tener un hijo. Siguiendo el programa,

Programación y selección del sexo

Uno de los mitos más perdurables sobre la fertilidad es que puedes aumentar las posibilidades de tener un niño o una niña si programas el coito correctamente. Esto se basa en un sentido muy lato en datos científicos. El sexo del bebé viene determinado por el espermatozoide que penetra en el óvulo: un cromosoma *X* (femenino) o un cromosoma *Y* (masculino). Los estudios han demostrado que un espermatozoide que porta un cromosoma Y nada más deprisa, pero tiene una vida más corta después de la eyaculación. En teoría, si tuviste relaciones sexuales en el momento de la ovulación, esto aumentaría las posibilidades de tener un niño porque el espermatozoide Y llegaría al óvulo más deprisa, y si tuviste relaciones varios días antes de la ovulación, aumentarían las posibilidades de tener una niña, porque el espermatozoide femenino habría sobrevivido a los masculinos. Sin embargo, cuando se han puesto a prueba, estos métodos han fallado. Se han probado y rebatido científicamente otras recomendaciones como la posición durante el coito, que los hombres lleven *boxers* en vez de calzoncillos, y programar las relaciones sexuales según el pH vaginal. Me preocupa realmente que se sigan algunas de estas recomendaciones porque pueden entorpecer la fertilidad al limitar la actividad sexual durante la ventana fértil.

muchas de vosotras concebiréis sin seguir ningún tratamiento de fertilidad. Pero algunas entran en el mundo de los tratamientos de fertilidad, y si decides seguir adelante, es mejor hacerlo con tantos conocimientos de vuestra fertilidad y salud como sea posible para recibir el tratamiento más personalizado. Para empezar, te recomiendo que reúnas antes la información de tu historia clínica.

Puedes hablar de la información con el ginecólogo, quien puede recomendar las pruebas más adecuadas. De hecho, la información que ofreceré en la Tercera parte, «Conocer tus factores de fertilidad», os dará a ti y a tu pareja suficientes datos sobre vuestro estado como para poder solicitar pruebas específicas y poner en duda cualquier prueba que el médico recomiende que pueda parecer inadecuada o desfasada.

Las respuestas a los cuestionarios de las páginas 145 y 146 os ayudarán a ti y a tu médico a determinar qué pruebas diagnósticas debéis tener en cuenta y que ayudarán a orientar el tratamiento. Lleva esta lista de preguntas con tus respuestas a la consulta.

Prepárate para ver a un especialista en fertilidad

Considera pedir hora para dentro de 3, 6 o 9 meses, según tu situación. ¿Pero a quién acudir? Es un área que debes investigar cuidadosamente. Ir al médico correcto puede acelerar el viaje hacia el embarazo, y reducir el número de pruebas innecesarias a las que te someterás. Ten esta perspectiva en cuenta cuando hagas el trabajo de campo: la investigación en el campo de la reproducción humana ha avanzado a una velocidad increíble en los últimos 20 años. Para estar al día con las recomendaciones, un especialista siempre debe estar al corriente de los últimos hallazgos y revisar su enfoque terapéutico adecuadamente. Esto no es posible para el clásico médico general, y ni siquiera para muchos ginecólogos. Para encontrar a alguien cualificado y con los conocimientos actualizados, te recomiendo que busques a través de la *American Society for Reproductive Medicine* (Sociedad Norteamericana de Medicina de la Reproducción, ASRM) en www.asrm.org.

La ASRM es una organización multidisciplinar de especialistas que intervienen en la investigación y el tratamiento de todos los aspectos de la fertilidad. Entre sus miembros se incluyen médicos, enfermeras, terapeutas y técnicos de laboratorio de campos tan diversos como obstetricia y ginecología, endocrinología, urología, psicología y embriología. No todos

CUESTIONARIO DE LA HISTORIA CLÍNICA PARA MUJERES

Antecedentes médicos. ***Incluye enfermedades previas, dolencias médicas actuales e información que puede alterar las posibilidades de éxito.***

¿Tomó tu madre el medicamento DES cuando estaba embarazada de ti?	Sí	No
¿Pesaste menos de 2,7 kilos al nacer?	Sí	No
¿Tuviste la primera menstruación antes de los 11 años o mucho antes que tus amigas?	Sí	No
¿Has tenido dos o más abortos previos?	Sí	No
¿Has tenido gonorrea, clamidias o enfermedad inflamatoria pélvica (EIP)?	Sí	No
¿Has dado positivo en papilomavirus humano (PVH) o has seguido algún procedimiento para tratar una citología vaginal alterada?	Sí	No

Antecedentes quirúrgicos. ***Las intervenciones enumeradas aquí son las relacionadas con la infertilidad con mayor frecuencia.***

¿Te han realizado una ligadura de trompas, has tenido algún embarazo ectópico (el feto empezó a crecer en la trompa de Falopio), te han operado para extirparte el apéndice o para tratar una EIP?	Sí	No
¿Te han operado de miomas uterinos?	Sí	No
¿Te han operado por dolor pelviano o endometriosis?	Sí	No
¿Te han operado por quistes ováricos o te han extirpado un ovario?	Sí	No
¿Te han hecho más de una cesárea o tuviste una infección después de dar a luz a tu último hijo?	Sí	No
¿Has tenido múltiples abortos o sufrido una infección después de un legrado uterino?	Sí	No

Antecedentes sociales. ***Puede ser difícil para muchos profesionales de la salud hablar de esto. Es más fácil si sabes qué factores tienen el mayor impacto en tus posibilidades de concebir para que puedas dirigirte activamente al médico. Céntrate en lo siguiente:***

¿Has sido sexualmente activa ahora o con otras parejas durante más de 3 años sin utilizar anticonceptivos, pero nunca quedaste embarazada?	Sí	No
¿Tienes dolor durante el coito?	Sí	No
¿Participas en maratones u otros deportes extremos?	Sí	No
¿No tienes pareja masculina o te identificas como lesbiana?	Sí	No

Antecedentes familiares. ***Tus problemas de fertilidad pueden tener un componente genético.***

¿Tuvo tu madre problemas para concebir o tuvo más de dos abortos?	Sí	No
¿Tienes alguna hermana con infertilidad?	Sí	No
¿Ha tenido tu madre o hermana endometriosis?	Sí	No
¿Se les ha diagnosticado y tratado miomas uterinos a tu madre o hermana?	Sí	No

CUESTIONARIO DE LA HISTORIA CLÍNICA PARA HOMBRES

Antecedentes médicos. ***Estas dolencias pueden impactar directamente en la calidad de los espermatozoides.***

¿Has tenido parotiditis (paperas) o una enfermedad con fiebre prolongada superior a 40 grados desde la pubertad? Sí No

¿Has sufrido algún traumatismo en los testículos o las ingles lo bastante grave como para causar hinchazón o dolor prolongado? Sí No

¿Estás tomando fármacos para la presión arterial, diabetes, epilepsia, problemas de próstata e impotencia o para prevenir la caída del pelo? Sí No

Antecedentes quirúrgicos. ***Habla de cualquier intervención quirúrgica en los testículos o el escroto, además de los dos procedimientos siguientes.***

¿Te han operado de hernia? Sí No

¿Te han realizado una vasectomía con o sin un intento previo de revertirla? Sí No

Antecedentes sociales. ***Incluye aspectos del pasado que puedes encontrar embarazosos, pero ser franco con tu historia puede ahorrarte un tiempo y unos gastos considerables.***

¿Has estado sexualmente activo con tu pareja actual o previa durante un año, sin utilizar anticonceptivos, pero nunca se quedó embarazada? Sí No

¿Has estado expuesto alguna vez a productos químicos en el trabajo? Sí No

¿Estás habitualmente expuesto al calor de saunas o en el trabajo? Sí No

¿Participas en maratones u otros deportes extremos? Sí No

¿Tomas suplementos para fortalecer los músculos, mejorar el rendimiento sexual, disminuir una inflamación de la próstata o reducir la caída del pelo? Sí No

Antecedentes familiares. ***Tus problemas de fertilidad pueden tener un componente genético.***

¿Han tenido tu padre o hermano una historia de número bajo de espermatozoides o infertilidad? Sí No

¿Tienes un hermano con fibrosis quística, o sobrinos o sobrinas con defectos congénitos? Sí No

son endocrinólogos de la reproducción titulados, pero tienen un interés concreto por la infertilidad y normalmente están al corriente de los últimos tratamientos de fertilidad. Hay muchos tocólogos/ginecólogos titulados que pueden realizar el primer grupo de pruebas, pero asegúrate de que el tuyo pertenece a la ASRM, puesto que hay muchos que añaden «especialista en fertilidad» a su placa sin tener ninguna formación reciente en fertilidad.

Por otro lado, algunas necesitaréis más tratamientos avanzados, como la FIV, o podéis tener problemas muy complicados. Debéis acudir a

Infertilidad secundaria

Algunas parejas que ya han tenido hijo pueden tener problemas para tener el segundo; un trastorno conocido como *infertilidad secundaria.* Con frecuencia se supone que la fertilidad no cambia, pero esto no es cierto. Si tienes una infertilidad secundaria, debes asegurarte que te evalúan completamente.

Una causa común de la infertilidad secundaria es la edad. La fertilidad disminuye con la edad, más significativamente y antes en las mujeres que en los hombres. Con la edad también tienden a producirse muchos cambios que pueden alterar el equilibrio hormonal y disminuir la fertilidad. Los sospechosos habituales son: aumento de peso, vida sedentaria, o desarrollo de trastornos hormonales como hipotiroidismo o diabetes. Además, si tú o tu pareja tomáis fármacos u os han diagnosticado algún trastorno médico desde el último embarazo, estos factores también podrían contribuir.

Por último, existen varios problemas adquiridos, aunque asintomáticos, que pueden causar un cambio en el estado de fertilidad, como la formación de tejido cicatricial por cirugía previa (por ejemplo, una cesárea en mujeres, o la reparación de una hernia en hombres), el crecimiento de miomas uterinos o el desarrollo de endometriosis. Sólo porque hayas estado embarazada antes o porque piensas que sabes cuál es el principal obstáculo para quedarte embarazada, no eludas una evaluación completa antes de idear tu plan de tratamiento

un subespecialista titulado en endocrinología de la reproducción e infertilidad. Para obtener este título, el médico tiene que completar un período de residencia de 4 años en obstetricia-ginecología, y luego seguir con una beca de 2 o 3 años centrada en el estudio de las hormonas reproductoras y la fertilidad. Para encontrar a un subespecialista en la comunidad, visita la página web de la *Society for Reproductive Endocrinology* (Sociedad de Endocrinología de la Reproducción) y haz clic en el enlace *«find members»* (encontrar miembros). También puedes obtener referencias de tus amigos o de un grupo de apoyo local. Asegúrate de preguntar si son miembros de la ASRM.

Si ya has entrado en contacto con un centro de fertilidad o estás preparada para elegir uno, te remito a la conclusión para tener más detalles sobre qué buscar en un centro —experiencia, tasas de éxito y personalidades— y cómo abordarlo para obtener los tratamientos necesarios.

CUESTIONARIO DE AUTOEFICACIA SOBRE FERTILIDAD

Recomiendo que tú y tu pareja hagáis esta prueba ahora, y la repitáis al menos cada dos o tres meses mientras intentáis concebir. Escribid las puntuaciones en un diario para poder hacer un seguimiento y controlar si van peor o mejor.

	Nunca		A veces		Siempre
	1	2	3	4	5
1. Soy una persona optimista.					
2. Disfruto cuando estoy cerca de una embarazada.					
3. Me hace feliz saber que alguien está embarazada.					
4. Disfruto con mi relación sexual.					
5. Soy feliz y me es fácil reír.					
6. Estoy segura de que me quedaré embarazada.					
7. Puedo soportar cambios del estado de ánimo.					
8. Puedo mantener sentimientos negativos sobre una posible infertilidad.					
9. Mantengo mis responsabilidades y rutinas normales.					
10. Puedo hacer frente a las preguntas de mi familia y amigos.					
11. Mi relación me hace sentir bien.					
12. Creo que hago todo lo posible por lograr mis objetivos.					
13. Puedo hacer frente al desánimo.					
14. Puedo compartir mi alegría con los demás.					
15. No me culpo a mí ni a mi pareja.					

Suma todos los puntos. Valoración:

Si tienes una puntuación inferior a 45 o ves que la puntuación disminuye a lo largo del tiempo, deberías buscar el apoyo de un terapeuta con experiencia. Es algo subjetivo, de forma que tienes que decidir si estás satisfecha con las puntuaciones, incluso si son más altas o si sientes que la ayuda te beneficiaría. Al comparar las puntuaciones con tu pareja, también podéis determinar vuestra capacidad de apoyaros entre vosotros con un tratamiento de fertilidad. En el Apéndice F encontrarás una lista de organizaciones que ofrecen posibilidad de enviarte a algún terapeuta.

Estar mentalmente preparada para el tratamiento

Muchas parejas con problemas de fertilidad acaban pensando que empiezan a ser llevados de un tratamiento a otro, y los sucesos las llevan más allá del control y sus deseos. Sentir esta pérdida de control puede provocar depresión y estrés y puede afectar negativamente a tu relación. En algunos países, se requiere que las parejas se asesoren antes de recibir un tratamiento de fertilidad. Aunque habitualmente recomiendo que mis pacientes visiten a un terapeuta, sé que el coste y la duración del tratamiento lo hace impracticable para algunos de ellos. Como alternativa, recomiendo rellenar un cuestionario de autoeficacia (v. página 148) para determinar qué probabilidades hay de que elijas las opciones adecuadas, en vez de ser empujada de un lado a otro por médicos, padres bien intencionados, familia política, o incluso por uno de vosotros. Esta prueba puede ayudar a predecir si tienes riesgo de sufrir un estrés significativo o depresión, y si el soporte emocional te beneficiaría.

Escribe un plan de fertilidad

Algunas de las decisiones que tomarás en tu intento de tener un bebé exigen que mires profundamente en tu interior. Las elecciones a las que te enfrentarás pueden evocar cuestiones sobre valores religiosos, moral y ética, la importancia que tiene para ti el legado genético y tu situación económica. Antes de ver a un especialista, tú y tu pareja debéis hablar de estos temas. Las decisiones que tomes ahora ayudarán a guiarte por las opciones a las que te enfrentarás más adelante. Te recomiendo que diseñes un *plan de fertilidad*: un proyecto idealizado de los objetivos y niveles de confort en la búsqueda para crear una familia. Responde a una serie de preguntas (v. Apéndice D, «Plan de fertilidad»). Por ejemplo, ¿quieres pasar por una FIV? ¿Qué opinas de tener un embarazo múltiple? ¿Estás dispuesta a utilizar semen u óvulos de donantes? ¿Qué harías si te quedaras embarazada de trillizos o tuvieras un embarazo de más fetos?

Te recomiendo que empieces a estudiar estas cuestiones ahora. Quizás ahora no comprenderás toda la terminología u opciones, pero tus conocimientos sobre los factores de fertilidad y las opciones de tratamiento crecerán a medida que leas el libro. Recuerda, ninguna de estas preguntas tiene una respuesta que sea verdadera o falsa, sino que se basan en tus creencias y preferencias personales. Y, desde luego, siempre puedes reconsiderar y modificar el plan. También podría ayudarte identificar áreas potenciales de conflicto entre tú y tu pareja antes de que un profesional de la salud te haga estas preguntas. Si tú y tu pareja estáis en un punto muerto respecto a alguna de las preguntas, sáltatela por ahora; quizás no tienes ni que considerarla, y puedes repasarla más adelante si es necesario. Al prepararlas con tiempo, evitarás responderlas en el mismo momento, podrás minimizar el estrés después, y podrás controlar tu propia fertilidad.

TERCERA PARTE

Conocer tus factores de fertilidad/infertilidad

Introducción:

Obtener el diagnóstico correcto

Si estás pensando en seguir un tratamiento de fertilidad o si ya te has sometido a una evaluación y has empezado un tratamiento, te animo a leer este apartado para tener un conocimiento completo de los factores de fertilidad/infertilidad que podrían ser obstáculos para ti como pareja. Tendrás las máximas posibilidades de quedarte embarazada si puedes indicarle al médico que individualice el tratamiento para satisfacer tus necesidades. Con el creciente éxito de las clínicas de fertilidad, muchas pruebas diagnósticas y muchos tratamientos tienden a estar dirigidos por *protocolos* (grupos predeterminados de pruebas y procedimientos que se ofrecen a todos los pacientes). Esto significa que podrías someterte a pruebas que no necesitas y no tener las que podrías necesitar. Creo firmemente que cuanto más te impliques en el conocimiento del proceso de evaluación y de los factores de fertilidad/infertilidad que intervienen en tu salud reproductora, mayores serán las posibilidades de éxito, y antes llegará.

Existen dos escenarios en los que podrías estar y, en ambos casos, estarás lejos de recibir formación acerca de tus factores. El primero es el más común: la mayoría de parejas que se enfrentan a la infertilidad en Estados Unidos no verán a ningún especialista en fertilidad para el tratamiento, sino que acudirán al ginecólogo. El motivo es que sólo existen 700 endocrinólogos de la reproducción titulados en todo el país, y las personas que viven en muchas áreas del país no tienen acceso a ellos. Además, muchos ginecólogos se venden a sí mismos como especialistas en fertilidad y atraen a muchos pacientes con infertilidad, aunque muchos no pueden estar al día en la investigación de la fertilidad y recomiendan pruebas que no son las adecuadas para los pacientes, o incluso están desfasadas. En algunas situaciones, puede haber incluso un incentivo para utilizar estas pruebas: generar ingresos a los médicos. La información de este apartado te ayudará a preguntar sin miedo a cualquier profesional de la salud que no sea especialista. Un profesional competente responderá de forma positiva a tus preguntas y problemas, y rápidamente establecerás una relación con él o ella a medida que pases por las pruebas y tratamientos de fertilidad.

Si te encuentras en el segundo escenario, en el que visitas a competentes endocrinólogos de la reproducción en un centro de fertilidad, quizá tengas que mantenerte firme sobre las pruebas que te recomiendan. Una de las principales críticas a estos centros es que tienden a calcular lo que les funciona y aplican ese protocolo a todas las pacientes. Para recibir una asistencia individualizada que te ayude a estar por encima de sus tasas de éxito establecidas, y a evitar pruebas y procedimientos innecesarios, tómate tiempo para conocer cuáles son tus factores de fertilidad.

Otra razón para conocer tus factores de fertilidad/infertilidad es disminuir las posibilidades de que te diagnostiquen erróneamente una *infertilidad inexplicada,* una etiqueta colgada a una de cada tres parejas que se ha sometido a pruebas de fertilidad. Con este diagnóstico, el tratamiento probablemente empezará al nivel más básico, es decir, tomando la hormona Clomid para estimular la producción de óvulos y, si no funciona (a veces tras numerosos ciclos), saltarás hasta la FIV y más allá. Este método tiene muchos problemas, pero quizás el más importante es que te hace perder un tiempo, un dinero y unos recursos emocionales preciosos. Aunque existe cierta incertidumbre en la medicina de la reproducción, puede obtenerse mucha información fiable de una evaluación completa pero razonable.

Lo cierto es que la mayoría de problemas de fertilidad incluyen varios factores. Durante mi carrera he logrado entender plenamente lo que significa tomar en consideración todo el cuerpo, o la pareja en conjunto, para ser más exacto. Pero al seguir este planteamiento, es básico poder comprender el grado de contribución de cada factor de infertilidad al cuadro total de infertilidad, y no centrarse en sólo un aspecto de lo que comporta quedarte embarazada. He desarrollado un sistema de clasificación de los factores de infertilidad de la pareja para poder calibrar si un factor es leve o grave y si tiene que tomarse en consideración en el tratamiento de la pareja. Los principales factores de fertilidad/infertilidad que todos los especialistas utilizan son el factor masculino, el factor ovárico, el factor tubárico (de las trompas de Falopio) y el factor uterino. Para cada uno de estos factores, os agrupo a ti y a tu pareja como factor 1 (supuestamente fértil), factor 2 (problema leve), factor 3 (problema moderado), factor 4 (problema grave). Estas denominaciones no son intercambiables. Si los tratamientos que sigues fallan, puede ser necesario revisar la evaluación basada en el tipo de respuesta al tratamiento. También es importante porque, aunque un tratamiento falle, obtendrás una información valiosa que te ayudará a considerar qué hacer después. Cada paso cuenta.

En este apartado, te llevaré paso a paso por cada uno de los factores de fertilidad que tienen un impacto en tu salud reproductora. Cada capítulo se centra en un aspecto diferente de tu anatomía y la de tu pareja. Primero describiré el funcionamiento normal y luego hablaré de los signos de los problemas, además del riesgo de tener un factor de fertilidad concreto según tus antecedentes médicos y personales. Te ayudaré a determinar los niveles de los factores de fertilidad, con frecuencia con ayuda de cuestionarios para realizar en casa o de pruebas diagnósticas que tiene que solicitar el médico. A medida que leas los capítulos, verás que puedes necesitar pruebas diagnósticas para seguir adelante, y tendrás que hablar con el ginecólogo o el especialista en fertilidad para pedirlas antes de que puedas determinar plenamente tus factores. Aunque he hablado mucho sobre el coste de las pruebas, para nada estoy en su contra. Pero quiero que te realices las pruebas más precisas, adecuadas y rentables y las que den la información más útil. Por ejemplo, si tienes que someterte a una ecografía para visualizar los ovarios, quiero que le pidas al médico que aproveche la oportunidad para ver también el útero, en vez de hacerte pruebas separadas que comporten gastos separados.

Una advertencia: algunas evaluaciones diagnósticas pueden no estar cubiertas por el seguro o podrían no estar disponibles si vives en una zona rural. En algunos casos, valdría la pena hacer el gasto para tener un examen más completo que no está cubierto, en vez de perder tiempo y realizar una prueba que describo como inútil, aunque el médico la recomiende y esté incluida en el seguro. Habla con el médico sobre el coste y los beneficios de las pruebas que sugiere.

La ultraecografía

Uno de mis métodos favoritos para diagnosticar factores de fertilidad/infertilidad es una hidrosonografía programada oportunamente (también conocida como ecohisterografía), un tipo de ecografía. Este único examen puede calcular simultáneamente los factores ovárico, uterino y tubárico (la salud de las trompas de Falopio). Comporta realizar una ecografía pélvica durante la primera mitad del ciclo menstrual. Esta prueba puede reducir o eliminar la necesidad de otras pruebas.

Soy plenamente consciente de que te ofrezco mucha información, la información más actual disponible. En general he observado que mis pacientes de fertilidad están sedientas de información, aunque te animo a asumir sólo la que puedas. Quizá quieras saltarte algunos detalles de una prueba diagnóstica para un factor concreto, y volver a ello más tarde si te encuentras específicamente con ese problema.

Un último comentario para quienes tengáis que recurrir a madres de alquiler o donantes: os animo a leer también todo el apartado, dado que os ayudará a cuándo escoger las donantes. Conoceréis los factores que pueden alterar la salud de un óvulo o un espermatozoide, o incluso la capacidad de una madre de alquiler para soportar con éxito un embarazo. A veces la elección de una donante se basa en las conexiones emocionales que puedas tener, pero para darle a tu futuro bebé el mejor inicio es importante considerar cosas como la edad de la donante de óvulos, además de sus antecedentes familiares y médicos.

Cómo hablar con los médicos

Cuando vayas a la consulta, lleva una copia de tu historia clínica del médico de asistencia primaria y del ginecólogo. Asegúrate de repasar antes la historia y marcar con una nota adhesiva cualquier cosa que pienses que es incorrecta. También debes llevar una lista de las pruebas de detección del capítulo 3, y las respuestas a los cuestionarios del capítulo 7. Además, lleva lo que sabes de la Tercera parte sobre factores de fertilidad/infertilidad, además de las pruebas que crees deberías realizarte y con las que te sientes más cómoda. Recomiendo que resumas los puntos que piensas son más importantes de tu historia en una página o menos. También debes incluir información sobre síntomas que has notado a medida que has recuperado el equilibrio hormonal. Te sorprenderá cuán valiosa es esta información y lo fácil que sería pasarla por alto.

Aunque tu médico esté muy familiarizado con los factores de fertilidad/infertilidad, pueden no estarlo con el sistema de *niveles* de los factores que he desarrollado, porque muchos centros no tienen una herramienta como ésta que resuma el estado de cada aspecto de la fertilidad de la pareja. Pero un médico competente comprenderá la lógica de este método objetivo. Tu médico quizá no estará de acuerdo con tus sugerencias y peticiones, y eso está bien. Debes estar abierta a sus opiniones y experiencias. Idealmente, deberás trabajar con él o ella.

La evaluación no debería ser un proceso intimidante, sino más bien instructivo. Si sabes qué esperas y puedes anticipar el siguiente paso, los niveles de tus hormonas del estrés disminuirán de forma natural y la tasa de éxito aumentará. Una vez completada la evaluación, tú y tu pareja deberéis pasar a la Cuarta parte: «Tu plan de fertilidad: hacer que suceda». Provistos de estos conocimientos y con confianza, podréis finalizar el plan de fertilidad y pasar tan rápidamente como sea posible hacia el objetivo de tener un hijo.

8

El factor masculino

En al menos una de cada cinco parejas que no pueden concebir, la infertilidad está relacionada exclusivamente con un factor masculino: ya sea tener muy pocos espermatozoides, unos espermatozoides que no funcionan adecuadamente, o problemas funcionales que impiden que los espermatozoides viajen a través del aparato reproductor masculino. En dos de las cuatro parejas restantes, el factor masculino contribuye al problema de la pareja. Conjuntamente, el factor masculino interviene en al menos la mitad de todos los problemas de fertilidad. Sin embargo, los hombres normalmente no tienen signos evidentes de una reducción de la fertilidad en comparación con la irregularidad del ciclo menstrual de una mujer. Por ello, debe evaluarse al hombre en toda pareja que acude a una clínica de fertilidad, incluso aunque haya tenido hijos antes.

Los actores hormonales

- La **testosterona** es la hormona sexual dominante en los hombres porque se encuentra en cantidades elevadas y tiene un papel fundamental en el desarrollo de los espermatozoides.
- **La folitropina (gonadotropina, hormona estimulante de las gónadas, *follicle stimulating hormone* o FSH)** ofrece una señal diaria constante a los testículos para que sigan produciendo espermatozoides, mientras que, en las mujeres, los niveles de FSH cambian durante el ciclo mensual.
- La **lutropina (hormona luteinizante o LH)** favorece la producción continua de testosterona por los testículos.
- **La gonadoliberina (hormona liberadora de gonadotropina, *gonadotropin-releasing hormone* o GnRH),** producida por el hipotálamo, estimula a la hipófisis para que libere estas concentraciones de FSH y LH.

Aparato reproductor masculino

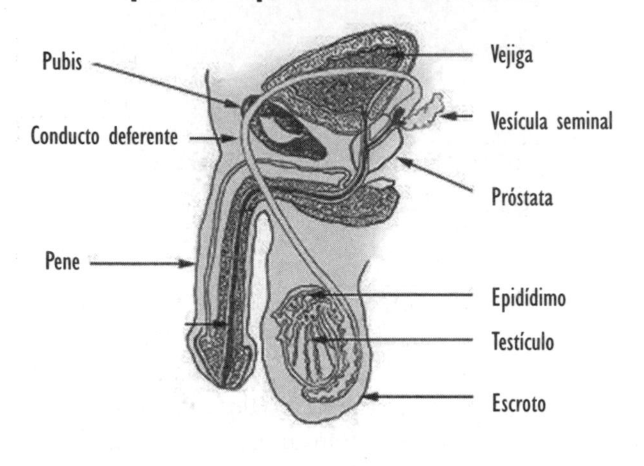

Normalmente, a los 11 o 12 años las hormonas de los niños empiezan a activarse, pero no empezarán a producir espermatozoides hasta al cabo de uno o dos años. En concreto, el hipotálamo en el cerebro empieza a liberar grandes pulsos de GnRH, que indican a la hipófisis que liberen ráfagas de FSH y LH en el torrente circulatorio. Estas hormonas indican al cuerpo que empiece a producir espermatozoides inmaduros denominados *espermatogonias*. Una vez iniciado el proceso, normalmente continúa durante toda la vida del hombre, conservando su potencial fertilidad hasta bien entrados los 80 años.

Los pulsos de FSH provocan que las espermatogonias empiecen un proceso de 90 días de maduración denominado *espermatogénesis,* que comporta que el espermatozoide libere una copia de cada cromosoma para que pueda unirse al óvulo. El espermatozoide también se vuelve más compacto y le crece una cola que lo impulsa hacia el óvulo en situación de espera. Los pulsos de LH activan las células colaboradoras de los espermatozoides, llamadas *células de Leydig*, para producir testosterona.

Los espermatozoides maduran en los testículos; en concreto, dentro de una red de tubos llamados *túbulos* (o *vasos*) *seminíferos*. En los túbulos, ondas de espermatozoides, llamadas generaciones, pasan por seis fases de desarrollo sincronizadas entre sí. Cada túbulo contiene células de Sertoli y de Leydig que ayudan a desarrollar los espermatozoides de diferentes formas. Las células de Sertoli protegen a los espermatozoides frente a su propio sistema inmunitario, que considera que los espermatozoides son células extrañas (tienen ligeras diferencias genéticas respecto a otras células del cuerpo). Las células de Leydig producen testosterona y otras hormonas que estimulan el desarrollo de los espermatozoides.

Los espermatozoides maduros emigran finalmente hacia el *epidídimo*, un tubo muy enrollado que los espermatozoides atraviesan en cuatro días antes de vaciarse en los *conductos deferentes*. Allí, son transportados a los *conductos eyaculadores*, desde donde salen del pene durante el orgasmo.

Dado que los hombres producen espermatozoides continuamente, en cualquier momento tienen millones de ellos almacenados en varias fases de desarrollo. Pero durante el proceso de maduración de 90 días, los espermatozoides son sensibles al daño creado por los desequilibrios hormonales. O sea que del inmenso acúmulo de espermatozoides, sólo un pequeño porcentaje —a veces tan sólo el 15 por ciento en una muestra «normal»— está libre de problemas genéticos y estructurales y es de suficiente calidad como para penetrar y fecundar un óvulo.

¿Sabías que...
Si tu seminograma es normal, es muy improbable que un desequilibrio hormonal cause una infertilidad por factor masculino?

Seminograma

Si eres infértil, la primera prueba que debes realizarte es un seminograma, una evaluación básica del eyaculado. La prueba determina cuántos espermatozoides hay, qué movilidad (buen desplazamiento) tienen y si muestran signos de alteración funcional. Éstos son los tres factores principales que afectan a la fertilidad masculina. En esta prueba, el hombre tiene que aportar una muestra de semen al laboratorio o a la clínica, que después se examina cuidadosamente con un microscopio o un analizador informatizado. No es una prueba perfecta, pero es la mejor herramienta que tenemos.

Una prueba normal confirma que la producción de espermatozoides es adecuada, que ningún túbulo está obstruido (son *permeables*) y que un hombre puede eyacular un número adecuado de espermatozoides. Sin embargo, esto no confirma que los espermatozoides sean plenamente funcionales y que puedan fecundar un óvulo. Es decir, con un resultado favorable se reducen notablemente las posibilidades de tener un posible factor masculino de infertilidad, pero no se eliminan. Además, proporciona información suficiente para ayudar a decidir un tratamiento.

Para realizar un análisis adecuado, los técnicos examinan millones de espermatozoides en el microscopio e intentan hacer generalizaciones sobre su cantidad, tamaño y forma. Esto puede ser algo subjetivo; en varios estudios se ha observado que, cuando diferentes técnicos de laboratorio analizan las mismas muestras de semen, los resultados no siempre son iguales. Grandes centros de fertilidad han mejorado sus resultados mediante el seminograma asistido por ordenador (CASA, *computer-assisted semen analysis*), que ofrece recuentos exactos, una motilidad más detallada y una evaluación más precisa del tamaño y forma de los espermatozoides. Pero si te visitas en un pequeño centro o te atiende un ginecólogo o un médico general, probablemente tendrás que llevar una muestra al laboratorio de anatomía patológica. De todos modos, la mayoría de laboratorios no utilizan el CASA.

SUGERENCIA PARA TU PAREJA
Evita pruebas de semen caras

En los últimos diez años, se han desarrollado pruebas sofisticadas y costosas para analizar el semen —pruebas de anticuerpos, análisis de sangre, pruebas hormonales, ensayos de penetración de espermatozoides, etcétera—. Pero la mayoría de hombres no necesita ninguna de estas pruebas. De hecho, algunas pruebas pueden ser confusas y conducir a tratamientos caros e innecesarios. Todo lo que necesitas es el seminograma más básico, que te ahorrará tiempo y dinero, así como las molestias de estas nuevas pruebas.

Interpreta tu propio seminograma

Creo que es importante que entiendas y puedas interpretar tu seminograma y tener acceso a las cifras. He tenido pacientes que me han comentado que el médico sencillamente les dijo que su análisis «parecía estar bien» o «podría ser mejor», pero esto no aporta información suficiente para tomar una decisión con cierta base. Además, en algunos casos los médicos interpretan un resultado anómalo como una posibilidad cero de concebir un hijo. Pero existe una ligera posibilidad de embarazo siempre que haya espermatozoides y estén en movimiento.

A continuación explicaré qué tienes que saber sobre el seminograma: qué analiza y cómo interpretar los resultados para ayudarte a comprender hasta qué punto el factor masculino afecta a tu fertilidad como pareja.

En el seminograma se examina lo siguiente:

Número de espermatozoides. Los resultados anómalos más evidentes asociados a la infertilidad son tener un número de espermatozoides bajo, llamado *oligozoospermia*, o una ausencia de espermatozoides, llamada *azoospermia*. El número hace referencia a la concentración (la densidad de población) o al número total de espermatozoides en una muestra. La concentración importa más para indicar la existencia de un problema.

El Dr. Greene responde

P: ¿Debe cambiar mi pareja los *slips* por *boxers* para mejorar el número de espermatozoides?

R: Probablemente habrás oído que llevar *boxers* no ajustados o utilizar suspensorios deportivos refrigerados con agua puede disminuir la temperatura de los testículos de tu pareja para mejorar la producción de espermatozoides. Pero la investigación muestra que estos intentos no tienen ninguna influencia en la temperatura de los testículos ni en la producción de espermatozoides. Sin embargo, llevar tejanos apretados o *shorts* de licra para ciclistas puede calentar los testículos y tener un efecto negativo en la producción de espermatozoides.

Motilidad de los espermatozoides. Es una medida para saber cuántos espermatozoides se mueven y si lo hacen hacia delante y con la rapidez suficiente para penetrar en un óvulo. También calcula el porcentaje de espermatozoides que ya no son viables. Es normal que algunos espermatozoides estén muertos o a punto de morir, pero la mayoría deberían estar vivos y nadando a una buena velocidad. Si el número de espermatozoides es normal, pero la movilidad es baja, el diagnóstico será de *astenozoospermia*. Si la motilidad es muy baja, se realizará una prueba de seguimiento de la viabilidad de los espermatozoides para ver si más del 70 por ciento están muertos, un trastorno llamado *necrozoospermia*.

Morfología. Con esto se analiza el aspecto de los espermatozoides: su tamaño, forma y anatomía. Es normal que muchos espermatozoides sean imperfectos, y, con frecuencia, unos espermatozoides mínimamente anormales se catalogan de anormales. Por ello, las pautas actuales (llamados *criterios estrictos de Kruger*) aceptan que hasta el 84 por ciento de los espermatozoides sean anormales en una muestra por lo demás «normal». Pero la fecundación se reducirá si el 85 por ciento o más son anormales, un trastorno denominado *teratozoospermia*.

Semen. También se analiza la cantidad y calidad de la porción líquida de la muestra. Un volumen bajo indica que la recogida es incompleta (si un hombre no acierta en el recipiente) o que ha pasado poco tiempo desde la última eyaculación. Si tienes un volumen muy bajo continuamente, puedes tener una *eyaculación retrógrada*. Durante la eyaculación normal, la abertura de la vejiga se cierra para que el semen que pasa por la uretra no

Pasa de la prueba poscoital

La prueba poscoital había sido parte de las pruebas estándar para parejas con infertilidad, pero ahora ha perdido popularidad entre los especialistas en fertilidad. Sin embargo, muchos no especialistas aún la realizan, incluso aunque la ASRM no la recomiende. Para esta prueba, realizada normalmente poco antes de la ovulación, la mujer tiene que acudir a la consulta del médico entre 2 y 12 horas después de tener relaciones sexuales. El médico recoge una muestra mediante una prueba similar a la citología vaginal, y la muestra se examina al microscopio para buscar espermatozoides móviles. La prueba es muy inexacta porque los espermatozoides ya pueden haber llegado al útero en el momento de tomar la muestra, de forma que la ausencia de espermatozoides no significada nada. Es una pérdida de tiempo y dinero. Existe una excepción: es útil para parejas que, por motivos religiosos, no recogen la muestra por masturbación o mediante el uso de un preservativo.

entre en la vejiga. Pero si tienes este trastorno, la abertura de la vejiga no se cierra adecuadamente, permitiendo la entrada de espermatozoides en la vejiga en vez de ser eyaculados. Para determinar la calidad de los espermatozoides, debe haber un número total adecuado de espermatozoides en la muestra, y el equilibrio acidobásico debe decantarse hacia la alcalinidad. El líquido alcalino sirve de amortiguador a los espermatozoides frente a los ácidos débiles de la vagina de la mujer. El semen también tiene que coagularse para mantener juntos a los espermatozoides durante 20-30 minutos después de la eyaculación, otra protección frente al pH ácido de la vagina.

Instrucciones para el seminograma

Puedes ayudar a mejorar la precisión de los resultados. Para que los resultados sean óptimos, sigue estas instrucciones.

- El semen varía considerablemente con el tiempo, de forma que debes obtener dos muestras con un mes de diferencia para confirmar un resultado anormal antes de que se te diagnostique un factor [negativo] masculino. Si el primer resultado es normal, puedes empezar los tratamiento según los factores de tu pareja, salvo que prefieras obtener una confirmación del resultado normal con una segunda prueba.
- Evita eyacular de 2 a 5 días antes de la prueba. Por cada día de abstinencia (hasta una semana), el número de espermatozoides debería aumentar de 10 a 15 millones. La muestra debe analizarse en el laboratorio durante las dos horas siguientes a la recogida. Si no recoges la muestra en el mismo centro, llama antes para asegurar que la están esperando.
- La muestra debe recogerse por masturbación o utilizando un preservativo especial sin látex durante el coito. Los que contienen látex pueden alterar la motilidad de los espermatozoides.
- El laboratorio debe entregarte un recipiente estéril, de boca ancha y con tapa. También una etiqueta donde escribir la fecha y hora de la recogida, además de tus datos identificativos.
- Guarda la muestra a temperatura corporal desde el momento de la eyaculación hasta que la entregas al laboratorio, dejando la muestra entre las piernas o en un bolsillo holgado. Anota a qué hora dejaste la muestra.
- Si el laboratorio no utiliza el CASA, pide el nombre del técnico que realiza la evaluación. Te recomiendo que pidas que sea el mismo técnico

VALORES DE REFERENCIA DEL SEMINOGRAMA ESTÁNDAR*

Los parámetros en **negrita** son los factores más significativos.

Volumen del eyaculado	1,5-5,0 ml
pH (equilibrio acidobásico)	>7,2 (neutro a alcalino)
Concentración de espermatozoides	>20 millones/ml
Número total de espermatozoides en la muestra	>40 millones/eyaculación
Porcentaje de movilidad	>50%
Progresión hacia adelante**	>2 (escala 0-4)
Morfología normal**	>14%
Aglutinación de los espermatozoides**	<2 (escala 0-3)
Viscosidad**	<3 (escala 0-4)

* ASRM Practice Committee. Optimal Evaluation of the Infertile Male, Fertility Sterility 2006.

** Evaluación subjetiva del técnico de laboratorio basada en los criterios establecidos.

quien realice la repetición de la prueba para mantener la regularidad de un examen a otro.

- Si la muestra no es completa, avisa al laboratorio o al médico. Esto es especialmente importante dado que la primera parte del eyaculado normalmente es la que tiene la concentración más alta de espermatozoides.
- No utilices lubricantes no autorizados. Algunos no alteran la función de los espermatozoides, pero la mayoría, incluida la saliva, puede causar problemas.
- Pide una copia de los resultados para tu historia. Los resultados deben incluir los siguientes datos:

Evalúa tu seminograma

He valorado los factores masculinos de 1 a 4 (de leve a grave) a partir de los resultados de un estudio multicéntrico publicado en 2001 por la *National Cooperative Reproductive Medicine Network,* un grupo de centros de fertilidad cuyo objetivo es aumentar la calidad de la investigación en el campo de la fertilidad. Los investigadores diferenciaron las «zonas de fertilidad» según las características de concentración, motilidad y morfología de los espermatozoides. He basado los 4 niveles de los factores de fertilidad/infertilidad en estas zonas. Compara el análisis de tu semen con la siguiente tabla para identificar tu factor masculino.

CÓMO DETERMINAR EL FACTOR MASCULINO

Selecciona el número que se correlaciona con cada parámetro de tu seminograma. Suma todos los números para obtener una cifra total. Interpreta los resultados con la siguiente escala para conocer mejor tu estado de fertilidad.

	0	**1**	**2**
Concentración de espermatozoides (millones/ml)	>48,0	13,5-48,0	<13,5
Porcentaje de movilidad	>63	32-63	<32
Morfología normal	>12	9-12	<9

PUNTUACIÓN TOTAL: _____

Suma todos los puntos. Valoración:

Puntuación	**Gravedad**
0:	Factor masculino 1
1-2:	Factor masculino 2
3-4:	Factor masculino 3
5-6:	Factor masculino 4

Anota tu factor masculino en la tabla de las págs. 256-257 para ayudarte a determinar qué nivel de tratamiento debes considerar. Luego repasa los factores descritos a continuación para hacerte una idea del grado de impacto de tu factor en las posibilidades de concebir un hijo.

Factor masculino 1: supuestamente fértil

Tu seminograma es normal: noticias muy buenas, aunque esto no necesariamente significa que los problemas de fertilidad sean sólo de tu pareja. Los tratamientos vendrán determinados por los factores de fertilidad de tu pareja según sus pruebas. Si los tratamientos iniciales fracasan, entonces tendréis que someteros a otras pruebas más adelante. Y aunque el seminograma tenga un factor 1, existen otros problemas que pueden alterar la fertilidad y las opciones terapéuticas.

Tu reloj biológico. Estudios recientes han confirmado que los hombres también tienen un «reloj biológico» que disminuye con la edad. Incluso con un seminograma tranquilizador, tu tasa de fertilidad puede estar reducida y puedes tener un riesgo más alto de aborto según la edad. En los hombres parece producirse un cambio de fertilidad hacia los 40 años. Raramente se hablaba de este tema en el pasado, porque los hombres aún podían engendrar bien entrados los 60 años. Pero surgió al ver que hombres mayores de 40 intentaban concebir y se encontraban con que eran infértiles. Si el tratamiento no produce resultados inmediatos, la edad podría ser una razón para pasar al siguiente nivel de tratamiento antes de que tuviese necesidad de hacerlo una pareja más joven.

Equilibrio hormonal. Sigue el programa Equilibrio Perfecto para potenciar el equilibrio hormonal. Pueden existir pequeños desequilibrios que pueden contribuir a la infertilidad. Por ejemplo, si el nivel de testosterona disminuye, puede verse afectada la libido; si las hormonas del estrés se elevan, puede disminuir el número de espermatozoides. Evita también los suplementos a base de plantas medicinales, algunos de los que pueden interferir en el funcionamiento hormonal.

Función sexual. Se calcula que de 20 a 30 millones de hombres de Estados Unidos presentan algún tipo de disfunción sexual, un obstáculo cla-

LAS 10 PROFESIONES MÁS ASOCIADAS A PROBLEMAS DE FERTILIDAD

Los primeros indicios de que algunos biomutágenos interferían en la fertilidad masculina proceden de estudios que analizaban la exposición laboral. La exposición repetida a mínimas cantidades de una sustancia a lo largo del tiempo puede causar estragos en el sistema reproductor. De las profesiones que se han estudiado, éstas son las que se asocian con mayor frecuencia a problemas reproductores masculinos.

Profesión	Seminograma anormal	Descenso de embarazo	Aumento de aborto
Agricultura tradicional	+	+	+
Mecánica	+		+
Soldadura	+	+	
Fabricación de plásticos	+		
Conductor de taxi/camión	+		
Servicio militar	+		
Impresión/copistería			+
Construcción			+
Maquinista			+
Proceso del tabaco			+

ro a la fertilidad. Pero hasta la pasada década, la disfunción sexual se pasaba por alto como causa de infertilidad por la delicada naturaleza del tema y los estigmas asociados. Ahora se habla del tema más abiertamente, y el término estigmatizante «impotente» ha sido sustituido por términos médicos más descriptivos como «disfunción eréctil», «libido baja», «anorgasmia» y «trastorno de eyaculación precoz». Cada uno de estos trastornos puede afectar a la capacidad de concebir. Algunas formas pueden requerir un tratamiento de fertilidad para superarlas, pero en otros casos puede tratarse la disfunción sexual subyacente y recuperarse la fertilidad. Habla con el médico si tienes una disfunción sexual que impide que tus relaciones sexuales sean satisfactorias.

Exposición a biomutágenos. Muchos efectos de los disruptores hormonales y las toxinas no alteran el número de espermatozoides, pero pueden influir en las tasas de embarazo y en la posibilidad de un aborto. En el Apéndice B encontrarás una lista de biomutágenos comunes que debes evitar. También debes evitar la exposición al tabaco, incluido el tabaquismo pasivo, ya que es una de las toxinas más frecuentes que afectan a la función saludable de los espermatozoides.

Factor masculino 2: leve

Pequeños y numerosos cambios en las hormonas, la nutrición o el metabolismo pueden causar pequeños cambios en el semen. Tener un factor masculino 2 no indica que sea absolutamente necesario seguir un tratamiento para concebir. Pero con frecuencia recomiendo seguir un tratamiento, como la inseminación intrauterina —espermatozoides purificados del hombre se inyectan directamente en el útero de su pareja después de la ovulación— como parte del plan de tratamiento combinado (v. pág. 276 para más información). En este nivel leve, la mejor apuesta es seguir este u otros tratamientos, según los factores femeninos de tu pareja, en vez de someterte a más pruebas del factor masculino de infertilidad.

Si tienes un factor masculino 2, sigue el programa Equilibrio Perfecto, ya que estos factores del estilo de vida pueden mejorar la calidad de los espermatozoides. A continuación citaré otros factores que también pueden alterar la fertilidad.

Nutrición. Además de seguir los consejos nutricionales del programa, puede beneficiarte tomar más vitamina E, vitamina C, selenio, licopeno,

L-carnitina y ácido fólico, ya que estos nutrientes favorecen la producción de espermatozoides sanos. Recomiendo el suplemento ConceptionXR, pues contiene todos estos ingredientes.

Caso real

Conocí a Sue, de 28 años, y a Steve, de 32, después de que hubieran intentado tener un hijo durante casi 6 años. Sue tenía unos ciclos menstruales normales y ovulaba mensualmente, pero el médico le recetó Clomid para producir más óvulos. Casi un año después de este tratamiento, ella y Steve, totalmente frustrados, vinieron a verme.

En esta primera visita, revisé las pruebas médicas y los tratamientos previos. La única prueba que quería repetir era un seminograma de Steve. No confiaba en el primero porque no se había utilizado el CASA. Repetimos la prueba utilizando el CASA y encontramos un descenso muy ligero de la motilidad de sus espermatozoides, aunque todo lo demás parecía normal. Le catalogué como un factor masculino 2. Les recomendé que combinaran el Clomid para estimular la ovulación con la inseminación intrauterina, facilitando la llegada de estos espermatozoides ligeramente lentos al óvulo. Sue quedó embarazada ya en el primer ciclo de tratamiento. Dio a luz a una niña justo después de la fecha prevista.

Sin embargo, la historia no acaba aquí. Cuando estuvieron preparados para tener otro hijo, lo intentaron por su cuenta durante 18 meses antes de venir a verme otra vez. Sue tenía casi 35 años y le preocupaba que la edad fuera el problema. A mí no me convencía y, más que hacerle pruebas a ella, sugerí que intentaran el mismo tratamiento que antes. Quedó embarazada en el segundo ciclo y tuvieron otra hija sana.

Exposición a biomutágenos. Los contaminantes que alteran las hormonas pueden intervenir en tu equilibrio hormonal. En el Apéndice B encontrarás una lista de biomutágenos comunes que debes evitar.

Programar la actividad sexual. Dado que tienes un factor masculino leve, intenta optimizar el número de espermatozoides con los días más fértiles de tu pareja. Pregúntale cuándo espera ovular (debería utilizar un kit de predicción de la ovulación), e intenta tener una eyaculación entre 5 a 7 días antes de esa fecha, seguido de abstinencia hasta que ovule o hasta el tratamiento planificado.

DATO DE FERTILIDAD
Perder peso para mejora la fertilidad

Perder peso puede ser el factor de riesgo más modificable para la infertilidad. Aunque la testosterona disminuye de forma natural con la edad, en un amplio estudio publicado en 2006 se encontró que, en los hombres con un sobrepeso de 30 libras [13,5 kg], la pérdida de testosterona se había acelerado unos 10 años. La caída de testosterona se asocia a un descenso de la fertilidad y a un riesgo aumentado de disfunción eréctil, fatiga y libido baja. En otro estudio se observó que cuanto mayor era el sobrepeso de los hombres, mayor era el riesgo de infertilidad masculina. Cuando intentas perder peso con el programa Equilibrio Perfecto, la mejor forma de medir el éxito es ver cuántos centímetros de cintura has perdido, más que los kilos que has perdido en la báscula.

Factor masculino 3: moderado

El número de espermatozoides tiene un gran impacto en tu fertilidad y la de tu pareja. Tu pareja aún debería someterse a una evaluación completa antes de que empieces a considerar las opciones terapéuticas para saber si existen factores femeninos que también influyen. También puedes someterte a otras pruebas, aunque algunas no ayudarán a determinar las tasas de embarazo ni las recomendaciones terapéuticas. Aquí tienes algunas áreas que considerar antes de realizar otras pruebas.

Equilibrio hormonal. Vale la pena aclarar si las hormonas han contribuido o no al factor masculino moderado, dado que son el aspecto más co-

Deficiencia de testosterona: una situación infratratada

La testosterona disminuye de forma natural con la edad, pero recién estamos empezando a ver el impacto que este descenso tiene en la fertilidad masculina. Ahora sabemos que puede causar una reducción de la producción de espermatozoides, libido baja y disfunción eréctil. La testosterona baja también puede aumentar el riesgo de diabetes, enfermedad cardíaca, accidente cerebrovascular, enfermedad de Alzheimer y enfermedad de Parkinson. Si tienes fatiga, aumento de peso, libido baja o disfunción eréctil, rellena el «Cuestionario del síndrome de deficiencia de andrógenos» de la página 63 y luego pide un análisis para determinar las concentraciones sanguíneas de «testosterona libre y total» para ver si podrías beneficiarte del tratamiento con testosterona bioidéntica.

rregible del problema. Recomiendo que un endocrinólogo de la reproducción haga un examen para determinar si está indicado realizar pruebas hormonales. Este especialista debería tener experiencia para distinguir aquellos problemas genéticos o anatómicos que podrían no ser corregibles.

Exposición a biomutágenos. Pueden desempeñar un papel aún mayor en el factor masculino 3 y 4. Las investigaciones muestran que los hombres que se vieron expuestos a disruptores hormonales durante su gestación podrían tener un descenso de la fertilidad. Por ejemplo, los hombres que sufrieron una exposición a sustancias como el dietilestilbestrol (DES), un potente estrógeno sintético, administrado a embarazadas desde 1940 a la década de 1960, tienen un riesgo aumentado de infertilidad del 30 por ciento. Las buenas noticias son que aún responden muy bien al tratamiento. Si tienes acceso a la información sobre posibles toxinas a las que estuviste expuesto de niño o durante el desarrollo fetal, habla de ello con el médico.

Anomalías anatómicas. Un factor que puede contribuir al factor masculino 3 es la presencia de un *varicocele*, una dilatación de las venas escrotales que produce cambios de presión arterial o temperatura en los testículos. Esta anomalía común se produce en un 15 por ciento de los hombres fértiles, pero en el 45 por ciento de los hombres con infertilidad. Un varicocele con frecuencia es palpable: se nota como estructuras blandas tipo fideo en el escroto. Existe un debate considerable sobre la eficacia de co-

EFECTO DE VARIOS MEDICAMENTOS SOBRE LA FERTILIDAD

Algunos medicamentos pueden alterar el número y la función de los espermatozoides. Habla con tu médico si estás tomando alguno de los siguientes.

Medicamento	Mecanismo
Cimetidina Analgésicos narcóticos Alquilantes	Inhibe la testosterona
Esteroides anabolizantes	Inhibe la liberación de FSH-LH
Antiepilépticos	Crea un desequilibrio estrógeno-testosterona
Sulfasalazina Nitrofurantoína Diuréticos tiacídicos	Altera la producción de espermatozoides
Bloqueantes de los canales del calcio Colchicina	Altera la función de los espermatozoides

rregir un varicocele, dado que existen otros tratamientos no quirúrgicos que pueden ser más eficaces para ayudarte a ti y a tu pareja a tener un hijo. Considera consultar a un urólogo familiarizado con este procedimiento, además de un endocrinólogo de la reproducción, para tener opiniones sobre la utilidad de esta intervención quirúrgica.

Salud general. Diversas dolencias de la salud (o sus tratamientos) pueden alterar la fertilidad. Si tienes un problema de salud conocido o síntomas inexplicados, hazte una exploración física completa si aún no te la has hecho. Si tienes algún trastorno, dile al médico que tú y tu pareja estáis intentando tener un hijo porque esto podría afectar a la medicación o las dosis. Algunas dolencias comunes pueden alterar la fertilidad de las siguientes formas:

- *Una fiebre alta* puede disminuir notablemente la calidad de los espermatozoides de 3 a 6 meses después de la recuperación.
- *La prostatitis, las enfermedades de transmisión sexual, como la gonorrea, o cualquier infección* que aumente el número de leucocitos presente en la muestra de la eyaculación pueden disminuir notablemente la capacidad del espermatozoide de fecundar un óvulo. Estas infecciones pue-

Fertilidad después de un tratamiento para el cáncer

En Estados Unidos, más de 800.000 hombres y mujeres en edad fértil tienen cáncer. Hacia el 2010, se calcula que 1 de cada 250 adultos será un superviviente de cánceres infantiles. El *National Cancer Institute* (Instituto Nacional del Cáncer) recomienda que, cuando se consideran tratamientos para el cáncer, se hable de cuestiones de reproducción con los pacientes. Muchos tratamientos para el cáncer incluyen quimioterapia y/o radioterapia. Dosis elevadas de antineoplásicos alquilantes son las que alteran más la producción de espermatozoides. Pero con estos y otros fármacos antineoplásicos, los estudios sugieren que existe un riesgo bajo de daño genético cuando se recupera la función de los espermatozoides. Además, el pretratamiento con hormonas que suprimen la producción de espermatozoides puede reducir aún más el riesgo de problemas de fertilidad (en efecto, esto hace que las células estén en reposo, de forma que son menos sensibles a la quimioterapia). La radioterapia, en las gónadas o la cabeza de niños que no han llegado a la pubertad, tiende a tener un efecto más perjudicial sobre la función reproductora. Investigaciones más recientes indican que el daño puede minimizarse si se estrecha el campo de radiación, y posiblemente también con la supresión hormonal.

Si has recibido tratamiento para un cáncer, pide una copia de tu historia para determinar qué tipo de tratamiento has seguido. Esto te proporcionará la máxima información pronóstica a ti y tu pareja. Si te han diagnosticado un cáncer recientemente, te recomiendo que revises la página web *People Living with Cancer* (vivir con un cáncer, www.plwc.org) de la *American Society of Clinical Oncology* (Sociedad Norteamericana de Oncología Clínica) para obtener información sobre conservación de la fertilidad. Una saludable previsión podría reducir el riesgo de tener problemas de fertilidad más adelante.

den tratarse, o sea que visita a un urólogo si tienes problemas para orinar, tienes antecedentes de infecciones, o si se detectaron leucocitos en el seminograma.

- *La diabetes* debe controlarse bien para reducir el riesgo de desarrollar una disfunción eréctil o problemas vasculares que pueden disminuir la producción de espermatozoides. Si la glucosa sanguínea está mal controlada, es el momento de tomarse en serio el tratamiento.
- *La presión arterial alta, el colesterol alto o una enfermedad vascular conocida* pueden alterar los vasos sanguíneos que irrigan los testículos e in-

terferir en la producción de espermatozoides. Habla con el médico sobre los pasos que debes seguir para tratar estos trastornos.

- *La epilepsia u otros trastornos cerebrales* con frecuencia pueden asociarse a una reducción de la producción de espermatozoides. Normalmente, el tratamiento contribuye al problema. Habla con tu médico si podría ser adecuado disminuir la dosis de medicación o cambiar a otra cuando intentes tener un hijo.

Reacciones inmunitarias. Los anticuerpos antiespermatozoides —pequeñas proteínas que pueden unirse a los espermatozoides y alterar notablemente su capacidad de fecundar un óvulo— pueden contribuir a la infertilidad en hasta el 20 por ciento de los hombres con infertilidad moderada a grave, en comparación con un 2 por ciento de hombres que no tienen infertilidad. Aunque se te puede ofrecer la supresión de los anticuerpos como tratamiento, el mejor método es seleccionar la tecnología de reproducción asistida (TRA) adecuada para resolver este problema.

Factor masculino 4: grave

Probablemente tienes un problema anatómico que impide que tus espermatozoides se desplacen de los testículos al epidídimo para ser eyaculados. En algunos casos, puedes haber heredado una anomalía genética, que impide que los espermatozoides funcionen. Necesitarás un TRA para concebir, e incluso algunos de estos tratamientos no funcionarán. En vez de ello, puedes optar por utilizar un donante de semen, hecho que significa que ya no es necesario realizar más evaluaciones. Si tú y tu pareja estáis abiertos a considerar esta opción, debéis hacerlo antes de someteros a otras pruebas o tratamientos para ahorraros un tiempo y un dinero considerables. Si elegís estudiar otras opciones terapéuticas que permitirían utilizar tu semen, debéis considerar los siguientes puntos:

Anomalías anatómicas. Los principales problemas anatómicos son:

- *Vasectomía previa.* Una vasectomía comporta cortar los dos *conductos deferentes* para que los espermatozoides no puedan llegar al semen. Algunos hombres al final lamentan haberse hecho la vasectomía porque después deciden que quieren tener más hijos. La reversión de la vasectomía comporta un riesgo del 20 por ciento de no recuperar espermatozoides para la eyaculación. También puedes enfrentarte a otros problemas; por ejemplo, algunos hombres empiezan a formar anticuerpos contra sus espermatozoides, mientras que otros muestran una reducción de la producción de espermatozoides con el tiempo por los efectos de la cirugía. En el pasado, la reversión era la única opción, pero actualmente las parejas por lo general tienen una tasa de éxito mucho más alta a un menor coste si se someten a un TRA en su lugar (v. capítulo 14). Los procedimientos comportan la obtención de espermatozoides quirúrgicamente y utilizarlos directamente para fecundar un óvulo. Antes de considerar la reversión quirúrgica, consulta al urólogo y al endocrinólogo de la reproducción para evaluar la cirugía frente al TRA.

- *Ausencia congénita bilateral de los conductos deferentes (ACBCD).* Del 1 al 2 por ciento de los hombres con un factor masculino 4 de infertilidad nacieron sin conductos deferentes. El médico puede detectar una ACBCD con un examen cuidadoso. Este defecto congénito se asocia con frecuencia al hecho de ser portador del gen de la fibrosis quística, de forma que si lo tienes, tu pareja también debe analizarse el gen de la fibrosis quística; si los dos sois portadores, el riesgo de que vuestra descendencia tenga fibrosis quística es de al menos el 50 por ciento. Con las pruebas genéticas avanzadas actuales, podéis someteros a una FIV y analizar los embriones antes de la selección y la transferencia.
- *Eyaculación retrógrada.* Este trastorno bastante común, en el que los espermatozoides entran en la vejiga (v. pág. 164), se asocia a diabetes, lesión de médula espinal o cirugía pélvica previa en hombres. Puede diagnosticarse realizando un análisis de orina después de la eyaculación para determinar si contiene espermatozoides. De ser así, existen muchas opciones terapéuticas. La más común es vaciar la vejiga antes de la eyaculación y luego proporcionar una muestra de orina, de la que pueden aislarse los espermatozoides.
- *Obstrucción adquirida de los conductos eyaculadores.* Los espermatozoides son transportados por los conductos deferentes a los conductos eyaculadores. Un bloqueo evitaría su paso a través del conducto durante la eyaculación. Se debe normalmente a ciertas infecciones pélvicas, una lesión grave de las gónadas o cirugía previa. No sabrías que tienes un bloqueo porque eyacularías semen. Para determinar si tienes un bloqueo, puedes realizarte un seminograma para analizar la fructosa, un azúcar natural que se añade al eyaculado durante la producción de espermatozoides. Aunque el paso de espermatozoides puede bloquearse, pasarán cantidades mínimas de fructosa si estás eyaculando semen. Una prueba de fructosa positiva sin espermatozoides indica un blo-

---

Caso real

Después de tener tres hijos con su primera mujer, Ethan se había hecho una vasectomía. Pero años después se divorciaron y luego conoció a Nicole, viuda de 35 años y con dos hijos. Al año de casarse, Ethan fue a ver al urólogo para hablar de una reversión de la vasectomía. A pesar del riesgo de fracaso del 20 por ciento, Ethan eligió hacerse la intervención. El procedimiento fue bien y el médico confirmó la presencia de espermatozoides en el momento de la cirugía. Pero en las pruebas realizadas a los 3 y 6 meses de la cirugía ya no se encontraron espermatozoides.

Con la mejor de las intenciones, el urólogo de Ethan le ofreció repetir la operación. Les dijo que las intervenciones repetidas tenían una tasa de fracaso aún más alta, pero con frecuencia salían bien. (El hecho es que no existen buenas estadísticas de los procedimientos repetidos por las muchas variables implicadas, como la edad del hombre, el tiempo transcurrido desde el procedimiento original y las técnicas utilizadas.) Aun desconociendo este dato, decidieron hacerlo, pero de nuevo, la cirugía falló. Había pasado un año antes de que decidieran seguir un TRA y vinieran a mi consulta.

Cuando conocí a Ethan y Nicole, él tenía 45 años y ella acababa de cumplir 39. Les sugerí seguir directamente una técnica avanzada que comportara recuperar sus espermatozoides con un procedimiento quirúrgico menor llamado aspiración percutánea de espermatozoides del epidídimo (PESA) junto con un ciclo de FIV. Luego podíamos introducir un espermatozoide directamente en cada óvulo recuperado de Nicole. Los procedimientos produjeron 8 embriones, y 2 fueron transferidos al útero de Nicole. Un embrión se implantó y Nicole dio a luz a una niña sana.

---

queo que impide que salgan de los testículos. Este problema puede corregirse con cirugía, o con el uso de procedimientos de reproducción avanzados.

Tus genes. Recientemente ha salido al mercado una nueva generación de pruebas para anomalías genéticas menores, llamadas *pruebas de integridad* *del ADN de los espermatozoides.* La investigación ha demostrado que cuando se realiza la prueba, un 15 por ciento de los hombres fértiles muestra resultados positivos de anomalías menores del ADN, mientras que el 30 por ciento de los hombres infértiles da positivo. Aun así, la ASRM *no* recomienda estas pruebas porque los resultados no han demostrado que afecten al pronóstico del embarazo o sirvan para orientar las opciones terapéuticas. Si el médico te la recomienda, pregúntale cuál será el beneficio y si los resultados cambiarán el curso del tratamiento.

Salud general. La salud puede acrecentar el problema. Revisa las recomendaciones de salud general del factor masculino 3 y luego habla con tu médico.

Reacciones inmunitarias. Como he descrito para los hombres con un factor masculino 3, en hasta el 20 por ciento de los hombres con infertilidad grave, los anticuerpos pueden contribuir al problema. Si tienes un factor masculino 4, es probable que no sea la única causa de los problemas de fertilidad. Las recomendaciones actuales son seleccionar el TRA adecuado que burle el tema de los anticuerpos.

Antes de seguir con el tratamiento

No os recomiendo que sigáis adelante con el tratamiento hasta que no hayáis acabado con los exámenes. En los próximos capítulos, ofreceré pautas similares respecto a los factores que pueden alterar la fertilidad femenina. Los he dividido en capítulos separados para los factores ovárico, tubárico, uterino y de otro tipo. Estaréis totalmente preparados para tomar decisiones informadas sobre cuál es la opción terapéutica más adecuada para los dos sólo cuando hayáis recogido toda la información.

9

El factor ovárico

El primer lugar al que debe mirarse cuando tienes problemas de fertilidad son los ovarios, donde se alojan centenares de miles de óvulos microscópicos, cada uno de los cuales contiene la contribución genética de tu futuro hijo. Los dos ovarios, del tamaño de una aceituna grande cada uno, tienen múltiples tareas. No sólo alojan y nutren tus óvulos, sino que como glándulas endocrinas, coordinan los primeros cambios hormonales para mantener la implantación y el desarrollo fetal. Dados estos importantes papeles, no sorprende que un 40 por ciento de los casos de infertilidad femenina esté relacionado con la incapacidad de los ovarios de producir y nutrir un óvulo fecundable. La incidencia de disfunción ovárica está creciendo ya que cada vez más parejas eligen dejar los hijos para más adelante; un ovario y óvulos más viejos tienden a tener más problemas. Las buenas noticias son que las clínicas de fertilidad actuales disponen de un número creciente de tratamientos para superar la infertilidad ovárica. Antes de iniciar un tratamiento, es importante conocer el buen funcionamiento de los ovarios para producir óvulos sanos, favorecer la ovulación y mantener el equilibrio hormonal.

¿Sabías que...

El tiempo que tarda un óvulo en pasar de un estado latente a la ovulación es aproximadamente igual a la duración de un embarazo a término?

Ovulación

Naces con unos 2 millones de óvulos, pero sólo ovularás unos 400 durante tu vida. Cada óvulo está latente, dentro de su propio capullo de líquido y cubierto por una fina cápsula exterior. Puede sobrevivir aproximadamente 40 años después de la pubertad. En este estado, los óvulos arrebujados se denominan *folículos primordiales*, pero en cualquier mes, un folículo puede activarse y pasar por una serie de eventos que producen su ovulación o su muerte. Como verás en la cronología siguiente, se producen numerosas señales hormonales dentro del ovario y entre el ovario y el cerebro.

CUENTA ATRÁS HASTA LA OVULACIÓN

Repasa esta cuenta atrás mientras lees este capítulo y consideras tus factores ováricos.

290 días antes de la concepción

- Los folículos primordiales latentes activan su ADN, empezando el proceso de maduración de 290 días.

3 meses antes de la concepción

- Las hormonas indican a una docena de estos óvulos activados que avancen hasta la siguiente fase de maduración. El grupo de óvulos se denomina *cohorte.*
- Conocidos ahora como *folículos* primarios, empiezan a expandirse con líquidos repletos de hormonas y nutrientes para mantener su crecimiento. El óvulo aparece como si estuviera suspendido en un pequeño charco de líquido.
- Una capa de células especializadas en la producción de hormonas llamadas células de la *granulosa* forma la pared externa de cada folículo para encapsular el óvulo.

2 meses antes de la concepción

- La capa de células de la granulosa empieza a engrosarse hasta tener 9 capas de profundidad; estas células producen estradiol y más líquido.
- Las *células tecales*, otro tipo de célula especializada del ovario, estimulan el crecimiento de pequeños vasos sanguíneos para mantener el desarrollo de los folículos, ahora considerados *folículos secundarios.*

De 2 a 3 semanas antes de la concepción

- Ahora pueden verse folículos en crecimiento, llamados *folículos antrales*, en una ecografía.
- Normalmente sólo quedan de 5 a 7 folículos de la cohorte original.

Día 1 del ciclo menstrual: la menstruación

- El día que empieza tu ciclo menstrual es el primer día de la menstruación. La menstruación señala el inicio de la *fase folicular* de 14 días, durante la cual los folículos antrales empiezan a competir entre sí por el predominio.
- Las concentraciones de estradiol y progesterona han llegado a su punto más bajo. En las dos semanas siguientes, estas hormonas volverán a aumentar, preparándose para la ovulación y el embarazo.
- El cerebro envía pulsos de LH a células tecales especializadas, dándoles órdenes para transformar el colesterol en testosterona. A su vez, las células de la granulosa transforman la testosterona en estradiol, causando un aumento gradual del estradiol que, finalmente, desencadenará la ovulación.

Día 2 a 4 del ciclo menstrual

- Ahora se reclutan algunos folículos antrales (en respuesta a las señales hormonales) para completar este viaje.
- Las concentraciones crecientes de FSH ayudan a los óvulos a madurar y a empezar a producir estradiol.
- Los folículos producen hormonas como la *inhibina B* y *la hormona inhibidora de los conductos de Müller*, que suprime a los otros folículos en la batalla por la dominación.

Día 5 a 7 del ciclo menstrual

- A medida que crecen los folículos antrales, envían cada vez más estradiol al hipotálamo.
- La FSH hace señales a los folículos para producir líquido más rápidamente, ayudando a su crecimiento.

Día 8 del ciclo menstrual

En este momento, un folículo ha alcanzado el tamaño de un guisante (alrededor de 1 cm) y puede producir hormonas suficientes para suprimir los otros folículos. Se identifica claramente como el folículo dominante en una ecografía.

- En el líquido del folículo dominante, el óvulo se baña en FSH, estradiol y progesterona. El líquido de los folículos más pequeños, en regresión, tiene concentraciones bajas de estradiol y altas de prolactina y testosterona, hormonas que intervienen en su atrofia.

Día 12 del ciclo menstrual: ovulación

- El folículo dominante ahora tiene el tamaño de una moneda de cinco céntimos de dólar (unos 2 cm), aunque el óvulo en el líquido mide igual que el punto del final de esta frase.
- Cuando las concentraciones de estradiol alcanzan al menos 200 pg/ml (picogramos/mililitro) durante más de 50 horas, la hipófisis envía una oleada de LH, preparando al folículo dominante para la ovulación. Esta señal se produce normalmente antes del amanecer.
- Una cascada de cambios químicos erosionan la pared del folículo para liberar el óvulo de la guarida acuosa. La ovulación se produce de 34 a 36 horas después del pico de LH.
- El óvulo fértil luego entra en la trompa de Falopio, donde debe ser penetrado por el espermatozoide que ha estado esperando durante un día, o la ventana de oportunidades se cerrará y el óvulo se atrofiará.

Factores ováricos

Para evaluar el factor ovárico y su gravedad si es deficiente, es necesario demostrar si tienes alguno de los siguientes problemas. Una vez repasados estos apartados y determinar que síntomas tienes, si es que tienes alguno, podrás introducir esta información en el «Cuestionario del factor ovárico» de la página 189 para determinar si tienes un factor ovárico deficiente y su nivel de gravedad.

1. *¿Tienes un ciclo menstrual regular?*

El ciclo menstrual es el que da una idea mejor de tu fertilidad. Si tienes la menstruación de forma regular, más o menos cada 28 días, existe una probabilidad del 95 por ciento de que estés ovulando. Tener ciclos menstruales irregulares que varían de longitud, o ciclos menstruales infrecuentes, son problemas bastante comunes en mujeres con infertilidad. La *amenorrea*, no tener ningún ciclo menstrual durante al menos tres meses, es un indicador menos común, aunque más grave, de desequilibrio hormonal e infertilidad. Utiliza el calendario de fertilidad del Apéndice A para controlar tus ciclos menstruales, el día que empieza la menstruación y el día que finaliza. Anota la frecuencia de tus ciclos en el cuestionario de la página 189.

DATO DE FERTILIDAD
Hierro bajo, fertilidad baja

En el 2006, los resultados del *Nurses' Health Study II* realizado a gran escala demostraron claramente la importancia de los suplementos de hierro en la fertilidad de una mujer. En 1989, este estudio incluyó a casi 20.000 mujeres casadas en edad fértil, sin antecedentes de infertilidad. Los investigadores observaron que las mujeres que tomaban suplementos con un alto contenido de hierro tenían un riesgo un 70 por ciento inferior de infertilidad ovulatoria. Además de transportar el oxígeno en la sangre, el hierro también es utilizado por las células de la granulosa y los óvulos para formar proteínas clave que ayudan al óvulo a madurar. Dado que en ese estudio no se examinó la deficiencia de hierro, es difícil decir si todas las mujeres comparten el beneficio de un suplemento de hierro, o sólo las mujeres con deficiencia de hierro (anemia). Sin embargo, 1 de cada 5 mujeres en edad fértil de Estados Unidos tiene unos depósitos de hierro bajos. Hasta que no se disponga de más datos, sería beneficioso que tomaras un suplemento o que pidieras un análisis de sangre para determinar el hierro (ferritina sérica). Si tu ferritina es menor de 12 ng/ml, entonces necesitas un suplemento. Recomiendo Repliva, ya que se absorbe muy fácilmente y es bien tolerado.

Los actores hormonales

- El **estradiol**, el estrógeno más potente, ayuda al cerebro a controlar el desarrollo del óvulo y avisa al cerebro para desencadenar la ovulación.
- La **folitropina** (***follicle-stimulating hormone*, FSH**), también llamada hormona foliculoestimulante, gonadotrópica o gonadoestimulante) se libera en la hipófisis del cerebro, principalmente en los primeros 10 días y los últimos días del ciclo femenino. La FSH avisa a los ovarios para preparar los óvulos para la ovulación.
- La **lutropina** (***luteinizing hormone*, LH**), también llamada hormona luteinizante) se libera en la hipófisis a bajas concentraciones durante el mes, pero en oleada justo antes de la ovulación, indicando a un folículo en desarrollo que libere el óvulo. La LH también favorece la producción ovárica de estradiol.
- La **gonadoliberina *(GnRH)***, liberada por el hipotálamo, estimula a la hipófisis para que libere FH y LH.
- La **progesterona** aumenta durante 7 a 8 días después de la ovulación y prepara el revestimiento del útero para la implantación y el embarazo. La progesterona es básica para mantener el embarazo.
- La **prolactina**, liberada por la hipófisis, normalmente aumenta durante el embarazo y la lactancia, indicando a los ovarios que las condiciones no son adecuadas para otro embarazo en este momento. La liberación prolongada de prolactina, que también se produce bajo estrés, inhibe la ovulación al suprimir la liberación de FSH y GnRH.

2. ¿Estás ovulando?

La ovulación requiere un equilibrio hormonal casi perfecto. Este equilibrio se caracteriza por hormonas del estrés bajas, concentraciones adecuadas de hormonas tiroideas, ausencia de resistencia a la insulina y concentraciones bajas de prolactina, una hormona liberada con frecuencia cuando hay estrés. En muchas mujeres, este estado de equilibrio se produce de forma espontánea, produciendo ciclos menstruales a intervalos regulares y una ovulación mensual. Sin embargo, en algunas mujeres, la estabilidad hormonal es más precaria, produciendo ciclos menstruales irregulares y patrones de ovulación inconstantes. Otras tienen desequilibrios hormonales importantes, que crean un entorno en el que un óvulo no puede desarrollarse adecuadamente, y produciendo sólo la rara liberación de un óvulo maduro. Mi programa te ayudará a establecer el mejor equilibrio hormonal posible. Pero para una de cada nueve parejas

Caso real

A Rachael le diagnosticaron una PQO a los 22 años. Tenía ciclos menstruales irregulares e infrecuentes y un crecimiento excesivo de vello y acné. El médico le recetó un anticonceptivo oral para ayudarle a regular los ciclos menstruales e incluso su acné, pero no hizo nada para tratar la resistencia a la insulina subyacente, que es la raíz de la PQO. A los 25 años se casó con Alex y pronto dejó de tomar el anticonceptivo para intentar quedarse embarazada. Después de la ausencia de varios ciclos menstruales y de pruebas de embarazo negativas, volvió al médico, quien le dijo que tenía problemas por su sobrepeso —otro síntoma de la PQO— y le recetó progestina sintética (Provera) para inducir un ciclo menstrual (no le dijo que Provera empeora la resistencia a la insulina). Después me explicó que cada vez que tenía que tomarla, ganaba más peso aún. Habían pasado tres años con un aumento de peso continuo y la decepción de no quedarse embarazada cuando Rachael pidió hora a mi consulta.

Le confirmé el diagnóstico de PQO y le pedí un análisis de sangre para ver qué desequilibrios hormonales causaban el trastorno. Estas pruebas mostraron que tenía una resistencia a la insulina significativa y un hipotiroidismo leve. El efecto acumulativo había aumentado su concentración de testosterona, causando el crecimiento excesivo de vello y el acné, y reduciendo sus posibilidades de ovulación. Empezamos el tratamiento induciendo un ciclo menstrual con la progesterona bioidéntica llamada Prometrium, que no empeora la resistencia a la insulina. También le receté metformina, un biomodificador sensibilizante de insulina, para mejorar la resistencia a la insulina, y Thyrolar, una hormona de restitución tiroidea bioidéntica.

Rachael se reunió con mi nutricionista para aprender a mejorar sus opciones dietéticas para adelgazar. También empezó a caminar diariamente. En tres meses había perdido 12 libras [5,5 kg] y tenía un ciclo menstrual. Pero al cabo de otros tres meses, sólo había tenido otro ciclo menstrual, y quería empezar un tratamiento de fertilidad. Intentamos inducir la ovulación con Clomid, pero dado que sus ovarios no respondieron, cambiamos a otro fármaco inductor de la ovulación, la FSH bioidéntica a dosis bajas llamada Follistim. Rachael quedó embarazada durante el tercer ciclo. Siguió tomando metformina durante todo el embarazo y dio a luz a un niño sano.

Descartar una insuficiencia luteínica

La fase luteínica, entre la ovulación y el primer día de la menstruación, suele durar 14 días. Si ves que pasan menos de 14 días entre el momento de la ovulación y el inicio de la menstruación, puedes tener un problema que puede interferir en la implantación de un embarazo (v. capítulo 11). Mantén un registro de la fecha de ovulación y la fecha de inicio de tu menstruación en el calendario de fertilidad.

con infertilidad, esto no será suficiente para superar las alteraciones ovulatorias más importantes. Puedes controlar tu ovulación utilizando el *Clearblue Easy Fertility Monitor* o el *OV-Watch* durante 3 o 4 meses (v. pág. 139 para una descripción completa). Si no menstrúas, probablemente tampoco ovulas. Anota la frecuencia de ovulación en el cuestionario de la página 189.

3. *¿Tienes una poliquistosis ovárica?*

La causa más frecuente de ausencia de las menstruaciones es la *poliquistosis ovárica* o *PQO*, que afecta a más de 6 millones de mujeres en Estados Unidos. Uno de los problemas más importantes del campo de la fertilidad actualmente es que muchos médicos no identifican la PQO en sus pacientes. Aunque los médicos tienden a conocer los síntomas visibles más comunes —sobrepeso, exceso de vello y acné—, muchos no se dan cuenta de que pacientes delgadas y otras sin estos síntomas clásicos también pueden tener una PQO. Te animo a adoptar un papel activo al evaluar si tienes esta dolencia para evitar que no se diagnostique, o te den un diagnóstico equivocado de «infertilidad inexplicada».

Si no tienes todas las menstruaciones o si tienes algún signo de que no estás ovulando, el primer paso es pedir una evaluación de PQO. Este síndrome se caracteriza por una alta producción de testosterona (que causa el acné y el crecimiento de vello), ovulación irregular y quistes múltiples y pequeños en el ovario, llamados *ovarios poliquísticos* (OPQ). Estos pequeños quistes son folículos desarrollados parcialmente que han dejado de madurar por los efectos inhibidores de las altas concentraciones de testosterona. Una mujer debe tener dos de estos tres factores para cumplir los criterios para el diagnóstico.

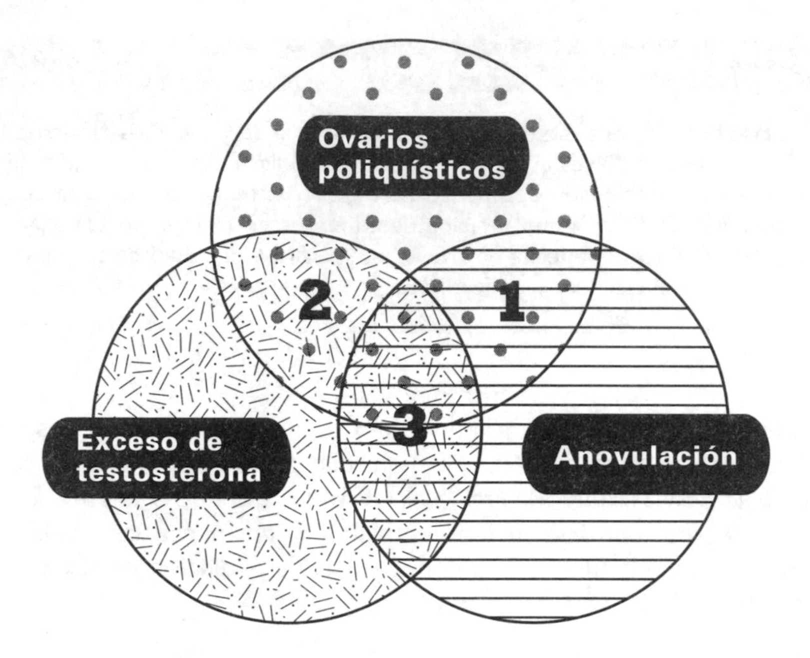

(Criterios de Rotterdam para diagnosticar la PQO, modificados.)

La PQO es un diagnóstico basado en los síntomas. Los síntomas con frecuencia se superponen en tres zonas. La zona en la que entras refleja la gravedad de tus síntomas. Utiliza este diagrama para determinar la zona; luego mira las explicaciones inferiores para comprender las consecuencias de tus síntomas. Si tienes uno de estos síntomas, pero no sabes de seguro si tienes otros, pide una evaluación de los otros dos factores. Si entras en una zona, rellena el «Cuestionario del riesgo de resistencia a la insulina» de la pág. 55 para calcular tu nivel de resistencia a la insulina. Anota tu zona en el «Cuestionario del factor ovárico» de la pág. 189.

Zona 1: PQO leve. Si no ovulas constantemente y tienes ovarios poliquísticos, puedes tener una PQO leve. Tienes un alto riesgo de que no te lo diagnostiquen porque tus síntomas son muy leves. Probablemente tienes una resistencia a la insulina leve como primer desencadenante del desequilibrio hormonal. Puede ir a más con el tiempo, de forma que es importante que sigas el programa Equilibrio Perfecto; una dieta deficiente y un estilo de vida no saludable pueden fácilmente llevarte a una PQO completa.

Zona 2: PQO moderada. Ovulas constantemente, pero tienes ovarios poliquísticos y problemas por un exceso de testosterona. La resistencia a la insulina es claramente un factor que contribuye a tus síntomas y a la infertilidad.

Zona 3: PQO grave. No ovulas, tienes un exceso de testosterona y puedes tener o no ovarios poliquísticos. Esto contribuye a tu infertilidad.

Aquí te enseño cómo puedes evaluar si tienes alguno de los tres factores.

Exceso de testosterona o hiperandrogenismo. Los síntomas que son muy indicativos de una testosterona elevada son el acné y el crecimiento excesivo de vello. Si tienes alguno de estos síntomas, entonces no tienes que realizarte ningún análisis de sangre para confirmar la elevación de la testosterona, ya que indican que eres sensible a la cantidad de testosterona presente en tu sangre, independientemente de la cantidad. Si no tienes estos síntomas, pide un análisis de sangre para determinar la concentración de testosterona total y libre.

La causa más común por la que las mujeres tienen la testosterona elevada son altos niveles de insulina, debido a una resistencia a la insulina.

Anovulación. Se define como tener ciclos menstruales infrecuentes, ciclos irregulares o menstruar sin ovular. Utiliza un kit de predicción de la ovulación en casa durante tres a cuatro meses para controlar tu ovulación.

Ovarios poliquísticos. Los quistes sólo pueden detectarse con una ecografía u otra técnica de imagen, pero no se necesitan pruebas para confirmar una PQO, salvo que el diagnóstico no pueda determinarse por otros factores. Si te realizas una ecografía por otra razón, el médico debe examinar los ovarios. Tienes ovarios poliquísticos si los ovarios miden más de 10 cc o tienen más de 12 folículos antrales al inicio del ciclo.

4. ¿Tienes una reserva ovárica sana (funciona tu reloj biológico)?

La reserva ovárica, conocida popularmente como el reloj biológico, es un cálculo aproximado de la rapidez del descenso de tu fertilidad. En concreto, la reserva ovárica describe cuántos óvulos de alta calidad quedan en tus ovarios. Es básico para determinar el factor ovárico. Durante los primeros años y los años medios de vida fértil, los óvulos de mayor calidad responden más fácilmente a los desencadenantes hormonales de la ovulación. Con la edad, el número de óvulos —y el número de óvulos de alta calidad— disminuye. De promedio, se calcula que a una mujer le quedan unos 25.000 óvulos a finales de los 30 años; pero a los 40, las cifras caen espectacularmente, de forma que cuando se acerca a los 51, la edad típica de la menopausia, sólo le quedan 1.000. La velocidad del descenso puede variar según los siguientes factores (algunos son inalterables y otros no se pueden controlar):

Los ***genes*** explican del 50 al 70 por ciento de los años fértiles previstos. Se piensa que los genes localizados principalmente en el cromosoma X establecen la velocidad a la que tus óvulos deben ovular o autodes-

La hormona que causa la anovulación

En nuevas investigaciones se ha encontrado que la causa subyacente de la anovulación podría ser la hormona antimülleriana (AMH), una hormona producida por células de la granulosa en los folículos desde el inicio del desarrollo de los folículos hasta la etapa antral. Pero se piensa que la AMH detiene el desarrollo de los folículos vecinos. Recuerda que los quistes son folículos que han interrumpido su desarrollo; sin embargo, siguen secretando AMH, aumentando sus concentraciones. Normalmente no se determinan las concentraciones de AMH salvo que se estén realizando pruebas de reserva ovárica (número restante de óvulos). Si te realizas esta prueba y la concentración de AMH es alta, es un signo de PQO. Las mujeres con una PQO leve tienen unas concentraciones de AMH de 3 a 4 veces por encima de la media, y las que tienen una PQO grave tienen unas concentraciones 75 veces más altas.

truirse. El mejor cálculo del reloj biológico es la edad a la que tu madre y abuela materna entraron en la menopausia, pero sólo si su menopausia no se adelantó por cirugía u otra causa no natural.

La ***edad*** determina el número de óvulos restantes, pero también afecta a cómo el cerebro recluta folículos. Se cree que unos 13 años antes de la menopausia, las mujeres muestran una elevación importante del reclutamiento de folículos. Los estudios sugieren que en este momento crucial, la FSH aumenta, activando más óvulos cada mes; ésta también parece ser la causa del aumento espontáneo de la frecuencia de nacimientos múltiples con la edad de la mujer.

Los ***antecedentes médicos*** impactan en tus ovarios y la fertilidad. Si tienes una diabetes de tipo 1 o 2 y un mal control de la glucosa sanguínea, se reducirá el número de años fértiles por el impacto negativo de la insulina en el ovario. Si has tenido una epilepsia mal controlada, el número de convulsiones que hayas tenido te avanzará la menopausia proporcionalmente. Incluso una historia de enfermedad autoinmunitaria, cáncer o cirugía pélvica, puede causar una pérdida temprana de óvulos. Habla con el especialista en fertilidad de cualquier trastorno que hayas tenido. Asegúrate de comentarle los medicamentos que hayas tomado, ya que algunos también pueden tener un impacto en tus ovarios.

La ***exposición a biomutágenos*** tiene un efecto prolongado sobre la reserva ovárica. Las mujeres que han fumado tienden a entrar en la menopausia al menos 2 años antes que las mujeres que no lo han hecho nunca. En numerosos estudios también se ha demostrado que la exposición a pesticidas y otros disruptores hormonales puede alterar tus ovarios. En el Apéndice B encontrarás una lista de biomutágenos que pueden alterar tu fertilidad.

La ***calidad de los óvulos*** empeora con la edad. Los estudios demuestran que la membrana exterior del folículo aumenta de grosor y dureza con el tiempo, dificultando la penetración del espermatozoide. Los óvulos que ovulaste hace 10 años se habrían fecundado más fácilmente que los que has ovulado hoy. Los tratamientos de fertilidad diseñados para superar este cambio funcional se ofrecen normalmente a mujeres mayores de 35 años que se someten a una FIV.

CUESTIONARIO DEL FACTOR OVÁRICO

Utiliza este cuestionario para ayudarte a saber en qué punto estás de la salud ovárica. Tu factor ovárico se basa en la información que has reunido sobre ciclos menstruales, ovulación, presencia de PQO (poliquistosis ovárica) y su gravedad, puntuaciones de reserva ovárica y edad. Marca con un círculo la respuesta que se adecua con mayor precisión a tu situación.

	1	2	3	4
Mis ciclos menstruales se producen...	mensualmente	irregularmente	infrecuentemente	raramente
Ovulo...	mensualmente	la mayoría de los meses	ocasionalmente	nunca
¿Tienes una PQO?	No	Leve	Moderada	Grave
Mi concentración de FSH es de .... UI/l	<9,0	9,1-12	12,1-16	>16,0
Mi concentración sérica de estradiol es de .... pg/ml	<50	51-80	81-100	>100
Mi edad actual es de ...	<35	35-37	38-42	>42

Suma todos los puntos. Valoración:

Puntuación	**Gravedad**
6-7:	Factor ovárico 1
8-10:	Factor ovárico 2
11-15:	Factor ovárico 3
16 o más:	Factor ovárico 4

Pruebas de reserva ovárica

Para ayudar a estimular tu reserva ovárica, pide un análisis de sangre para determinar las concentraciones séricas [nivel en la sangre] de estradiol y FSH. Esta económica prueba se utiliza para predecir tus posibilidades de concepción, no la certeza de si puedes o no concebir. Puedes necesitar otras pruebas, según el resultado que obtengas en el cuestionario del factor ovárico. Puede que el análisis de sangre tenga que programarse el día 3 del ciclo menstrual. El día que empieza tu ciclo menstrual se considera el día 1 de la menstruación (si el sangrado se produce después de las 8 h de la tarde, cuenta el siguiente día como el primero). Pide el análisis con tiempo para estar preparada. No olvides pedir una copia de los resultados.

Resultados de la FSH

- <9,0 UI/l: tus ovarios aún son muy sensibles a la FSH y, por tanto, pueden responder a sutiles mensajes del cerebro para potenciar la maduración de los folículos.

Las pacientes con cáncer pueden conservar su fertilidad

Un diagnóstico de cáncer en una mujer joven solía significar que no podría tener hijos. Con la tecnología actual, las pacientes con cáncer pueden tomar medidas para preservar su fertilidad antes del tratamiento. La quimio y la radioterapia pueden acelerar la pérdida de folículos, produciendo una *insuficiencia ovárica prematura (IOP)*, definida como una entrada en la menopausia antes de los 40 años. La IOP se diagnostica por confirmación de unos niveles elevados de FSH y LH en una mujer que deja de menstruar durante al menos 3 meses. Aunque esto normalmente significa el final de la fertilidad de una mujer, se producen embarazos en un 6 por ciento de mujeres con este trastorno, incluso sin tratamiento. Si tienes una IOP, acude a un endocrinólogo de la reproducción titulado para someterte a una evaluación completa y hablar de tratamientos. Si te han diagnosticado un cáncer y aún no has recibido ningún tratamiento, visita a un especialista en fertilidad antes de iniciarlo para hablar de las opciones de prolongar tu fertilidad. Entre las opciones se incluyen congelar óvulos no fecundados o cortes de tejido ovárico, conservar embriones, trasladar los ovarios fuera de potenciales campos de irradiación, o suprimir los ovarios con hormonas bioantagonistas o biolimitadas antes de exponerlos a la quimioterapia.

- De 9,1 a 12,0 UI/l: tus ovarios empiezan a ser menos sensibles, y requieren que tu cerebro envíe una señal más fuerte para potenciar el crecimiento de los folículos.
- De 12,1 a 16 UI/ml: tus posibilidades de embarazo son bajas, y deberías realizar más pruebas.
- >16,0 UI/ml: tus posibilidades de concepción son bajas, incluso con tratamiento.

Resultados del estradiol

- <50 pg/ml: tus ovarios vuelven al punto de partida inicial cuando empieza el ciclo menstrual. Son fértiles y responden adecuadamente.
- De 50 a 80 pg/ml: tienes los primeros signos de una respuesta ovárica reducida.
- De 81 a 100 pg/ml: tus folículos no están madurando adecuadamente. Además, por este motivo la interpretación del resultado de tu FSH es menos precisa.
- >100 pg/ml: puedes tener un quiste ovárico u otra fuente de estradiol.

Anota el factor ovárico en la tabla de las páginas 256-257 para ayudarte a determinar qué nivel de tratamiento debes considerar.

Factor ovárico 1: supuestamente fértil

Es muy tranquilizador y significa que tu salud ovárica no debería tenerse en cuenta en tus opciones de fertilidad. No es una garantía de que no tengas una ligera alteración de la ovulación o de la producción hormonal, pero sí que estás cerca de esa seguridad. Debes seguir actuando para minimizar la exposición a biomutágenos con el fin de proteger tus ovarios.

Factor ovárico 2: leve

Tus ovarios deben tenerse en cuenta en el tratamiento ya que alteran ligeramente tu capacidad de concebir. Puede ser algo más que un problema si decides tener futuros embarazos. Lo que ahora tiene un ligero impacto podría tener un impacto importante en unos años a medida que tú —y tus ovarios— envejeces. Aunque ahora no es necesario, deberías considerar realizarte pruebas avanzadas de reserva ovárica (v. «Pruebas

Pruebas avanzadas de reserva ovárica reducida

Si tienes un factor ovárico 3 o 4, te recomiendo que hables con un especialista sobre cuáles de las siguientes pruebas deberías realizarte. Ninguna es la mejor para todas las mujeres. Yo prefiero combinar la ecografía con la prueba de AMH. Juntas, ofrecen la mejor información para recomendar las opciones terapéuticas al menor coste.

- La **ecografía** (conocida a veces como sonografía) es una forma no invasiva de examinar los ovarios y tomar medidas que pueden predecir la respuesta al tratamiento. Debe realizarse del día 3 al 5 del ciclo menstrual. Si los ovarios miden menos de 3 cc o tienen menos de 5 folículos antrales, significa que tienes una reserva ovárica reducida. Puede estar justificado realizar más pruebas. Si consideras la ecografía, primero tienes que ver si también necesitarás una para examinar las trompas de Falopio y el útero (v. capítulos 10 y 11). Como he dicho, si te realizas una ecografía para evaluar los tres factores, te ahorrarás mucho dinero.
- La **hormona antimülleriana (AMH)** es una hormona producida por las células de la granulosa de los folículos. Esta hormona inhibe la maduración de los folículos adyacentes y se mantiene a una concentración constante durante el ciclo. Unos niveles muy bajos indican una reserva ovárica reducida (si son altos, indican una PQO). Dado que los valores se mantienen estables durante el ciclo, esta prueba puede combinarse con cualquier otro análisis de sangre que sólo tenga que programarse un día concreto del ciclo menstrual.
- La **inhibina B** es una hormona producida por las células de la granulosa de pequeños folículos antrales. Una inhibina B alta al inicio del ciclo (normalmente se mide el día 5 del ciclo menstrual) significa que existen más folículos antrales, lo que es bueno. Dado que el envejecimiento de los ovarios se asocia a una reducción del número de folículos antrales que empiezan un ciclo, una concentración baja de inhibina B predice una reserva ovárica reducida y una menor respuesta al tratamiento de fertilidad.
- Las **pruebas de provocación** hacen referencia a la práctica de administrar una hormona y luego medir la respuesta de los ovarios. Estas pruebas normalmente se denominan según la hormona utilizada y tienen acrónimos como CCCT (*Clomiphene Citrate Challenge Test*, prueba de provocación con citrato de clomifeno), EFFORT (*Exogenous Follicle stimulating hormone Ovarian Reserve Test*, prueba de reserva ovárica con folitropina exógena) y GAST (*Gonadotrophin-releasing hormone Agonist Stimulation Test*, prueba de estimulación con un agonista de la gonadoliberina). Creo que

(Continúa)

Pruebas avanzadas de reserva ovárica reducida *(Continuación)*

para muchas parejas es mejor seguir un ciclo de inducción de la ovulación en vez de someterse estas pruebas, dado que el tratamiento puede aportar la misma información que las pruebas, e incluso podría producir un embarazo. Estas pruebas utilizan varias combinaciones de análisis de sangre y ecografías, y los especialistas en fertilidad siguen debatiendo cuál es la mejor combinación. Si tu médico sugiere las pruebas de provocación, pregúntale en qué se basa para hacer esta recomendación para asegurar que inviertes tu dinero en la prueba más adecuada para ti.

avanzadas de reserva ovárica reducida» en las págs. 192-193) de cara a futuros embarazos.

Factor ovárico 3: moderado

La calidad de los folículos en un factor importante en la capacidad de concebir. Para obtener el tratamiento más acorde a tus necesidades, debes acudir a un endocrinólogo de la reproducción titulado y someterte a pruebas más avanzadas de reserva ovárica (v. «Pruebas avanzadas de reserva ovárica reducida» en las páginas 192-193). Si tu objetivo es tener más de un embarazo, quizás quieras congelar tus óvulos y embriones y guardarlos para mejorar tus opciones más adelante. Estas opciones se explican detalladamente en el capítulo 14.

Factor ovárico 4: grave

Si tienes un factor ovárico grave, los ovarios son un obstáculo importante para quedarte embarazada. Pruebas adicionales aclararán si también deberías considerar tratamientos o si deberías seguir otras alternativas como la donación de óvulos o embriones o la adopción. Sólo un endocrinólogo de la reproducción titulado está cualificado para evaluar completamente y hablar de las opciones terapéuticas. Con la búsqueda de toda la información necesaria y la revisión de las opciones antes de acudir a la visita, puedes dirigir el primer encuentro basado en las opciones terapéuticas emergentes que sean las más atractivas para ti y tu pareja.

Tus ovarios desempeñan un papel fundamental para ofrecer un ADN sano a tu hijo, además de las hormonas necesarias para soportar el embarazo. Puedes optimizar su salud y funcionamiento tomando una vitamina prenatal y creando un entorno hormonal saludable. En la Cuarta parte, «Tu plan de fertilidad: hacer que suceda», describo los tratamientos que pueden ayudarte a superar lo que solían ser problemas de fertilidad insalvables. Pero primero, antes de que hables con un especialista en fertilidad, repasa los capítulos sobre los demás factores para determinar si hay algún otro obstáculo que te impida quedarte embarazada.

10

El factor tubárico

Las trompas de Falopio son vías intrincadas, delgadas como un lápiz, situadas entre los ovarios y el útero. Su exuberante entorno es como un balneario, que nutre los espermatozoides mientras esperan al óvulo y que prolongan su vida hasta cinco días. La fecundación se produce en una de las dos trompas, y luego ahí se incuba el embrión en desarrollo durante los primeros cuatro o cinco días de vida. La trompa de Falopio, de la longitud de una barra para el dibujo al pastel, es fina y estrecha al principio en el útero y gradualmente se dilata como una trompa o trompeta, con una amplia abertura para capturar el óvulo que se suelta del ovario (el nombre médico de la trompa es *salpinge*, del griego *salpinx*, trompa, trompeta). Pero la misma densa anatomía de las trompas de Falopio que hace que sea un refugio seguro y rico para los espermatozoides, el óvulo y el embrión, también las hace más vulnerables a la infección, la lesión y la obstrucción.

¿Sabías que...

Entre el 25 y el 35 por ciento de las mujeres con infertilidad tiene un factor tubárico que contribuye a su problema?

Un cuento en dos etapas

Del espermatozoide al óvulo

Antes de que los espermatozoides lleguen a una de las trompas de Falopio, tienen que atravesar el útero. Se cree que oleadas de contracciones del útero empujan a los espermatozoides hacia la entrada de la trompa, que recibe al óvulo liberado. Una vez que los espermatozoides entran en

Los actores hormonales

- **Progesterona.** Durante los primeros días después de la fecundación, el embrión tiene acopladas células secretoras de progesterona. La diminuta cantidad de progesterona que producen puede servir para retrasar la velocidad del embrión dentro de la trompa, dejando tiempo para que el endometrio se prepare y esté listo para la implantación.
- **Estradiol.** Después de un descenso inicial tras la ovulación, el estradiol se mantiene elevado. Dilata los vasos sanguíneos, favoreciendo el flujo sanguíneo hacia el útero, las trompas de Falopio y los ovarios.

la trompa, su avance se retrasa por las estructuras densas y vellosas llamadas *cilios*, que recubren toda la trompa y aportan nutrientes y líquido a los espermatozoides y al embrión. Durante esta parte del viaje, un espermatozoide tiene que completar las dos fases finales de la maduración antes de encontrarse con el óvulo: *capacitación* e *hiperactivación*.

Durante la capacitación, el espermatozoide se desprende de proteínas y colesterol de su membrana externa, permitiéndole que se adhiera al óvulo y penetre en él. En la hiperactivación, la cola del espermatozoide bate más deprisa, aumentando su velocidad y agilidad, para que pueda correr hacia el óvulo que está esperando y generar fuerza suficiente para atravesar su membrana. Los espermatozoides llegan al final de la trompa de Falopio en oleadas, con objeto de asegurar que existe un grupo fresco de espermatozoides activos cuando aparezca el óvulo.

Del óvulo al embrión y a la matriz

El extremo *distal* o en trompeta de la trompa de Falopio tiene un borde de *fimbrias* («fleco» en latín) que está cerca del ovario y se conecta sólo por un fino ligamento muscular. En el momento de la ovulación, este ligamento se contrae, empujando el extremo acampanado de la trompa hacia el ovario para que pueda recibir al óvulo. Una vez unido a la trompa, el óvulo se desliza hacia el útero por las pulsaciones de los cilios, parando cuando alcanza la sección estrecha de la trompa, a un tercio del camino. Es aquí donde se produce la fecundación, que debe producirse aproximadamente un día después de la ovulación.

Una vez fecundado el óvulo, está unos tres días en este extremo de la trompa, donde se divide en dos células, y luego en cuatro, etc. El rico lí-

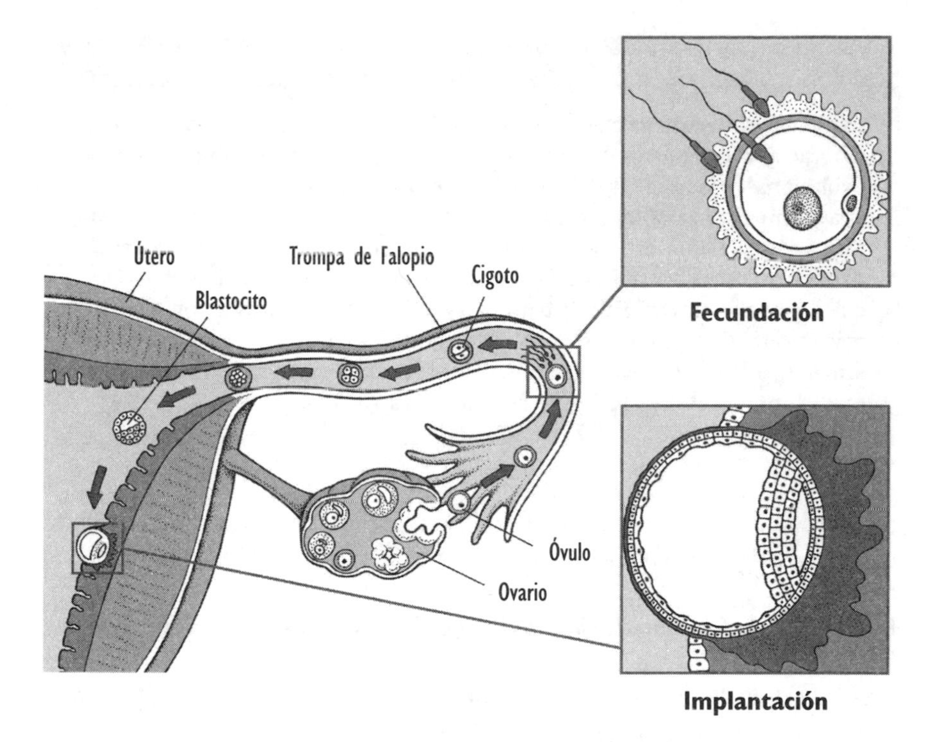

Del *Merck Manual of Medical Information,* Second Home Edition, p. 1436, editado por Mark H. Beers. Copyright © 2003 by Merck & Co., Inc., Whitehouse Station, Nueva Jersey. Disponible en www.merck.com/mmhe.

quido de la trompa nutre al embrión. Los cilios batientes producen una corriente que permite al embrión moverse suavemente en vaivén, avanzando lentamente hacia el útero, hasta que al final alcanza el extremo estrecho, o *proximal*, de la trompa. Por entonces, el embrión es como una pelota de células con un centro parcialmente lleno de líquido. Una vez depositado en el útero, empieza la implantación, que se produce hacia el día 21 del ciclo menstrual, o algo más de una semana después de la ovulación. Es fácil imaginar que un bloqueo en la trompa puede interferir en el tránsito del espermatozoide, el óvulo o el embrión, impidiendo así el embarazo.

Cuando las cosas van mal

Debido a la delicada naturaleza de las trompas de Falopio, son sensibles a la lesión. O sea, que consideremos primero los problemas más comu-

Una explicación infrecuente para la «infertilidad inexplicada»

Las fimbrias necesitan cierto grado de libertad de movimiento para maniobrar adecuadamente y captar con éxito al óvulo en el momento de la ovulación. Algunos casos de infertilidad inexplicada se han relacionado con una trompa de Falopio que está demasiado cerca del ovario y carece de esta agilidad. En un estudio se observó que en mujeres con una distancia demasiado corta entre la trompa y el ovario, menos de 2 cm, la liberación quirúrgica del extremo de la trompa ayudó a las pacientes a concebir sin más tratamiento. Es un trastorno infrecuente, pero si has programado realizarte una laparoscopia o cualquier intervención tubárica, pide al médico que lo compruebe, y lo arregle, si lo tuvieras.

nes que contribuyen a la infertilidad por un factor tubárico. Más adelante describiré pruebas diagnósticas y cómo determinar el factor tubárico.

La ***enfermedad inflamatoria pélvica (EIP)*** es la causa más común de infertilidad tubárica, que se produce en la mitad de estos casos. La EIP es una infección de las trompas, causada por una enfermedad de transmisión sexual, como gonorrea o clamidias. Alrededor de 1 millón de mujeres de Estados Unidos se infectan por clamidias cada año, y al menos la mitad explican después que nunca supieron que la tenían (la infección normalmente es asintomática). La EIP puede causar una obstrucción del extremo distal de la trompa (cerca del ovario), provocando que la trompa se llene de líquido, un trastorno llamado *hidrosalpinge*.

La ***salpingitis ístmica nodosa (SIN)*** es una causa común de obstrucción tubárica proximal. Se caracteriza por *divertículos*, bolsas como sacos que se extienden desde la pared o el centro de la trompa. Con el tiempo se desarrollan cicatrices, y la abertura tubárica se estrecha o se *ocluye* completamente, o se bloquea. Una trompa parcialmente bloqueada aumenta el riesgo de embarazo ectópico. La SIN puede estar causada por una inflamación o infección. Debe tratarse antes de intentar un tratamiento de fertilidad.

La ***cirugía pélvica previa*** es un riesgo conocido de infertilidad por factor tubárico. La cirugía de la trompa o incluso de un órgano adyacente como el apéndice puede alterar la delicada anatomía de la trompa. Si te has so-

Caso real

Cuando conocí a Anna, tenía dolor pelviano causado por tejido cicatricial por un caso previo de enfermedad inflamatoria de la pelvis, una infección debida a una enfermedad de transmisión sexual. A los 25 años, ya le habían extirpado la trompa de Falopio y el ovario izquierdos por el tejido cicatricial. También se había operado de la trompa derecha para liberar un gran acúmulo de líquido. Antes de acudir a mí por el dolor, había visitado a su médico, quien le recomendó una histerectomía. Anna estaba soltera, pero esperaba tener hijos algún día y estaba desconcertada por su consejo.

Le dije a Anna que yo podría operarla para eliminar el tejido cicatricial e intentar normalizar la trompa de Falopio, pero no podía asegurarle que así se aliviara su dolor. También le dejé claro que tendría un riesgo elevado de desarrollar un embarazo ectópico (un embarazo que se implanta prematuramente en la trompa en vez del útero). Decidió someterse a la reparación. A las seis semanas de seguimiento, me dijo que había mejorado su dolor pelviano. La animé a seguir un método anticonceptivo hasta que decidiera quedarse embarazada.

Pasaron unos ocho años hasta volver a verla. Nos encontramos por casualidad en un mercado local. Me dijo que había seguido el método anticonceptivo durante los tres primeros años de casada. A los tres meses de dejarlo, quedó embarazada y tuvo una hija que ahora tiene tres años. Vuelve a estar embarazada, justo de 12 semanas.

metido a un tratamiento quirúrgico por un embarazo ectópico, el riesgo de que la trompa se cierre es más alto que si tuviste una cesárea o una simple laparoscopia, pero es máximo si el apéndice se perforó o tuviste un absceso pélvico, ya que estas intervenciones tienen un alto riesgo de infección postoperatoria.

Los ***defectos congénitos*** que afectan a las trompas son raros, pero cuando se producen, el único síntoma suele ser la infertilidad. Cuando un defecto congénito es el resultado de un desequilibrio hormonal que se produjo du-

Embarazo ectópico

En aproximadamente un 1 por ciento de los embarazos, un embrión fértil se implantará fuera de la matriz. Más del 90 por ciento de estos embarazos ectópicos se producen en la trompa. Muchos factores pueden contribuir al riesgo de desarrollar un embarazo ectópico, pero el más frecuente es una historia de enfermedad tubárica, como EIP o SIN, o haberse operado de las trompas. Si has tenido un embarazo ectópico, tus probabilidades de tener otro son del 10 al 15 por ciento. Si se detecta pronto, la trompa puede salvarse y el tejido ectópico puede tratarse con un medicamento llamado metotrexato para evitar que se rompa y cause una hemorragia potencialmente mortal. Recomiendo a todas las mujeres que se realicen una ecografía entre las 5 y 7 semanas de embarazo para confirmar pronto la localización del embarazo, antes de que se produzcan síntomas de dolor o hemorragia. La prueba puede salvar la trompa, e incluso tu vida.

rante el desarrollo fetal, con frecuencia se atrofian una o las dos trompas. Por ejemplo, la exposición precoz al potente estrógeno dietilestilbestrol (DES), que se había administrado hasta a 10 millones de mujeres antes de su prohibición en 1971, con frecuencia producía atrofia tubárica. Habla con el médico si crees que puedes haber estado expuesta al DES durante tu gestación, o si te han dicho que sólo tienes un riñón (con frecuencia la pérdida de un riñón y de una trompa se producen a la vez), o que no tienes ninguna de las trompas. El grado de infertilidad y el tratamiento requerido varían según la gravedad de la deformidad estructural.

Pruebas diagnósticas para el factor tubárico

Aunque algunas personas quieren retrasar las pruebas de las obstrucciones tubáricas para ahorrarse el dinero, recomiendo que todas las que tengan infertilidad, con excepción de las que tienen un riesgo muy bajo de factor tubárico, las consideren primero. Los resultados ayudarán a determinar la gravedad del factor tubárico y cuáles son los mejores tratamientos para ti, ahorrándote tiempo y dinero al final. Existe una superposición entre estas pruebas, de forma que no todas son necesarias. Algunas de las pruebas más económicas pueden, según los resultados, tener que confirmarse con pruebas más complicadas y caras. Cada una tiene sus ventajas y sus inconvenientes, o sea que debes sopesar las opciones cuidadosamente. Tienes un riesgo muy bajo de tener un factor tubárico si tienes ciclos menstruales muy ligeros (sin molestias), y no tienes antecedentes quirúrgicos ni de ETS. Puedes elegir renunciar a las pruebas y seguir un tratamiento, pero si no concibes dentro de 3 a 6 meses, considera una evaluación más completa en busca de factores tubáricos. Una vez decididas las pruebas, introduce tus resultados en el «Cuestionario del factor tubárico» (pág. 204) para determinar si es necesario otorgar un factor a las trompas al considerar el tratamiento. Éstas son tus opciones.

Pruebas serológicas de clamidias. Recomiendo que todas las mujeres con infertilidad se hagan un simple análisis de sangre de proteínas inmunitarias para determinar si alguna vez han tenido clamidias (algunos centros de fertilidad lo requieren). Los resultados serán positivos en un 10 por ciento de las mujeres sin factores de riesgo. Si te diagnostican clamidias, el médico te tratará, y quizás a tu pareja, con antibióticos. Debes considerar también alguna prueba de imagen (a continuación) para evaluar el daño.

Ligadura de trompas como anticoncepción

Casi una de cuatro mujeres casadas se ha «ligado las trompas», un nombre inexacto para bloquear quirúrgicamente las trompas como método anticonceptivo. El método más popular para realizar este procedimiento menor es una electrocauterización para quemar y cerrar la trompa, aunque esto destruye de 1 a 2 cm de la trompa. Otros métodos incluyen pinzas o clips —que pueden comportar la destrucción de una sección más pequeña de la trompa—, la extirpación de una sección o la extirpación de toda la trompa. Sin embargo, nunca se les hace un nudo. Entre un 1 y un 7 por ciento de las mujeres eligen posteriormente «revertir» la ligadura de trompas. La probabilidad de una concepción satisfactoria después de la reversión depende de muchos factores, como el método de cirugía original, la técnica utilizada para revertirla (el método tradicional es hacerlo con microcirugía) y la edad. Si estás pensando en revertir la ligadura, consigue una copia de tu historia clínica para ver qué método se utilizó en el procedimiento original. Consulta a un endocrinólogo de la reproducción titulado para hablar de la conveniencia de la reversión tubárica frente a la FIV. Visita la página web de la ASRM (www.asrm.org) para ver las pautas que sigue el comité en reconstrucción tubárica. Esta información facilitará tu decisión.

Aceite y agua

Tradicionalmente, se utilizaba un contraste oleoso llamado Lipiodol en todos los estudios de HSG. Con el tiempo fue sustituido por un contraste acuoso que ofrecía mejores imágenes y tenía un menor riesgo de reacción alérgica. Sin embargo, en la última década, un creciente número de estudios ha encontrado que el Lipiodol triplica las posibilidades de embarazo unos 6 meses después de su administración. Aunque normalmente utilizo un contraste acuoso, después de confirmar que al menos una trompa está abierta, inyecto 10 ml de Lipiodol e informo a la paciente que en los próximos 6 meses sus posibilidades de concepción serán máximas. Sugiero que pidas el Lipiodol con tiempo suficiente, salvo que seas alérgica o tengas otras contraindicaciones.

La ***histerosalpingografía (HSG)*** es una prueba de imagen que utiliza fluoroscopia con rayos X. En esta prueba, realizada entre el día 3 y 10 del ciclo menstrual, el útero y las trompas se llenan con un medio de contraste y se realiza una radiografía. El radiólogo espera ver si el líquido se vierte en la cavidad abdominal (la exposición a las radiaciones es mínima). Puede causar molestias menstruales de leves a moderadas. La HSG es bastante precisa para detectar un bloqueo tubárico proximal, pero su precisión disminuye para confirmar una enfermedad tubárica distal o tejido cicatricial alrededor de las trompas. Haz que un radiólogo y un especialista en fertilidad examinen las imágenes, ya que pueden interpretarlas de forma distinta. Si hay una anomalía, tendrás que hacerte una prueba más definitiva para determinar si tus trompas son permeables (no están obstruidas). La HSG puede utilizarse en mujeres con EIP y defectos congénitos, o para confirmar el éxito de una reversión de la ligadura de trompas, además de otros problemas.

La ***ecohisterografía*** es mi método de imagen preferido, aunque no todos los médicos disponen del equipo. En esta prueba se utilizan ultrasonidos en vez de radiaciones, haciendo que sea más segura que la HSG, algo más cómoda, y además más rentable, porque puede proporcionar imágenes de los demás órganos del aparato reproductor al mismo tiempo. También puede pasarse a una cinta de vídeo para su revisión posterior. Antes de la prueba quizá tengas que pedir que el ecografista utilice Lipiodol para aumentar tus posibilidades de concepción, una vez que se haya confirmado que tus trompas son permeables. Si una o ambas están ocluidas, quizá

El Dr. Greene responde

P: ¿Hay alguna forma de reducir el dolor y las molestias de una HSG o ecohisterografía?

R: Pueden ser pruebas molestas, pero el dolor puede minimizarse tomando las siguientes precauciones:

- Pide una prescripción del anestésico tópico llamado EMLA (crema al 5 por ciento de una mezcla eutéctica de prilocaína y lidocaína), siempre que no seas alérgica. Se aplica en el cuello uterino colocando la crema en un capuchón cervical, igual que el diafragma anticonceptivo, al menos 30 minutos antes del procedimiento; no se absorbe por vía sistémica cuando se usa internamente. Este anestésico reducirá notablemente el dolor, o incluso lo eliminará. Las mujeres expertas en el empleo del capuchón cervical como anticonceptivo se encuentran cómodas aplicándoselo en casa antes de hacerse el estudio de imagen.
- Intenta que la prueba la realice alguien con experiencia en exámenes pélvicos. Por ejemplo, algunos radiólogos no la hacen habitualmente, por lo tanto, pídele a tu ginecólogo o especialista que esté presente.
- Realiza ejercicios de respiración profunda y lenta para disminuir las concentraciones de hormonas del estrés y oxitocinas; ambas hormonas pueden aumentar la sensibilidad al dolor.
- Ponte unos auriculares y escucha música tranquila.

---

tengas que someterte a una laparoscopia para confirmar el diagnóstico. La ecohisterografía se utiliza si has tenido una EIP, SIN, defectos congénitos o cirugía pélvica previa.

La ***laparoscopia con estudio de tinción tubárica*** es el método tradicional para realizar un diagnóstico de infertilidad por factor tubárico, porque comporta la visualización directa de toda la anatomía pelviana. Pero va acompañada de los bajos riesgos de la cirugía y la anestesia y, en muchos casos, no la necesitas para tener un diagnóstico. Puede realizarse como se-

CUESTIONARIO DEL FACTOR TUBÁRICO

Tu factor tubárico se basa en los resultados de cualquiera de las pruebas diagnósticas a las que te has sometido, además de algunos aspectos de tu historia reproductora. Haz un círculo en la respuesta que te describe mejor o que mejor expresa los resultados de las pruebas. Suma la puntuación de cada respuesta y compárala con la que aparece al pie.

	0	1	2	3
Mi serología de clamidias es...	Negativa	Nunca realizada	Positivo débil	Positiva
Mi HSG o ecohisterografía fue...	Normal	No realizada	Dudosa	Anómala
La laparoscopia fue...	Normal	No realizada	Hallazgos leves	Hallazgos importantes
Me he sometido a cirugía pélvica	Nunca	Sí, no por infección	—	Sí, con infección
Me he hecho una ligadura de trompas	No	Sí, pero revertida	—	Sí
He estado expuesta al DES	Nunca	No lo sé	Tal vez	Confirmado
He tenido un embarazo ectópico	Nunca	—	Una vez	Dos o más
He recibido tratamiento por ETS	Nunca	—	Una vez	Dos o más
Nací con (n.º) riñón(es)	Dos, supongo	—	Uno	—
He estado embarazada	En los últimos 5 años	Hace más de 5 años	Nunca	—

Suma todos los puntos. Valoración:

Puntuación	**Gravedad**
0-2:	Factor tubárico 1
3-5:	Factor tubárico 2
6-9:	Factor tubárico 3
10 o más:	Factor tubárico 4

guimiento de una prueba de imagen anormal, o junto con una laparoscopia por otro motivo (como un control de endometriosis). La laparoscopia se realiza a través de una a cuatro mínimas incisiones. Se infunde una pequeña cantidad de colorante azul, llamado carmín índigo, en el útero mientras el cirujano ve si se vierte de la trompa al abdomen. Una vez confirmada la permeabilidad de las trompas, también puede inyectarse una pequeña cantidad de Lipiodol para aumentar tu fertilidad (pídelo antes del procedimiento). El médico también puede tratar cualquier tejido cicatricial que limite la capacidad de las trompas de moverse y funcionar. Pídele al médico que confirme que las fimbrias —el extremo acampanado de la trompa— son normales y que pueden alcanzar incluso el punto más alejado de ovulación en cada ovario. Si no, el extremo de la trompa puede liberarse quirúrgicamente para mejorar su movilidad.

Si consideras realizarte una laparoscopia, primero debes ver qué otras pruebas puedes hacerte al mismo tiempo a través de la laparoscopia (v. capítulos 9, 11 y 12) para mejorar tus posibilidades de éxito al menor coste económico posible. También es una buena idea pedir que el médico fotografíe el útero, los ovarios y las trompas, con una copia para ti para que las guardes en tu historia clínica. Esta información puede ser muy valiosa si más adelante tienes que ver a otro especialista, pues podrías evitarte otra cirugía.

Rellena el «Cuestionario del factor tubárico» de la página 204 y luego anota el factor tubárico en la tabla de las páginas 256-257 para ayudarte a determinar qué nivel de tratamiento debes considerar.

Factor tubárico 1: supuestamente fértil

No existen pruebas de que tengas algún factor tubárico que limite tu fertilidad. Sin embargo, cualquier mujer puede desarrollar un embarazo ectópico incluso sin factores de riesgo, por lo cual es una buena idea pedir una ecografía en las primeras siete semanas de embarazo. A este nivel, debes basar las opciones terapéuticas en otros factores.

Factor tubárico 2: leve

Este nivel de levedad no limita las opciones terapéuticas de la fertilidad, pero debe despertar tu concienciación del problema. Recomiendo que consideres la ecohisterografía si no te has hecho ninguna aún. Si eliges ir directamente al tratamiento de fertilidad (según otros factores), reanaliza otras pruebas si no te quedas embarazada después de tres o cuatro ciclos de tratamiento. Si tienes un factor tubárico 2, puedes tener uno de los siguientes cuadros.

Permeabilidad tubárica desconocida. Se supone que al menos una de las trompas no está obstruida. Una prueba más diagnóstica puede confirmarlo, pero puedes decidir ir directamente al tratamiento de fertilidad.

Reversión de la ligadura de trompas. Si la reversión ha sido un éxito, esto no será ningún obstáculo. La mejor forma de reversión satisfactoria es que sea realizada por un cirujano experto en técnicas de microcirugía. Pero tendrás que hacerte controles frecuentes para asegurar que no desarrollas un embarazo ectópico.

Antecedentes de embarazo ectópico. Si has tenido un embarazo ectópico y posteriormente una laparoscopia, una HSG o una ecohisterografía que confirman que tus trompas no están obstruidas, puedes seguir el tratamiento si las trompas eran normales. Pero el riesgo de tener otro embarazo ectópico es del 10 al 15 por ciento. El riesgo de embarazo ectópico puede aumentar más con la exposición a ciertos biomutágenos. O sea que antes de seguir considera lo siguiente.

El Dr. Greene responde

P: ¿Debo considerar la extirpación de las trompas antes de una FIV?

R: Cuando se acumula líquido en la trompa (un trastorno llamado hidrosalpinge), se ha demostrado que impide la capacidad del útero de soportar un embarazo. En varios estudios se ha demostrado que la extirpación quirúrgica de trompas estiradas y gravemente distendidas antes de una FIV mejora las tasas de embarazo y disminuye notablemente el riesgo de embarazo ectópico. Los estudios también han demostrado que, en vez de extirpar las trompas, la oclusión de su extremo proximal con electrocauterización puede ser igualmente beneficiosa. Cualquiera de los procedimientos podría mejorar los resultados.

- La *exposición al DES* durante tu gestación aumenta el riesgo de embarazo ectópico. Si no estás segura de haber estado expuesta y naciste antes de 1971, cuando se prohibió el DES, habla con un especialista en fertilidad sobre el riesgo. Puedes haber estado expuesta si tu madre tuvo antecedentes de abortos repetidos, o si en una prueba diagnóstica se encontró que tienes un útero en forma de T (v. capítulo 11 para factores uterinos). Si estuviste expuesta, lo mejor para ti es que te ocluyan o extirpen las trompas y luego te realices una FIV en vez de arriesgarte a otro embarazo ectópico.
- El *tabaquismo* puede aumentar el riesgo de tener otro embarazo ectópico. Los componentes del tabaco hacen que el cuerpo convierta el es-

tradiol en un antiestrógeno, y algunos plantean la teoría de que esta pérdida de estrógeno puede alterar la capacidad de la trompa de mover el embrión, causando que se implante prematuramente aquí. Si aún fumas, esta es otra razón convincente para dejarlo.

Enfermedad tubárica tratada con éxito. Si te han tratado una enfermedad tubárica y las trompas no están obstruidas, tienes la libertad de elegir entre una gran variedad de opciones terapéuticas. Actúa con precaución, tomando medidas para asegurar que el riesgo de embarazo ectópico es mínimo. Reconsidera el factor tubárico si no quedas embarazada en tres o cuatro ciclos de tratamiento.

Factor tubárico 3: moderado

Tienes un factor tubárico significativo, pero puede tener o no tener que tratarse, según el daño específico de las trompas y su causa. En algunos casos, sería mejor actuar alrededor de las trompas y hacer una FIV, ya que tus óvulos se extraen directamente de los ovarios y no tienen que pasar por las trompas. Pero si sigues una FIV, quizá sea necesario extirpar las trompas para aumentar las posibilidades de una implantación satisfactoria. Si tienes un factor tubárico 3, puedes tener uno de los siguientes cuadros:

Ligadura de trompas previa: era una de las razones originales por las que se desarrolló la FIV. Actualmente, desde la perspectiva de la rentabilidad, la FIV tiene al menos tanto éxito como la reversión tubárica. Si quieres considerar la reversión, la tasa de éxito depende de la longitud postoperatoria de la trompa, además de otros factores de fertilidad. El especialista en fertilidad tendrá que evaluar si pueden salvarse al menos 5 cm de la trompa. Menos de esto se asocia a una tasa de embarazo muy baja aunque las trompas estén abiertas.

Oclusión tubárica proximal: puede ser un diagnóstico difícil de establecer, ya que esta porción muscular de la trompa puede contraerse —dando el aspecto de una oclusión— sólo para relajarse después. Aunque existen procedimientos que intentan abrir una obstrucción proximal, todos tienen un alto riesgo de fracaso, requieren cirugías repetidas y comportan un riesgo elevado de embarazo ectópico. Normalmente recomiendo la FIV para mujeres con una obstrucción proximal confirmada.

Caso real

Segura sobre la causa de su infertilidad, Sharon vino a mi consulta preparada para programarse la cirugía. A los 30 años, y con dos hijos, se había sometido a una ligadura de trompas como forma de esterilización. Posteriormente se divorció. Ahora, con 38 años, se había casado hacía poco con Jack, de 42, que había tenido un hijo hacía 15 años. Cuando Sharon y Jack vinieron a verme, Sharon quería que yo «le desligara las trompas» para recuperar la fertilidad. Les expliqué que, aunque habían demostrado su fertilidad con sus parejas previas, era necesario realizar pruebas de reserva ovárica y un seminograma para ver si valía la pena considerar la cirugía. Las pruebas determinaron que Jack tenía un factor masculino 1, y Sharon un factor ovárico 2. Esto significa que todas las opciones, incluida la reversión de la ligadura de trompas de Sharon, eran adecuadas, pero aun así les recomendé que consideraran la FIV.

Cuando vi su cara de sorpresa, expliqué que, por la edad de Sharon, tenía una mayor probabilidad de tener gemelos, que me habían dicho querían evitar. Al realizar una FIV, podíamos minimizar este riesgo al transferir sólo un embrión y congelar los restantes. El coste de un ciclo de FIV es normalmente inferior al coste de la reversión de la ligadura de trompas para mujeres que no tienen otros factores que también deban tratarse. Además, Sharon no tendría que preocuparse por la anticoncepción después del embarazo, porque la ligadura de trompas aún sería funcional. Después de una cuidadosa consideración, optaron por la FIV. Produjeron cinco embriones y sólo les transferimos uno. Se quedó embarazada y dio a luz a un niño sano justo después de cumplir 39 años.

Oclusión tubárica distal: es el factor más variable, porque la tasa de éxito depende de la gravedad del bloqueo. Un 25 por ciento de las mujeres con enfermedad tubárica distal tienen un problema lo bastante leve como para que la cirugía pueda corregir la obstrucción. Los estudios demuestran que en estas mujeres con oclusiones leves, las tasas de embarazo se aproximan al 70 por ciento. Sin embargo, si se encuentra una dilatación tubárica de 2 cm o más en la HSG o en la ecohisterografía, un signo de enfermedad tubárica grave, debes hablar de la posibilidad de extirparte las trompas.

Factor tubárico 4: grave

El factor tubárico es lo bastante grave como para limitar las opciones terapéuticas a la FIV. Antes de hacerlo, no obstante, es importante identificar los demás factores de fertilidad, de forma que pueda evaluarse con precisión el pronóstico. Incluso puedes considerar un procedimiento intermedio para extirparte las trompas, ya que así mejoras la tasa de éxito de la FIV.

El **factor tubárico grave** había sido el diagnóstico final para las mujeres. Sin embargo, desde el nacimiento del primer bebé por FIV en 1978, los diversos factores tubáricos graves pasaron a ser sólo otro aspecto que tener en cuenta al desarrollar un plan de tratamiento. No obstante, tú y tu pareja tenéis que considerar cuidadosamente cuáles son las opciones más adecuadas. Es importante que te sientas cómoda al preguntar sobre los riesgos, los beneficios y las tasas de éxito de cada opción que consideres.

11

El factor uterino

La última parada en el camino al embarazo es el útero, donde se produce la implantación y donde vivirá tu bebé durante casi 280 días. Se calcula que el factor uterino, que normalmente provoca un fallo de la implantación o un aborto, contribuye al 5-10 por ciento de los casos de infertilidad. Creo que es un dato subestimado, pero debido a que los médicos ven que existe un riesgo bajo de factor uterino, con frecuencia se pasa por alto. Otra razón por la que el factor uterino se infradiagnostica es que normalmente no se pone de manifiesto hasta después de la concepción; muchas mujeres con problemas uterinos no se consideran infértiles porque se quedan embarazadas, pero abortan por el factor uterino.

Los actores hormonales

- El **estradiol** empieza a aumentar al inicio del ciclo a medida que los óvulos entran en la última etapa de su desarrollo. Empieza a preparar el útero para la implantación al estimular la proliferación del revestimiento uterino.
- La producción de **progesterona** empieza después de la ovulación y detiene el crecimiento del revestimiento uterino, aunque favorece su maduración hacia un terreno fértil para la implantación.
- **Gonadotropina coriónica humana (HCG).** El embrión produce HCG para indicar a las células de la granulosa del ovario que aumenten la producción de estradiol y progesterona a medida que se desarrolla el embarazo.
- La **insulina** tiene un papel vital en la regulación del metabolismo energético de las células endometriales, además de hacerlas más sensibles a la progesterona.
- La **prolactina** es una de las primeras hormonas detectadas en el útero en el momento de la implantación. Producida por el embrión en desarrollo, esta hormona tienen un papel fundamental en el mantenimiento del equilibrio electrolítico en el saco gestacional en el que crecerá tu bebé.

Con frecuencia, la evaluación de este factor se retrasa o se evita totalmente. Creo que un factor uterino sutil, no diagnosticado, es un elemento esencial, aunque pasado por alto, en muchas parejas que han tenido un diagnóstico de «infertilidad inexplicada».

El fallo de implantación no es un hecho raro. De todos los embarazos en los que un embrión desciende por las trompas de Falopio y va hacia el útero, la mitad se pierde por un fallo de implantación. En su mayoría, estas pérdidas se producen bastante al inicio del proceso, por lo que la mujer nunca llega a saber que estuvo embarazada. Intento evitar que mis pacientes tengan que soportar la pérdida de un embarazo considerando por adelantado los factores anatómicos que podrían contribuir al fallo de implantación. Entre estos factores se incluyen miomas, pólipos, adherencias y malformaciones. Pero en su inmensa mayoría, los fallos de implantación se producen por un desequilibrio hormonal subyacente, que con frecuencia desencadena un aborto (v. capítulo 12 para información sobre la prevención de abortos recurrentes).

La ventana de implantación

Después de que el óvulo ha sido fecundado y el embrión se desplaza por la trompa hacia el útero, debe implantarse en el endometrio, el revesti-

Demasiada insulina puede interferir en la implantación

Hace tiempo que los especialistas en fertilidad saben que las mujeres con PQO tienen una tasa de aborto más alta que otras. Sólo recientemente se ha comprobado que la insulina es la responsable de este riesgo. Cuando la insulina es demasiado alta, como sucede en mujeres con PQO, decanta el equilibrio estradiol/testosterona a favor de la testosterona, haciendo que las células endometriales sean menos receptoras a la implantación. Disminuir las concentraciones de insulina tomando metformina, un fármaco sensibilizante de la insulina, puede ayudar a restablecer el equilibrio. En un estudio a gran escala publicado en 2006 se demostró que, cuando las mujeres no diabéticas con PQO siguieron tomando metformina durante el embarazo, la tasa de abortos disminuyó del 36 al 11 por ciento. Si tienes una PQO, pregúntale al médico si debes seguir o no el tratamiento con metformina una vez embarazada.

miento del útero. Cada mes, el endometrio sufre una transformación, pasa de ser una fina capa infértil a un entorno exuberantemente fértil. Estos cambios están dirigidos por hormonas. El folículo en desarrollo produce estradiol, que estimula el crecimiento del endometrio y también estimula la diferenciación de células endometriales en al menos 18 tipos de células especializadas (por ejemplo, algunas tienen una función inmunitaria, otras aportan nutrición, y otras ayudan al embrión a unirse al revestimiento). El estradiol también aumenta el flujo sanguíneo del endometrio.

El Dr. Greene responde

P: ¿Puede el embrión caerse del útero cuando llega?

R: Esto es algo que piensan muchas mujeres, pero confiesan que se sienten tontas cuando lo preguntan. Los especialistas en fertilidad solíamos hacernos la misma pregunta, que nos llevó a indicar a nuestras pacientes que hicieran reposo en cama una vez que se colocaba el embrión en la matriz durante un procedimiento de FIV. Ahora sabemos que después de la ovulación se producen ligeras contracciones que empiezan en el útero bajo y se mueven hacia arriba, actuando como una suave presión que mantiene el óvulo en alto, dándole tiempo para implantarse. Existen otras salvaguardas: enlaces químicos similares a la electricidad estática, proteínas adhesivas y estructuras pilosas que mantienen al embrión colgado del endometrio hasta que se produce la implantación.

Después de la ovulación, las células foliculares que se quedaron atrás, en concreto las células de la granulosa, reciben una señal en forma de HCG para empezar a producir progesterona a partir del colesterol. Las células quedan tan repletas de colesterol que pueden adoptar un color amarillento, adoptando el nombre de *cuerpo lúteo* (en latín *corpus luteum*, «cuerpo amarillo»). Se considera que la progesterona es una hormona clave del embarazo porque ayuda a prevenir el crecimiento excesivo del endometrio y ayuda a las células endometriales a madurar en sus funciones especializadas que favorecen la implantación y a soportar el embarazo. También atenúa el sistema inmunitario para que los leucocitos no confundan al embrión con un cuerpo extraño.

Unos siete días después de la ovulación, el endometrio se prepara para recibir al embrión —si un óvulo resultó fecundado— abriendo una *ventana de implantación* que dura unas 72 horas. El embrión se rodea de una membrana protectora dura llamada *zona pelúcida*. A los tres días de la llegada al útero, el embrión saldrá de su cáscara y se adherirá a la pared uterina. Las células endometriales tienen estructuras especializadas y proteínas que mantienen al embrión en su lugar hasta que finaliza la implantación, normalmente unos 10 días después de la ovulación.

El Dr. Greene responde

P: ¿Importa tener un «útero inclinado»?

R: Durante años se pensó que si el útero de una mujer tenía una retroversión o estaba «inclinado hacia atrás», tendría problemas para concebir. A esta conclusión se llegó porque problemas como la endometriosis o las cicatrices, que pueden causar infertilidad, también pueden hacer que el útero se incline hacia atrás, hacia la columna vertebral. La causa de la infertilidad eran otros problemas, no la orientación del útero. Muchas mujeres simplemente nacen con un útero inclinado. Al progresar el embarazo, el útero se estirará y orientará hacia delante en vez de hacerlo hacia la columna vertebral.

Cómo se diagnostica el factor uterino

Todas deberíais pensar en haceros una prueba de factor uterino, especialmente si deben realizarse técnicas de imagen para diagnosticar otros factores. Las pruebas deberían centrarse en la estructura anatómica del útero, incluidos problemas tales como miomas, adherencias y malformaciones uterinas, o en su funcionamiento. Como he mencionado, las hormonas que pueden afectar a la implantación y causar un aborto se explican en el apartado de abortos recurrentes del capítulo 12. A continuación, repasaré las pruebas más comunes existentes y su utilidad. Algunos profesionales solicitan pruebas desfasadas porque están familiarizados con ellas, aunque la investigación actual demuestre que son imprecisas o confusas. Por otro lado, muchos médicos ofrecen pruebas que son tan nuevas que aún se consideran experimentales.

Hidrosonografía (ecohisterografía). Como he mencionado, es mi prueba preferida, especialmente si se evalúan simultáneamente otros factores. Una ecohisterografía es una ecografía realizada mientras se coloca una pequeña cantidad de suero salino estéril en la cámara uterina para inflar el útero, con objeto de visualizar su forma, tamaño y la presencia de anomalías. Este procedimiento puede realizarse en la mayoría de centros de fertilidad y causa pocas molestias, o ninguna.

Nuestra historia

Robert: Cuando el médico nos recomendó que Morgan se hiciera una hidrosonografía, al final decidimos no hacerlo. Aunque estaba preocupada por su factor uterino, mi esposa claramente tenía un riesgo bajo porque había quedado embarazada una vez (abortó a las 6 semanas) y no tenía ningún factor de riesgo como infecciones previas, cirugía o dolor. Decidimos que no estaba justificado realizar más pruebas en ese momento, aunque las consideraríamos en el futuro. Decidimos vivir con la incertidumbre de no saberlo seguro. A Morgan esta decisión le dio cierto sentido de control en el proceso de tratamiento.

Histerosalpingografía (HSG). Esta prueba de imagen solicitada con frecuencia para estudiar la permeabilidad tubárica también puede proporcionar información útil sobre la anatomía uterina, pero sólo si se realiza adecuadamente. Con demasiada frecuencia, técnicas descuidadas como dejar un espéculo (un instrumento insertado para ver el cuello uterino) en la vagina durante la exploración o colocar los instrumentos demasiado al interior del cuello uterino confunden mucho la imagen. Esta prueba

Pruebas diagnósticas que conviene evitar

- **Prueba poscoital.** Esta prueba tan antigua ya ha dejado de ser válida desde al menos 1990, pero en cierto modo sigue actualmente formando parte del diagnóstico en muchas clínicas de fertilidad. La prueba poscoital, que he descrito detalladamente en la página 164, comporta obtener una muestra tipo citología vaginal de la mujer poco después del coito para ver los espermatozoides móviles en el moco cervical. La investigación muestra que la prueba con frecuencia lleva a más pruebas y tratamientos, pero que carece de valor para predecir las tasas de embarazo. No pierdas tu tiempo ni tu dinero.
- **Biopsia endometrial.** Esta prueba de hace 50 años fue descrita como «mucho peor que inútil: es confusa», en una reciente revisión. En este procedimiento se obtiene una pequeña biopsia del revestimiento uterino hacia el día 21 del ciclo menstrual para examinar si está bien preparado para la implantación. Pero debido a que las hormonas cambian de un mes a otro, los médicos tienen que realizar esta prueba tres meses seguidos para tener cierto grado de precisión. Esto añade costes y molestias y un retraso del tratamiento. Decididamente no la recomiendo.
- **Prueba E-tegrity.** Es una modificación de la biopsia endometrial. En el tejido obtenido por biopsia se analiza también una proteína llamada *integrina* b_3, que interviene en la unión del embrión al endometrio. Esta combinación puede aportar recomendaciones útiles para mejorar el resultado del tratamiento, pero es tan nueva que espero que más investigaciones confirmen su papel antes de recomendar esta costosa prueba a mis pacientes.

comporta introducir material de contraste en el útero mediante un pequeño catéter insertado a través del cuello uterino y obtener imágenes radiológicas en varios intervalos. De realizarse correctamente, no es una mala prueba, pero puede causar molestias. Sigo prefiriendo la ecohisterografía si está disponible.

Histeroscopia. Aunque este procedimiento ambulatorio es el método más definitivo para evaluar el útero de una mujer, también es el más caro e invasivo. Generalmente reservo esta prueba para pacientes con una ecohisterografía o una HSG anormal, o que se someten a otro procedimiento quirúrgico como una laparoscopia. Bajo anestesia, se introduce una pequeña cantidad de aire o suero salino en el útero y luego se inserta un instrumento fino tipo telescopio a través del cuello uterino para ver la cámara interior del útero. El médico también puede tomar biopsias o extirpar pequeños pólipos o miomas durante el procedimiento.

Cómo se determina el factor uterino

Debido a que muchas mujeres con un factor uterino no presentan síntomas, un cuestionario no ayuda a determinar el nivel del factor. En su lugar, los resultados del estudio de imagen indicarán a qué grupo perteneces. Lee todas las categorías para ver si tienes alguno de los trastornos que caracterizan cada nivel. Si no has tenido ningún embarazo con éxito (sin ninguna complicación) y optas por retrasar las pruebas, entonces te sugiero que mires el apartado de tratamiento suponiendo que tienes un factor uterino 2, hasta que se demuestre lo contrario. Esto centrará tu atención en aclarar este tema si no consigues un éxito rápido con otros tratamientos de fertilidad. Anota tu factor uterino en la tabla de las páginas 256-257 para ayudarte a determinar qué nivel de tratamiento debes considerar.

Factor uterino 1: supuestamente fértil

Probablemente tu útero es normal y no debe influir en las opciones terapéuticas. Pero el entorno hormonal del útero cambia de un mes a otro, por la variación de las concentraciones de progesterona, estradiol, testosterona e insulina. Una vez embarazada, repasa el apartado sobre abortos recurrentes (pág. 238) para determinar qué pruebas puedes necesitar para garantizar que el endometrio tiene todo lo que necesita para que tu bebé llegue a término. Probablemente estarás en uno de estos dos grupos.

Sin pruebas, pero has tenido un embarazo previo. Si has tenido un embarazo sin complicaciones como un parto prematuro, una infección uterina, o cirugía, como una cesárea, no tienes ningún factor uterino. Si no, vale la pena considerar un estudio de imagen si no existe otro factor de fertilidad que explique tus problemas para concebir.

Estudio de imagen normal. Si el estudio de imagen confirma que no hay ningún problema anatómico, entonces no perteneces a este grupo.

Factor uterino 2: leve

La prueba de imagen ha revelado un problema menor. El diagnóstico específico determinará qué hacer sobre el factor uterino. A continuación encontrarás los problemas más comunes que causan un factor leve.

Miomas pequeños. Se realizan unas 20.000 operaciones al año en Estados Unidos para extirpar miomas uterinos: tumores benignos formados por fibras musculares y de colágeno conjuntivo incrustados en la pared del útero. Esta elevada frecuencia de cirugía llevó a la ASRM a publicar recomendaciones en contra de la extirpación de miomas que no causen síntomas, como un sangrado excesivo o dolor, salvo que causen una distorsión del útero. La ASRM intentó también acabar con el miedo injustificado de los médicos de que los miomas pequeños pudieran crecer durante un embarazo e interferir durante el parto vaginal. En varios estudios se ha observado que, aunque pueden crecer ligeramente durante el primer trimestre del embarazo, con frecuencia recuperan su tamaño original, o incluso disminuyen de tamaño antes del parto. En pocas palabras: el tratamiento no debe verse afectado por los miomas si son pequeños, no causan síntomas ni cambian de forma o tamaño en el útero. Pide al médico que documente el tamaño y la localización durante cualquier ecografía para una futura comparación.

Adherencias uterinas leves. El útero está revestido de una película de células llamada *capa basal*, que regenera cada mes las exuberantes capas de células endometriales para prepararse para la implantación. Si esta capa se daña —por una infección o cirugía previa—, pueden quedar huecos en el endometrio fértil. Cuando sucede esto, el área normalmente se cura con la formación de una cicatriz llamada *adherencia*, donde no crecen células endometriales. En una prueba de imagen, aparecería como un «defecto de llenado» o una alteración del flujo del líquido de la prueba. De encontrarse, puede recomendarse una histeroscopia para aclarar si existen adherencias. Las adherencias normalmente se extirpan durante la histeroscopia y no se necesita ningún otro tratamiento.

Pólipos uterinos. Son crecimientos benignos en forma de coliflor que están formados por células endometriales. Son una causa común de hemorragia uterina anormal, pero se desconoce su papel en la fertilidad. Aparecen en una ecohisterografía o una HSG como un leve defecto de llenado. Dado que se extirpan fácilmente por histeroscopia, recomiendo hacerlo antes de seguir un tratamiento de infertilidad. También pueden extirparse durante un tratamiento llamado *legrado uterino* (*dilation and curettage*,* dilatación y raspado), que comporta ensanchar la abertura del cuello uterino y luego raspar suavemente la pared del útero para extirpar el pólipo. La ventaja de la histeroscopia sobre el legrado uterino es que permite extirpar el pólipo por visualización directa, sin dañar el tejido adyacente y sin riesgo de nuevas adherencias. Si eliges el legrado uterino, el empleo de estradiol bioidéntico o un anticonceptivo oral después de la cirugía puede ayudar a reducir el riesgo de adherencias.

Útero arqueado. El útero normalmente tiene forma de triángulo invertido. Pero en esta forma más común de malformación uterina, existe una pequeña depresión en la porción central superior de este triángulo, haciendo que la cámara uterina se parezca más a un corazón. Un útero arqueado no justifica ningún tratamiento y no alterará tu fertilidad. De forma que si ves esta descripción en el informe radiológico, no dejes que afecte a tus decisiones terapéuticas.

Factor uterino 3: moderado

Como consecuencia de un problema congénito o un crecimiento como los miomas, el útero puede tener una forma anormal que puede influir en tu capacidad de concebir o, más habitualmente, afectar a tu capacidad de soportar un embarazo. Habla con tu médico sobre si tu malformación uterina específica puede corregirse. Si no, normalmente puede controlarse como parte del plan de tratamiento.

Miomas uterinos grandes. Con la edad, el riesgo de que una mujer desarrolle miomas aumenta, igual que el tamaño de los mismos. Hacia finales de los 30 años, del 20 al 50 por ciento de las mujeres tienen miomas (el intervalo depende de la raza: es más común en mujeres de ascendencia africana y menos común en mujeres asiáticas). Al crecer, los miomas tienen más probabilidades de sangrar o causar complicaciones. Si tienes miomas lo bastante grandes como para causar una hemorragia anormal o

* Del francés *curetage*, legrado o raspado hecho con una *curette*, cucharilla de mango largo para raer o raspar. (*N. del E.*)

Caso real

Adrianna pidió hora para verme después de tener una segunda opinión que confirmaba que debería realizarse una histerectomía —cirugía para extirpar la matriz— porque tenía miomas uterinos grandes. A los 33 años y sin hijos, Adrianna consideró que era la última opción. Después de revisar su historia y confirmar el diagnóstico, la tranquilicé diciéndole que tenía otras opciones: una miomectomía o una embolización. Debido a que Adrianna tenía al menos siete miomas, le recomendé una miomectomía, que aceptó.

Para prepararse para la intervención, le receté una hormona biolimitada, Synarel [acetato de nafarelina] para reducir los miomas. También le di una dosis baja de estradiol —el parche Climara— para reducir síntomas como los sofocos que podían causar el Synarel. Al cabo de tres meses, el útero de Adrianna se había reducido un tercio del tamaño y estaba preparada para la operación. La intervención duró casi cuatro horas. Justo antes de finalizar, envolví cuidadosamente su útero en un material llamado INTERCEED [barrera de adherencias absorbible] que se disolvería en unas semanas, pero que reduciría la posibilidad de formación de tejido cicatricial. Le confirmé también que sus trompas de Falopio eran permeables. Le receté Yaz [drospirenona], un anticonceptivo oral, para estimular la curación por recuperación rápida de las concentraciones de estrógenos y progesterona, además de servir de método anticonceptivo durante su recuperación. También dejó de tomar el Synarel.

A los dos meses, la animé a dejar el anticonceptivo y a utilizar el OV-Watch para identificar su período más fértil y aumentar las posibilidades de concepción. Se quedó embarazada al siguiente mes. Su embarazo se complicó con ligeras contracciones prematuras, que se trataron con progesterona para favorecer la relajación uterina. Dio a luz a un niño por cesárea a las 39 semanas. Por la extensa intervención quirúrgica realizada en su matriz le aconsejé que no tuviera un parto vaginal, una recomendación estándar.

dolor, o para alterar la forma de la cavidad uterina, la ASRM recomienda que se extirpen quirúrgicamente y que se repare el músculo uterino a través de una incisión en la zona del bikini, con un procedimiento llamado *miomectomía*. Puedes tratarte con una hormona bioantagonista antes de la cirugía para crear temporalmente una deficiencia de estrógenos tipo menopausia que, a su vez, reduce los miomas, normalmente del 10 al 30 por ciento. No se recomiendan los bioantagonistas en vez de la cirugía porque por sí solos no mejoran la fertilidad. Existe también un procedimiento nuevo, menos invasivo, llamado *embolización del mioma*, en el que se inserta un catéter a través de una vena del muslo para obstruir los vasos sanguíneos que nutren los miomas, privándoles del oxígeno y los vasos sanguíneos que necesitan para desarrollarse. No se han realizado estudios extensos para determinar el impacto de este nuevo procedimiento en la futura fertilidad. Debe considerarse sólo en cada caso individual. Si quieres considerar esta opción menos invasiva, habla con tu médico para saber si serías una buena candidata.

Adherencias uterinas graves. Las mujeres con adherencias de moderadas a graves con frecuencia tienen poco flujo menstrual porque secciones del revestimiento del útero son sustituidas por tejido cicatricial, con poca irrigación sanguínea. Los estudios demuestran que un 15 por ciento de las mujeres que se ha sometido a un legrado uterino desarrolla adherencias. Si se ha detectado un defecto de llenado en la ecohisterografía o HSG y tienes antecedentes de ciclos menstruales ligeros o legrados uterinos, acude a un endocrinólogo de la reproducción o a un ginecólogo con experiencia en histeroscopia para extirparte las adherencias. Probablemente querrás esperar uno o dos ciclos menstruales después de la cirugía para seguir el tratamiento de fertilidad. Te recomiendo tomar anticonceptivos orales después de la cirugía para favorecer la curación.

Malformaciones uterinas. Durante el primer mes de desarrollo, tanto los embriones masculinos como los femeninos desarrollan un par de estructuras tubulares llamadas *conductos de Müller*, además de desarrollar la columna vertebral en un área llamada *cresta gonadal*. En los embriones femeninos, la *hormona antimülleriana (AMH)* está ausente durante el primer trimestre, produciendo la fusión de estos conductos de Müller y la atrofia de la pared entre ellos para formar un útero con las dos trompas de Falopio. (En los embriones masculinos, la AMH se encuentra al inicio del desarrollo fetal, y produce el conducto deferente al tiempo que se atrofian

Caso real

Alena llegó a mi consulta después de haber tenido un aborto y haberse descubierto, en una ecografía, que tenía un útero muy pequeño. Sus ciclos menstruales eran normales, y ella y su marido hacía poco que habían empezado a intentar tener un hijo.

Programé una ecohisterografía para visualizar mejor la forma y el tamaño de su útero y determinar el estado de sus trompas de Falopio. Los resultados sugerían que tenía un *útero unicorne,* un útero largo y cilíndrico, con sólo una trompa. Le expliqué que quizás esto podía haber contribuido a su aborto. Aunque tenía los dos ovarios, la prueba no me permitía ver si tenía la otra trompa. Le recomendé una resonancia magnética (RM), que confirmó que sólo tenía una trompa y un riñón (las mujeres con una trompa corren el riesgo de tener también un solo riñón). Le indiqué que ya no se podía hacer nada más, salvo controlarla estrechamente durante su siguiente embarazo para reducir las posibilidades de aborto. Le aseguré que la mayoría de mujeres con este trastorno pueden tener un embarazo con éxito, pero que tienen un riesgo más alto de parto prematuro. Alena y su marido decidieron utilizar un kit de ovulación para concebir y acordaron que si no lo conseguían en un año, volverían para hablar de un tratamiento de fertilidad.

Menos de un año después, Alena me llamó para decirme que estaba embarazada. Le realicé una ecografía inicial que confirmó que el embarazo se encontraba en su largo y estrecho útero. Dado que tenía una concentración de progesterona algo baja, le receté progesterona para reducir las posibilidades de aborto. Dio a luz a un niño sano.

---

los conductos de Müller.) Se producen diversos defectos uterinos si la pared entre los conductos de Müller en los embriones femeninos no se atrofia o lo hace sólo parcialmente, hecho que se produce en el 2 al 3 por ciento de las mujeres. Estos defectos bloquean el aporte sanguíneo necesario para soportar un embarazo o inhiben la capacidad del útero de crecer lo bastante rápido como para adaptarse al crecimiento del bebé en desarrollo. Estos defectos pueden estar causados por exposición durante el desarrollo fetal a biomutágenos como el DES y la talidomida, o por exposición a ciertas infecciones como la rubéola. Un 7 por ciento de las mujeres con malformaciones uterinas también puede tener una causa genética que puede transmitirse a sus hijas. Quizá quieras hablar de ello con un consejero genético. Primero, consideremos cómo impacta cada anomalía en la capacidad de tener un embarazo. Si te has realizado una ecohisterografía o una HSG, que indican una anomalía, puedes necesitar una RM para diagnosticar tu malformación.

- El *tabique uterino parcial*, una pared que divide parcialmente el útero, se asocia con el riesgo más alto de aborto en el primer trimestre. Pero también es el problema de más fácil tratamiento. Dado que el tabique tiende a tener poca irrigación sanguínea, puede extirparse fácilmente por cirugía para crear una gran cámara uterina. Los estudios sugieren que la corrección de un tabique uterino puede mejorar unas 4 veces las posibilidades de tener un bebé. Pregúntale a tu médico sobre su experiencia en la corrección de este problema; tus posibilidades de éxito mejorarán si el cirujano tiene experiencia en reproducción.
- El *útero unicorne* es un útero largo y cilíndrico que finaliza sólo en una trompa. Es la anomalía uterina menos común y no está bien documentado su efecto en el embarazo. A partir de los datos de investigación existentes, las mujeres con esta anomalía tienen un riesgo más alto de aborto en el segundo trimestre y parto prematuro. También tienen un riesgo más alto de infertilidad —que afecta a una de cuatro mujeres con este problema— probablemente por afectación del flujo sanguíneo hacia los ovarios y el útero. No existe tratamiento para el útero unicorne, salvo la atenta vigilancia durante el embarazo por un tocólogo especializado en embarazos de alto riesgo.
- El *útero bicorne* es un útero en forma de Y en vez de triangular. Esta «Y» es consecuencia de la fusión incompleta de los conductos de Müller —igual que una cremallera que no se cierra completamente—, creando un cuello uterino que lleva a dos cámaras uterinas separadas (los brazos de la Y), cada una de las cuales finaliza en su propia trompa. Sólo puede detectarse por un estudio de imagen y, de tener este defecto, tendrás una tasa de embarazo bastante buena, pero con un riesgo elevado de parto prematuro. No existe tratamiento, salvo una atenta vigilancia durante el embarazo por un tocólogo experto en alto riesgo.
- *Útero didelfo.* Cuando los conductos de Müller no se fusionan, una mu-

Examina tus riñones

Entre las semanas 8 y 10 de desarrollo fetal, se forman el útero, las trompas de Falopio y los tubos que van de los riñones a la vejiga, llamados uréteres, a partir de un par de estructuras tubulares paralelas. Debido a esto, el 75 por ciento de las mujeres con anomalías uterinas también tienen uréteres de localización excéntrica. Si tienes una anomalía uterina, debes realizarte un estudio de imagen, como una pielografía intravenosa (PIV) o una resonancia magnética (RM), para localizar los uréteres. Es importante conocer su localización si necesitas una cesárea, para prevenir su lesión accidental durante la cirugía. El riñón suele funcionar bien.

jer tendrá dos úteros elongados, cada uno con un cuello y una trompa. En algunos casos, un útero está casi totalmente formado o puede tener una trompa prácticamente normal, o bien un útero está atrofiado. Sabrás que tienes un útero didelfo si alguna vez te has hecho un examen de la pelvis, porque es algo que el médico puede detectar durante la exploración con un espéculo. De hecho, el médico debería realizar dos citologías vaginales, una de cada cuello, durante los exámenes anuales. Un útero didelfo no requiere ningún tratamiento específico, pero tienes un riesgo ligeramente mayor de parto prematuro si es así. Normalmente puede controlarse con una estrecha vigilancia durante el embarazo. Si estás siguiendo una inseminación intrauterina (v. capítulo 13), habla con el médico del estado de cada útero y si debería hacerse la inseminación en uno o en los dos.

Factor uterino 4: grave

A este nivel, el factor uterino no puede resolverse ni corregirse. Una opción que puedes considerar es una madre de alquiler: otra mujer lleva el embarazo y tiene tu bebé. En el capítulo 14 explicaré cómo incorporarlo al plan de tratamiento. A continuación, algunos trastornos comunes que causan un factor uterino 4.

Útero ausente

- *Histerectomía.* En Estados Unidos se realizan unas 600.000 histerectomías al año, un tercio de las cuales se hacen para tratar miomas uterinos. Algunas mujeres acaban lamentando esta decisión cuando deciden que quieren tener un hijo. Aunque algunos investigadores, cirujanos de trasplantes y comités éticos han considerado el trasplante uterino, aún no se realiza. La única opción terapéutica es utilizar una madre de alquiler (v. capítulo 14).

- *Ausencia congénita.* Un pequeño porcentaje de mujeres nace sin útero. Si estás dentro de este grupo, es fundamental realizar una prueba de reserva ovárica antes de considerar si quieres utilizar una madre de alquiler con tu propio embrión, ya que también puedes tener riesgo de insuficiencia ovárica prematura y no tener óvulos sanos. Además, quizá quieras hablar con un consejero genético, ya que en casi el 10 por ciento de las mujeres nacidas sin útero, este defecto congénito tiene una causa genética que puede transmitirse a sus hijas.

Ablación endometrial previa. Se está comercializando un número cada vez mayor de procedimientos en mujeres con sangrado vaginal intenso. Estos procedimientos utilizan electricidad, láser, calor o frío para dañar la capa basal de endometrio, evitando de forma permanente que se regenere cada mes en respuesta a las hormonas. El resultado es una reducción muy importante o la eliminación completa del flujo menstrual. Por desgracia, esto también significa que el embrión no tiene sitio para implantarse. Las mujeres sometidas a una ablación endometrial aún tendrán el útero pero no podrán soportar un embarazo. Las mujeres no siempre sa-

Trasplante uterino

Existen muy pocos obstáculos físicos y médicos para realizar un trasplante uterino en mujeres sometidas a una histerectomía, pero que tienen embriones congelados previamente. El útero es un órgano muy simple que no se desgasta como los ovarios u otras partes del cuerpo, sólo responde pasivamente a las hormonas que lo estimulan. Los obstáculos reales son de tipo ético. Aunque este procedimiento aún no se ha realizado (en el momento de escribir este libro, comienzos de 2008), es más que probable que sea el primer tipo de trasplante relacionado con la reproducción que utiliza el órgano de una persona fallecida. Se han realizado trasplantes de otros órganos genitales, como los ovarios, pero sólo entre hermanas gemelas. No obstante, los comités de ética han aprobado el procedimiento, concluyendo que el trasplante uterino es un procedimiento válido y éticamente aceptable. Es sólo cuestión de tiempo que la primera mujer con un trasplante uterino tenga un hijo sano.

ben que esto causa una esterilización permanente, ya que muchos médicos piensan que la mujer no tiene ningún interés por quedarse embarazada en el futuro. La única opción terapéutica son las madres de alquiler.

Con frecuencia los factores uterinos no se tienen en cuenta hasta que una mujer no ha tenido tres o más abortos consecutivos; este tema se abordará en el próximo capítulo. Si debes realizarte pruebas antes del tratamiento, es importante reevaluar el factor uterino si los tratamientos fracasan.

12

Endometriosis y aborto recurrente

Debes considerar otros dos factores de fertilidad antes de seguir adelante con el tratamiento: la endometriosis y los abortos recurrentes. Puede que ninguno de estos factores te afecte, pero de hacerlo, podría ser el principal obstáculo en tu búsqueda de un hijo sano. Tu especialista en fertilidad estará muy familiarizado con cada problema, pero si tú misma los conoces, podrías orientar al médico en la decisión de qué pruebas y tratamientos convendría utilizar.

Endometriosis

Entre un 20 y un 50 por ciento de las mujeres con infertilidad tienen *endometriosis,* un trastorno en el que las células endometriales que normalmente revisten el útero migran a otros lugares del cuerpo. De todas las mujeres en edad fértil, del 10 al 15 por ciento tienen este trastorno, que antes se limitaba a los últimos años fértiles, pero que parece aumentar entre adolescentes y mujeres jóvenes.

La endometriosis puede causar varios síntomas, como infertilidad, dolor antes y durante la menstruación, dolor durante el coito y la micción, y estreñimiento o diarrea. Pero debes tener en cuenta que no todas las mujeres con endometriosis tienen infertilidad o alguno de estos síntomas. Cuando las células endometriales se extienden a otros lugares —con mayor frecuencia las superficies externas del útero, trompas, ovarios, vejiga o colon—, actúan como semillas que crecen en forma de racimos o lesiones. Aquí, estas células siguen respondiendo a las señales hormonales mensuales para proliferar y desprenderse como si aún estuvieran recubriendo el útero. Pero dado que en estos nuevos lugares no pueden desprenderse, en vez de ello producen una hemorragia, hinchazón y tejido cicatricial. La endometriosis también puede producirse dentro del ovario, un trastorno conocido como *endometrioma.*

Los actores hormonales

- **Estradiol.** Las células endometriales que revisten el útero convierten la testosterona en estradiol, que entonces alimenta su propio crecimiento, pero las células de mujeres con endometriosis lo hacen de forma más eficiente, sugiriendo que las células de la endometriosis proliferan más rápido.
- La **progesterona** limita el crecimiento de las células endometriales al hacerlas menos sensibles a los efectos potenciadores del crecimiento del estradiol. Las altas concentraciones de progesterona que se producen durante el embarazo tienen un efecto protector frente al desarrollo de la endometriosis, y pueden inducir una remisión en mujeres que lo tienen al inicio del embarazo.
- La **oxitocina** estimula las contracciones del útero. Existen pruebas de que las mujeres con endometriosis producen más oxitocina que otras, hecho que quizás explica por qué tienden a tener molestias menstruales (como calambres) más intensas.

No se sabe por qué algunas mujeres desarrollan endometriosis y otras no. La endometriosis es como un rompecabezas. Hemos identificado muchas y quizá todas las piezas. Pero sigue siendo un desafío averiguar cómo encajarlas. Aquí presento parte de lo que sabemos hasta ahora.

Menstruación retrógrada. Aunque largo tiempo cuestionada, la explicación prevalente tras la diseminación de las células endometriales es lo que se denomina menstruación retrógrada. Como su nombre indica, las contracciones uterinas fuerzan la sangre menstrual que contiene células endometriales hasta las trompas de Falopio y hacia la pelvis, en vez de descender hacia la vagina y fuera del cuerpo. El útero tiene contracciones normales de diferentes tipos, y el tipo que causa la menstruación retrógrada es el que se mueve aproximadamente en la mitad superior del útero y hacia arriba; se sabe que esta contracción especializada ayuda a evitar que el embrión baje demasiado rápido fuera del útero, dándole tiempo así para que se implante. Algunas pruebas sugieren que las mujeres con endometriosis tienen excesivas contracciones de este tipo y en momentos inadecuados. Estas contracciones también podrían explicar la mayor incidencia de dolor pélvico en mujeres con endometriosis.

Genética. La endometriosis tiende a encontrarse en familias, igual que determinados rasgos que te predisponen a sufrir esta dolencia. Aún se desconoce la importancia de la relación genética, pero a medida que tengamos más conocimientos, podremos tener la clave para prevenir o tratar la endometriosis de forma más efectiva en el futuro.

Factores inmunitarios. Las mujeres con endometriosis tienen más probabilidades de tener problemas inmunitarios como alergias y asma, además de enfermedades autoinmunitarias como artritis reumatoidea, esclerosis múltiple y lupus. La investigación sugiere que en casos raros, cuando se encuentran células endometriales en lugares alejados, un sistema inmunitario debilitado puede permitirles que se diseminen por vía linfática o sanguínea.

DATO DE FERTILIDAD
Los orígenes de la menstruación retrógrada

En estudios que comparaban pacientes que sufrían de endometriosis con mujeres que servían de control, se ha encontrado que la menstruación retrógrada se produce en entre el 60 y el 98 por ciento de *todas* las mujeres. Siempre que un hallazgo tiene esta prevalencia, normalmente es un potencial beneficio para la salud. Es una opinión extensa que la menstruación retrógrada previene la anemia. Para nuestros antepasados no era fácil obtener hierro que transportara oxígeno en sus alimentos como sucede hoy en día. La cantidad de hierro que las mujeres pierden en el flujo menstrual puede claramente producir anemia de no sustituirse. La menstruación retrógrada da al cuerpo la capacidad de retener y reciclar este mineral en vez de perderlo con la menstruación. Hoy es una adaptación innecesaria, ya que el hierro se obtiene fácilmente de los alimentos.

Biomutágenos. Numerosos estudios han mostrado una clara relación entre la exposición a determinados biomutágenos y el riesgo de desarrollar endometriosis. Dos contaminantes comunes y disruptores hormonales

El factor pelirrojo

En algunos estudios se ha descrito que las pelirrojas tienen un riesgo más alto de endometriosis que otras; en un estudio se observó que el riesgo era doble. La conexión entre las dos condiciones aparentemente no relacionadas puede buscarse en un cromosoma específico. El gen responsable del cabello rojo se localiza en el cromosoma número 19, el mismo cromosoma responsable de varias funciones inmunitarias. Esto ofrece una posible explicación de por qué las personas con una alteración en este cromosoma pueden ser pelirrojas y tener un mayor riesgo de problemas inmunitarios.

—dioxina y ftalatos— muestran la relación más firme y directa. Las dioxinas, presentes principalmente en grasas animales, pueden causar cambios en las hormonas tiroideas y actuar como potentes estrógenos por unión a los receptores, favoreciendo así el crecimiento de células endometriales.

Los ftalatos se encuentran en numerosos productos de consumo, pero el quitaesmalte es quizá la mayor fuente de exposición en las mujeres. También se forman en los alimentos cuando se cocinan en recipientes de plástico en el microondas. Los ftalatos pueden causar un desequilibrio entre la testosterona y el estrógeno, lo que puede estimular el crecimiento de las células endometriales errantes.

La investigación ha demostrado que las mujeres que seguían una dieta rica en vegetales de hoja verde tenían un riesgo un 70 por ciento menor de desarrollar endometriosis. Las que seguían una dieta rica en frutas tuvieron un riesgo un 40 por ciento menor. En cambio, aquellas cuya dieta era rica en carne vacuna y jamón —en la que se encuentran dioxinas con frecuencia—, tenían un riesgo doble de recurrencia. Además, evita productos envasados en plástico n.º 3 reciclable o película adherente, y no cocines en el microondas con recipientes de plástico. Para tener más información sobre cómo reducir aún más la exposición, visita la página web de la *Endometriosis Association* (Asociación de Endometriosis), un grupo sin ánimo de lucro que ha financiado numerosas investigaciones sobre contaminantes (www.endometriosisassn.org).

¿Sabías que...
La investigación médica actual confirma que seguir recomendaciones dietéticas como las que aparecen en mi programa Equilibrio Perfecto para la Fertilidad pueden reducir el riesgo de recurrencia de la endometriosis?

Endometriosis y fertilidad

Aproximadamente la mitad de todas las mujeres con endometriosis son infértiles. Aunque existen claras asociaciones entre los dos trastornos, no se ha establecido definitivamente ninguna relación causa-efecto. A partir de las últimas investigaciones, éstas son algunas formas por las que la endometriosis puede reducir las opciones de embarazo.

Dolor durante el coito. Tres de cada cuatro mujeres con endometriosis manifiestan dolor, especialmente durante el coito. En algunas mujeres, el dolor es tan intenso alrededor del momento de la ovulación, que la relación sexual es totalmente imposible, un obstáculo claro a la concepción espontánea.

Adenomiosis: un reto creciente a la fertilidad

Cuando las células endometriales escarban en la pared muscular del útero se denomina *adenomiosis*, un trastorno que causa dolor pélvico crónico o un sangrado menstrual abundante. Llamada a veces «endometriosis del músculo uterino», la adenomiosis es más común en mujeres que han tenido un parto o se han sometido a procedimientos quirúrgicos como un legrado uterino. Pero debido a la dieta y la exposición a biomutágenos, se observa cada vez más en mujeres de 30-40 años que intentan quedarse embarazadas por primera vez y no tienen antecedentes quirúrgicos. En estas mujeres, los estudios muestran que la adenomiosis tiende a alterar las contracciones útiles que empujan los espermatozoides hacia las trompas de Falopio, contribuyendo quizás a la infertilidad. Si tienes un dolor pélvico intenso o molestias menstruales, habla con tu médico sobre si deberías realizarte una ecografía de alta resolución o una RM para comprobar la endometriosis.

Transporte de espermatozoides inhibido. Aunque el tipo de contracción que favorece la menstruación retrógrada (y se piensa que mantiene un embrión suspendido en el útero) es más enérgica en mujeres con endometriosis, el tipo de contracción que empuja los espermatozoides hacia el ovario en ovulación tiende a ser más débil. Aún tiene que demostrarse, pero esto puede retrasar el viaje de los espermatozoides, que puede ser especialmente importante si la función de los espermatozoides está disminuida en tu pareja.

Función inmunitaria alterada. Las mujeres con endometriosis suelen tener más líquido alrededor de los ovarios. Este líquido contiene células inmunitarias activas, que pueden atacar a los espermatozoides o al óvulo fecundado. Además, algunas mujeres afectadas forman anticuerpos contra las células errantes. Pero estos anticuerpos también pueden atacar a las células endometriales normales del útero e interferir en la implantación.

Inflamación. La endometriosis puede producir una inflamación alrededor de las trompas. Cuando esto sucede, las fimbrias al final de las trompas se inflaman y su eficacia para capturar un óvulo cuando es liberado se reduce. La trompa también puede alterarse de otras formas, como evidencia la tasa más alta de embarazos ectópicos en mujeres con endometriosis.

Síndrome del intestino irritabe (SII) y cistitis intersticial (CI)

Las mujeres con endometriosis tienen un riesgo más elevado de sufrir episodios de estreñimiento y/o diarrea, llamado *síndrome del intestino irritable (SII).* También tienen un riesgo de irritación recurrente de la vejiga urinaria, llamada *cistitis intersticial (CI).* Los órganos genitales, el tubo digestivo y la vejiga comparten vías nerviosas, aumentando la posibilidad de que las señales se crucen, de forma que el dolor que se origina en un sistema contribuirá al dolor en otro, o simplemente se percibirá como dolor en el otro. Las pruebas sugieren que el hecho de compartir nervios crea una hipersensibilización entre órganos vecinos. Si tienes un SII o una CI y un problema de fertilidad, debes considerar una evaluación de endometriosis. O, si tienes una endometriosis que se ha tratado, pero sin que mejoraran tus síntomas, pide una evaluación de SII o CI para recuperar totalmente tu calidad de vida.

Tejido cicatricial. Cuando la endometriosis empieza a curarse, puede formarse tejido cicatricial. Si esto produce un bloqueo o torsión de la trompa de Falopio, puede impedir el encuentro entre el espermatozoide y el óvulo. A veces puede formarse tejido cicatricial laminado, llamado *adherencias*, sobre el ovario e impedir que el óvulo alcance la trompa una vez liberado.

Cómo se diagnostica una endometriosis

Las pruebas son necesarias para determinar si tienes una endometriosis y su impacto en la fertilidad. Si tienes un dolor pélvico de intensidad suficiente para alterar tu calidad de vida, te recomiendo que te hagas un examen. El tratamiento de la endometriosis puede reducir notablemente el dolor. El método más adecuado para diagnosticar la endometriosis es la laparoscopia, un procedimiento mínimamente invasivo realizado con anestesia y con mínimas incisiones. La laparoscopia permite al cirujano visualizar las lesiones de endometriosis y extirparlas quirúrgicamente *(ablación)*. Recomiendo encarecidamente que le pidas al cirujano que indique el grado de endometriosis, un proceso estandarizado llamado *estadificación*, que utiliza los criterios de la ASRM. La ASRM creó una hoja de estadificación (disponible en www.asrm.org) para ayudar a los cirujanos a caracterizar la endometriosis en una mujer, además de mejorar la comunicación entre especialistas en fertilidad. Con la hoja de estadificación, el cirujano simplemente hace marcas en los dibujos para identificar la localización, el tamaño y la profundidad de las lesiones. Luego se puntúa cada lesión. La puntuación total indica la gravedad de la endometriosis y se clasifica como «mínima», «leve», «moderada» o «grave». Estos estadios se corresponden con los factores de nivel 1 a 4 que he creado para otros factores de fertilidad y te ayudarán a decidir qué tratamiento seguir.

Cómo se trata la endometriosis

El tratamiento de la endometriosis debe incluir la cirugía para extirpar todas las lesiones posibles, aunque no todos los casos necesitan tratamiento. La decisión de tratar debe depender del estadio de tus lesiones, además de los síntomas. Si tienes dolor, no importa en qué estadio estés, mereces encontrarte mejor y debes tratarte. Sin embargo, si tienes una en-

CÓMO DETERMINAR EL FACTOR MASCULINO

Con este cuestionario podrás calcular tu riesgo de endometriosis. Puedes necesitar una laparoscopia para obtener un diagnóstico definitivo y determinar el nivel de gravedad. Este cuestionario también te ayudará a cambiar impresiones sobre el tratamiento de fertilidad. Anota la puntuación correspondiente después de cada pregunta.

	No o nunca (0)	A veces (1)	Sí o siempre (2)
1. ¿Son tus ciclos menstruales dolorosos?			
2. ¿Tienes dolor durante el coito?			
3. ¿Tienes síntomas vesicales (micción frecuente, escozor al orinar) durante los ciclos menstruales, o te han diagnosticado una cistitis intersticial?			
4. ¿Tienes síntomas relacionados con la defecación durante los ciclos menstruales o te han diagnosticado un SII?			
5. ¿Tienes dolor durante la defecación?			
6. ¿Tienes antecedentes o un diagnóstico previo de endometriosis?			
7. ¿Han tenido tu madre o hermana endometriosis alguna vez?			
8. ¿Has estado embarazada en los últimos cinco años?			
9. ¿Tienes 35 años o más de edad?			
10. ¿Eres pelirroja natural?			

TOTAL: ________

Suma todos los puntos. Valoración:

≤5: Tu puntuación no descarta una endometriosis, pero sugiere que el tratamiento de fertilidad no debe aplazarse por las pruebas diagnósticas de este trastorno.

6-9: Habla con el médico si debes someterte a una laparoscopia, especialmente si los síntomas alteran tu calidad de vida o si se necesita más información útil sobre la salud de tus trompas.

≥10 (o si has respondido afirmativamente a las preguntas 2, 5 o 6): Si el dolor es intenso, te recomiendo una laparoscopia antes de decidir el tratamiento de fertilidad.

dometriosis en estadio 3, pero no tienes síntomas, puedes ir directamente a la FIV. La cirugía no es una curación; después de la laparoscopia, del 40 al 50 por ciento de las mujeres tiene una recurrencia en cinco años. Es importante intentar programar la intervención de tres a seis meses antes

Dos pruebas diagnósticas que conviene ignorar

- **Antígeno del cáncer 125 (CA125).** Desaconsejo utilizar este análisis de sangre. Mide la proteína CA125, que se produce cuando se irrita el tejido que cubre el útero, los ovarios y otros órganos abdominales. La prueba se diseñó originalmente para seguir el crecimiento del cáncer de ovario, pero el CA125 también se produce en bajas concentraciones en la endometriosis, y también en muchos otros trastornos que afectan a los intestinos y al hígado. Esto conduce a muchos resultados «falsos positivos», creando estrés y ansiedad sin dar un diagnóstico claro. Sin embargo, puede utilizarse para controlar la respuesta al tratamiento; unas concentraciones reducidas sugieren un descenso de la endometriosis, mientras que si están elevados sugieren un empeoramiento.
- **Ecografía.** Algunas pruebas generan más preguntas que respuestas; la ecografía utilizada para evaluar la endometriosis es una de ellas. En la ecografía pueden verse signos indicativos de endometriosis, pero no permiten establecer un diagnóstico claro y con frecuencia se pueden confundir grupos de células inofensivas con endometriosis. Si te haces esta prueba por otro motivo y los resultados indican una endometriosis, el médico puede recomendar una laparoscopia. Te sugiero que hagas caso omiso de este resultado ecográfico y bases tu decisión en la puntuación de la «Evaluación del riesgo de endometriosis», para evitar una cirugía diagnóstica innecesaria y potencialmente cara.

de intentar la concepción. Irónicamente, se ha demostrado que el embarazo es el mejor tratamiento para la endometriosis. Anota tu factor endometrial en la tabla de las páginas 256-257 para ayudar a determinar qué nivel de tratamiento debes considerar.

Estadio 1: mínimo

Si has tenido muy pocas lesiones superficiales de endometriosis, el cirujano probablemente las extirpó durante la laparoscopia. Esto mejorará ligeramente la tasa de éxito. Si, por algún motivo, las lesiones no se extirparon, *no* recomendaría una segunda intervención para extirparlas. No están justificados ni el gasto ni el tiempo adicionales. Si no tienes síntomás, puedes seguir adelante con el tratamiento de fertilidad.

Caso real

Kim y su marido Paul, ambos de 28 años, vinieron a verme después de 3 años de intentar tener un hijo y tener un diagnóstico de «infertilidad inexplicada». Según su historia clínica, Kim había tenido molestias menstruales intensas durante años, tenía una necesidad frecuente de orinar, y con frecuencia perdía de uno a dos días de trabajo al mes por el dolor pelviano. Además, las relaciones sexuales se habían vuelto tan dolorosas que era difícil hacer el amor cada mes durante la ovulación. Empecé por asegurarle que sus «síntomas sí importan». Esto era importante, dado que con frecuencia se les dice a las mujeres con dolor pelviano crónico que las molestias son fruto de su imaginación o de origen psicológico.

Los síntomas de Kim sugerían claramente que tenía endometriosis y cistitis intersticial (CI). Dijo que sus ciclos siempre habían sido así, igual que su madre, o sea que ella pensaba que era normal. Le dije que la endometriosis podría ser el principal obstáculo de la concepción. Le sugerí que se realizara una laparoscopia, que también podría confirmar que sus trompas no estaban obstruidas. También le expliqué que podía tratarse la endometriosis para reducir sus síntomas y mejorar su frecuencia de embarazo. Le di recomendaciones dietéticas para reducir sus síntomas urinarios.

Vi a Kim y a Paul unas tres semanas después de la intervención y me explicó que su dolor había mejorado. Luego nos sentamos para repasar los resultados quirúrgicos. Les mostré fotografías de las lesiones de la endometriosis de su útero y el ovario izquierdo. También les dije que las trompas estaban abiertas. Luego, con las hojas de estadificación, les expliqué que el tamaño y la localización de las lesiones antes de la cirugía clasificaban su problema en un estadio 2, pero dado que la traté durante la intervención, esto no debería alterar sus posibilidades de embarazo durante los siguientes meses o años.

La animé a utilizar el OV-Watch para controlar su ventana fértil. Kim también me explicó que desde la operación tenía menos molestias durante el coito. Unas seis semanas después, recibí un correo electrónico que decía que estaba embarazada. Dijo que ya no tenía síntomas urinarios ni tampoco dolor. Dio a luz a una niña sana.

Evita tratamientos médicos

Puedes seguir un tratamiento médico con hormonas biolimitadas como Lupron [leuprolida] o Zoladex [goserelina]. Estos preparados inyectables suprimen los estrógenos e interfieren en la ovulación, retrasando la capacidad de concepción. También causan síntomas menopáusicos. No lo recomiendo a mujeres que quieren quedarse embarazadas en un futuro próximo.

Estadio 2: leve

Muchas mujeres con endometriosis entran en este grupo. Las lesiones normalmente se tratan con laparoscopia, después de la cual ya estás preparada para el tratamiento de fertilidad. A pesar de su popularidad, los láseres no mejoran el pronóstico y pueden añadir un coste adicional a la cirugía. El médico puede ofrecerte medicación postoperatoria, como las hormonas biolimitadas Lupron o Zoladex, pero no los recomiendo si quieres quedarte embarazada, dado que suprimen la FSH y la LH que, a su vez, suprimen la ovulación. También pueden causar síntomas menopáusicos.

Estadio 3: moderado

Algunas mujeres desarrollan una enfermedad avanzada bastante rápidamente. Intenta buscar a un endocrinólogo de la reproducción para que realice la intervención concreta que requiere la extensa extirpación de tejido en y alrededor de los órganos genitales. Es más probable que también el especialista dé los pasos necesarios para reducir la lesión en los ovarios y las trompas de Falopio, además de evitar la extirpación de secciones de ovario o cualquier otra cosa que altere tu reserva ovárica y la fertilidad. Este procedimiento puede realizarse por laparoscopia, pero el cirujano puede recomendar una incisión más tradicional que depende de la localización y la gravedad de las lesiones.

Estadio 4: grave

Existen posibilidades de que la endometriosis sea una importante carga para tu salud. Además de causar problemas de fertilidad, probablemente provoca dolor y problemas en el tubo digestivo. Debido a la extensión de

Un preparado de plantas medicinales para la endometriosis

Muchas mujeres con endometriosis siguen teniendo dolor pelviano incluso después de la extirpación quirúrgica de todas las lesiones. Para aliviarlo, muchos médicos han utilizado supresores hormonales (hormonas biolimitadas o bioantagonistas) como Lupron o Zoladex. Sin embargo, no se ha demostrado que mejoren las tasas de embarazo, y pueden retrasar tu capacidad de quedarte embarazada. Recientemente se ha investigado una tercera opción: el extracto de la corteza de pino.

Cierto tipo de pino es conocido por tener una corteza que contiene un potente antioxidante/antiinflamatorio del grupo de los *polifenoles*. En el 2007, en un amplio estudio se asignó aleatoriamente a mujeres con endometriosis a tomar una cápsula de 30 mg de un extracto de la corteza de pino dos veces al día o a tomar Lupron. En sólo cuatro semanas, todas las mujeres mostraron una reducción de los síntomas. Las mujeres que tomaron el extracto describieron que el dolor se había reducido un 80 por ciento y las molestias menstruales un 75 por ciento, más o menos igual que las que tomaron Lupron. Pero las mujeres tratadas con el extracto siguieron teniendo ciclos menstruales regulares, no así las que tomaron Lupron, y las del extracto no manifestaron los efectos menopáusicos secundarios del Lupron. Aún más, al menos cinco mujeres tratadas con el extracto se quedaron embarazadas. Por último, las mujeres tratadas con Lupron tuvieron síntomas de rebote cuando dejaron el fármaco, efecto que no mostraron las que tomaron el extracto de la corteza de pino. Habla con el médico sobre si debes considerar tomar esta planta medicinal para el dolor.

la enfermedad, es más probable que necesites una incisión abdominal para la intervención. El médico puede recomendar que intervenga un segundo cirujano que ayude a tratar la endometriosis en el colon o la vejiga. La operación no sólo mejorará tu calidad de vida, sino que también mejorará tu respuesta al tratamiento de fertilidad.

Abortos recurrentes

Experimentar la pérdida de un embarazo puede ser sumamente angustiante, pero tener que pasar por ello más de una vez es desolador. Un 5 por ciento de todas las parejas presenta tres o más abortos consecutivos, la definición oficial de *aborto recurrente*. Pero muchas otras pierden uno o

Caso real

Katie era una de las pacientes más angustiada que había conocido. A los 31 años, había sufrido cinco abortos en siete años, lo que también afectaba a su marido Dave. Habían realizado numerosas pruebas, pero pensé que habían ido por mal camino. La evaluación había descartado muchos factores potenciales que pueden contribuir a un aborto recurrente —factor uterino, trastornos de la coagulación sanguínea, anomalías genéticas y factores inmunitarios—, pero no se encontraron causas posibles para los abortos.

Inmediatamente identifiqué que había tenido una PQO leve, basándome en su acné, su peso, y los resultados de una ecografía previa de los ovarios. Debido a que sus ciclos menstruales eran regulares y a que no tenía problemas para quedarse embarazada, otros médicos probablemente habían pasado por alto la PQO. Pero con 1,62 m de estatura, Katie pesaba 93 kilos, y probablemente había tenido resistencia a la insulina durante años, contribuyendo a su aumento de peso progresivo. Le sugerí que esperara al menos tres meses mientras intentaba recuperar su equilibrio hormonal y adelgazaba para potenciar la tasa de éxito.

Le receté metformina para mejorar su resistencia a la insulina, además del anticonceptivo oral Yaz para ayudarle a normalizar sus niveles de testosterona. Empezó el programa Equilibrio Perfecto, prestando una atención especial a potenciar la fibra y a cambiar a productos ecológicos. En los tres meses siguientes, había perdido 9 kilos, y a los seis meses había bajado a 77 kilos, su peso más bajo en diez años. En ese momento estaban preparados para concebir. Empezó a practicar yoga; además tomaba una vitamina prenatal; Dave estaba tomando ConceptionXR para optimizar la producción de espermatozoides.

A los 2 meses de tener relaciones sexuales cuidadosamente programadas, con OV-Watch para controlar su ventana fértil, Katie estaba embarazada. Su concentración de progesterona era baja, de forma que le receté Prometrium dos veces al día y le recomendé que tomara una dosis baja de ácido acetilsalicílico para minimizar el riesgo de coagulación sanguínea, aunque esto no había sido ningún problema hasta entonces. Se controló cada dos semanas, y celebrábamos cada hito tranquilamente: la aparición del latido cardíaco, el primer movimiento fetal y la meta de las ocho semanas que nunca había rebasado. Al final del primer trimestre, dejó el Prometrium, pero continuó tomando metformina y ácido acetilsalicílico. Dio a luz a una niña sana.

---

dos embarazos al inicio. Un número cada vez mayor de especialistas en fertilidad, incluido yo mismo, estamos rechazando la definición clásica y tratamos a personas con dos abortos consecutivos o un total de tres (una pareja puede haber tenido un embarazo normal entre abortos). Vemos que es difícil decirles a las parejas que han tenido dos abortos que vuelvan a verme después de un tercer aborto, aunque realmente esto es lo que se comunica a muchas parejas.

Más del 50 por ciento de los abortos se produce en las primeras seis semanas de embarazo. Después, la tasa de abortos cae hasta aproximadamente el 10 por ciento. Esto sugiere claramente que los acontecimientos en torno a la implantación son los más importantes para que el embarazo llegue a un buen fin. La implantación requiere una interacción completa entre los genes del embrión, el sistema inmunitario de la mujer, un entorno uterino sano, un buen aporte sanguíneo y, sobre todo, el equilibrio hormonal. En dos tercios de los casos evaluados, más de un factor contribuye al problema. Pero con un estrecho control, las posibilidades de éxito del embarazo pueden aumentar claramente.

Debido a la contribución de tantos factores, puedo ofrecerte muchas pruebas y tratamientos. He separado los que son útiles y los que deberías evitar por su elevado coste y la falta de eficacia demostrada. Además, algunos tratamientos de fertilidad realmente pueden ser perjudiciales al aumentar las posibilidades de aborto. Repasa atentamente este apartado antes de quedarte embarazada y considera revisarlo tan pronto como tengas una prueba de embarazo positiva.

Ningún médico puede predecir qué embarazo acabará en aborto y cuál no. Para asesorar mejor a las parejas, primero estudiaremos los factores de riesgo que determinan quién necesita pruebas y tratamientos adicionales. Para ayudarte a calibrar tu propio nivel de riesgo, rellena el siguiente cuestionario basado en los factores de riesgo más extensamente identificados.

EVALUACIÓN DEL RIESGO DE ABORTO RECURRENTE

Responde a las siguientes preguntas

1. ¿Has tenido tres o más abortos consecutivos?	Sí	No
2. ¿Has estado embarazada en los últimos seis meses?	Sí	No
3. ¿Tienes algún trastorno de la coagulación sanguínea?	Sí	No
4. ¿No tuviste dolor durante el parto (indica que el cuello uterino es incompetente) o fue inusitadamente rápido?	Sí	No
5. ¿Tienes algún trastorno autoinmunitario como lupus o síndrome de anticuerpos antifosfolipídicos?	Sí	No
6. ¿Tienes un factor uterino 3 o 4?	Sí	No
7. ¿Tienes más de 40 años o tu pareja más de 45?	Sí	No
8. ¿Trabajáis tú o tu pareja con materiales o productos químicos peligrosos o tóxicos?	Sí	No
9. ¿Te han hecho alguna biopsia del cuello uterino (un procedimiento de LEEP [escisión electroquirúrgica con asa] o una conización) en los últimos seis meses?	Sí	No
10. ¿Tenéis tú o tu pareja antecedentes familiares de aborto recurrente o infertilidad?	Sí	No

Suma todos los puntos. Valoración:

Si has respondido afirmativamente a tres preguntas o a las preguntas 1, 4, 5, 6 o 9, habla del riesgo de aborto y de las siguientes medidas con un especialista en fertilidad. Si lo prevés, puedes adoptar precauciones para disminuir el riesgo y mejorar tu pronóstico.

Para prevenir el aborto

CONSIDERA LAS PRUEBAS GENÉTICAS. La gran mayoría de abortos se produce durante el primer trimestre, de los que al menos la mitad están causados por una anomalía cromosómica. Es, con diferencia, la causa más común de aborto. Dado que tus cromosomas tienen que emparejarse con los de tu pareja, pueden producirse errores, la mayoría de los cuales desembocará en un aborto.

Cuanto más pronto se produjo el aborto, más probable es que estuviera causado por un problema genético. Por ejemplo, estudios en los denominados *embarazos químicos* —los que se producen después de una prueba de embarazo positiva, pero antes de ver el embarazo por ecografía— han demostrado que el 70 por ciento están relacionados con anomalías cromosómicas. La incidencia cae hasta el 50 por ciento durante el resto del primer trimestre, y luego hasta el 5 por ciento cuando los abortos se producen en el segundo o tercer trimestre. La mejor forma de confirmar si el aborto se debió a una anomalía cromosómica es pedir un análisis genético del tejido gestacional obtenido al realizar el legrado uterino, el procedimiento utilizado para extirpar cualquier resto de tejido después de un aborto. Es una valiosa prueba que puede ayudar a prevenir futuros abortos, pero, por desgracia, muchos médicos no la realizan de forma rutinaria, de forma que tendrás que pedirla antes del legrado uterino. Si la prueba muestra que tuviste una *anomalía cromosómica numérica* —tienes 45 o 47 cromosomas en vez de 46—, es un hallazgo tranquilizador, porque puede considerarse que estas anomalías se producen puramente al azar y no aumentan el riesgo de futuros abortos.

El Dr. Greene responde

P: ¿Seguir los pasos para reducir un aborto aumentará el riesgo de tener un hijo con una anomalía genética?

R: Un problema común expresado por mis pacientes es que interferir en la naturaleza para intentar reducir las posibilidades de aborto puede aumentar las posibilidades de tener un hijo con una anomalía. Nada más lejos de la realidad. Si el aborto se debe a un factor genético, los tratamientos de apoyo que recomiendo no podrán evitarlo. No obstante, si la causa de los abortos previos fue un desequilibrio hormonal, un problema de coagulación sanguínea o un trastorno autoinmunitario, entonces el tratamiento de este problema no sólo reducirá las posibilidades de sufrir otro aborto, sino que también *mejorará* la salud de tu hijo.

Para parejas que ya han sufrido tres o más abortos, existe un riesgo del 3 por ciento de tener un tipo diferente de problema cromosómico leve. Puede faltar un trozo de cromosoma, existir una sección dañada o, con mayor frecuencia, una reorganización del orden de los cromosomas (llamada *translocación*). Alrededor del 90 por ciento de todos los problemas cromosómicos se localiza en el óvulo, dato que sugiere que un espermatozoide anormal no suele funcionar bien para fecundar un óvulo. Con la edad, tienes un riesgo mayor de sufrir estos ligeros problemas de ADN. Si ahora no estás embarazada y has tenido tres o más abortos, habla con el especialista en fertilidad sobre si sería útil acudir a un genetista para recibir consejos y pruebas. Si ahora estás embarazada y has tenido tres abortos o si has tenido dos y ahora tienes más de 38 años, considera realizarte pruebas genéticas precoces como la *muestra de vellosidades coriónicas (MVC)*, que se realiza de cuatro a cinco semanas antes que una amniocentesis, para obtener información del estado de tu embarazo tan pronto como sea posible.

DESCARTAR ANOMALÍAS UTERINAS. En el 3-5 por ciento de las parejas que sufren abortos recurrentes, los problemas anatómicos son una causa primaria. He hablado de esto detalladamente en el capítulo 11. El tratamiento de los factores uterinos puede reducir notablemente el riesgo de aborto.

LIMITAR LAS PRUEBAS DE LOS FACTORES INMUNITARIOS. Muchos médicos recomiendan un aluvión de pruebas inmunitarias, aunque estos factores se encuentran entre las causas menos comunes de abortos precoces. En vez de ello, si te centras en algunas pruebas clave, que describo a continuación, puedes estar tranquila porque este factor estará incluido. Pero primero, un poco de información sobre el funcionamiento del sistema inmunitario.

Los leucocitos que forman el sistema inmunitario reaccionan contra los *antígenos*, proteínas y otras moléculas grandes capaces de causar una respuesta inmunitaria. Algunos leucocitos atacan los antígenos mediante la producción de *anticuerpos*, proteínas a medida para atacar una diana específica. Los leucocitos también pueden crear productos químicos que favorecen la *inflamación*, una reacción diseñada para atraer más leucocitos de mal augurio llamadas *células letales naturales (natural killer [NK] cells)*, que identifican y destruyen a los invasores extraños. En ausencia de inflamación, las células NK pasarían inadvertidas. Los anticuerpos o las reacciones inflamatorias pueden desencadenar un aborto.

Primero, consideremos la respuesta de los anticuerpos. Normalmente no desarrollamos anticuerpos frente a nuestros propios antígenos. Si te sucede, tienes un *trastorno autoinmunitario*, como lupus, artritis reumatoidea o esclerosis múltiple. Las mujeres con trastornos autoinmunitarios tienen un riesgo elevado de aborto. Pero otras mujeres también pueden tener ciertos anticuerpos que aumentan aún más el riesgo. Los ejemplos más comunes de estos anticuerpos son los que pueden desencadenar una coagulación sanguínea anómala que puede obstruir el suministro sanguíneo al bebé en desarrollo. Estas son las pruebas utilizadas con mayor frecuencia.

Anticuerpos antifosfolipídicos. Los lípidos (grasas) que contienen el mineral fósforo (llamados *fosfolípidos*) son un componente normal de las membranas celulares y una parte básica de la placenta en desarrollo. Un 10 por ciento de las mujeres con infertilidad tienen una prueba positiva de anticuerpos contra estos lípidos especiales, aumentando el riesgo de formación de coágulos sanguíneos. Si tus resultados son positivos, el tratamiento con dosis bajas de ácido acetilsalicílico o heparina, que puede prevenir los coágulos de sangre, puede ayudar a que tu embarazo avance con normalidad. Habla con el especialista en fertilidad sobre cuál es el tratamiento que más te conviene.

Anticuerpos antitiroideos. Si tienes un resultado positivo de anticuerpos frente a tu propia glándula tiroidea, una enfermedad autoinmunitaria llamada *tiroiditis de Hashimoto*, puedes tener un riesgo aumentado de aborto. Algunas mujeres con anticuerpos positivos pueden desarrollar un hipotiroidismo en respuesta a las concentraciones elevadas de estradiol debidas a algunos tratamientos de fertilidad. Si tu hormona tiroidea es baja, te remito a mis recomendaciones de bioidénticos en la página 264.

Pruebas de anticuerpos contra leucocitos paternos. Los especialistas en fertilidad han debatido el valor de esta prueba durante años. Hace muchos años, en los estudios se empezó a observar que, al final del tercer trimestre, algunas embarazadas desarrollaban anticuerpos contra los leucocitos de su pareja, y se supuso que estaban expuestas a estas células a través del bebé. Posteriormente, los investigadores hallaron que las mujeres con abortos recurrentes tenían *menos* probabilidades de desarrollar estos anticuerpos. Aunque sabemos que estos anticuerpos no son necesarios para tener un embarazo saludable (no todas las mujeres los desarrollan), surgió la idea de tratar a una mujer con abortos recurrentes con exposición a los leucocitos de su pareja, para que formara anticuerpos. Ahora tenemos suficientes datos para concluir que este tratamiento no mejora las tasas de embarazo. Sáltate esta prueba y el tratamiento.

DATO DE FERTILIDAD
El pegamento del embrión

De todos los embriones que llegan al útero se calcula que sólo la mitad pueden implantarse. Ahora sabemos que diversas proteínas del embrión se unen por sí mismas al endometrio antes que el propio embrión se implante firmemente. Existen pruebas de que algunos fallos de la FIV pueden deberse a un fallo del embrión de unirse a la pared uterina durante un tiempo suficiente para que avance la implantación. Este problema puede resolverse simplemente utilizando medios de cultivo concretos en ciclos posteriores que, básicamente, recubrirían al embrión con estas proteínas adhesivas, permitiendo que se «pegue» por sí mismo al endometrio hasta que se implanta. Aunque la mayoría de pacientes no necesita este pegamento del embrión experimental, si te han fallado uno o más ciclos de FIV, habla con tu médico sobre si te beneficiarías de ello y si es posible utilizarlo.

El otro tipo de trastorno inmunitario es una reacción inflamatoria a los antígenos de tu pareja. Las hormonas (principalmente progesterona) que produces al inicio del embarazo tienen un *efecto inmunomodulador*, e indica que suprimen los leucocitos de forma que las células inmunitarias ignoren los antígenos producidos por el bebé en desarrollo (precisamente los que proceden de tu pareja). Cuando los leucocitos no acatan este pequeño papel, pueden contribuir al aborto. Hacia 1999, los estudios llegaron a la conclusión de que los tratamientos populares no eran eficaces, pero algunos médicos aún analizan e intentan tratar estos trastornos actualmente.

Inmunización activa. Este tratamiento comporta la exposición de las mujeres a los leucocitos de su pareja antes de la concepción para hacer que su sistema inmunitario forme anticuerpos. Fue sustituido por otro tratamiento igualmente ineficaz llamado *inmunización pasiva*, en la que las mujeres recibían anticuerpos reales de donantes en forma de inmunoglobulina intravenosa (IGIV). Quizás aún te ofrecerán estas pruebas y tratamientos, pero la ASRM no los recomienda.

Trastorno de las células letales naturales. Las células más abundantes del útero antes de la implantación son las células NK. Estudios en mujeres con abortos recurrentes sugieren que estas células se encuentran en un número excesivo, probablemente por una inflamación crónica. La teoría es que las células NK pueden esperar en emboscada al embrión cuando cae de la trompa al útero. Algunos centros de fertilidad ofrecen cortisol para reducir la agresividad de las células NK, pero este tratamiento inmunodepresor es experimental. Si tu médico te lo recomienda, pregúntale por investigaciones nuevas que lo avalen.

PREVENIR TRASTORNOS DE LA COAGULACIÓN SANGUÍNEA. La implantación comporta un delicado equilibrio de unas 20 proteínas que afectan al suministro sanguíneo del bebé en desarrollo. Primero, estas proteínas estimulan la formación de vasos sanguíneos para mantener el embarazo; luego estimulan cierto grado de coagulación sanguínea para reducir el sangrado y, por último, disuelven los coágulos de sangre formados de forma inadecuada. Sin embargo, el proceso puede torcerse durante los rápidos cambios que se producen al inicio del embarazo. Cuando el equilibrio de proteínas se decanta para favorecer la coagulación, puede hacer que se bloqueen los vasos sanguíneos de la placenta, provocando un aborto. Existen otros trastornos de la coagulación sanguínea que quizá quieras analizar para reducir las posibilidades de sufrir otro aborto. A continuación describo dos de los trastornos más comunes.

Hiperhomocisteinemia. Cuando está elevada, la homocisteína puede estimular la coagulación sanguínea. Si tienes la homocisteína elevada, significa que no tienes suficiente ácido fólico, con lo que puede aumentar el riesgo de que tu hijo nazca con un defecto congénito como la espina bífida. Las mujeres con una elevación de la homocisteína pueden necesitar más de 400 mg (la cantidad incluida habitualmente en las vitaminas prenatales). La prueba de homocisteína debe realizarse en ayunas, porque algunos alimentos pueden causar una falsa elevación.

Deficiencia del factor V de Leiden. El trastorno de la coagulación hereditario más común es un defecto congénito que comporta una mutación en la proteína llamada *factor V de Leiden* que normalmente retrasa la coagulación. Pregúntale al médico si deberías hacerte la prueba para éste u otros trastornos de la coagulación menos frecuentes, según tu historia y tus antecedentes familiares. De ser así, puede tratarse con heparina para mejorar las posibilidades de un embarazo con éxito.

TOMAR DOSIS BAJAS DE ÁCIDO ACETILSALICÍLICO. Se ha demostrado que una dosis de 81 mg de ácido acetilsalicílico [la popular aspirina] ayuda a reducir los abortos recurrentes; el ácido acetilsalicílico aclara la sangre, reduciendo el riesgo de coagulación, además de reducir la inflamación, disminuyendo la posibilidad de que se activen las células NK.

MANTENER UNA BUENA NUTRICIÓN. Estar muy por encima o por debajo del peso normal es un riesgo de aborto recurrente. Si tu peso no entra dentro de la zona de Equilibrio Perfecto para la Fertilidad (índice de masa corporal entre 19 y 25), repasa el capítulo 4 donde encontrarás consejos para conseguir un peso más saludable. Si tienes abortos recurrentes, centra la atención en estas recomendaciones dietéticas.

Sigue una dieta pobre en grasas. Una dieta rica en grasas favorece la inflamación, lo que puede exacerbar factores inmunitarios.

Toma un suplemento de ácidos grasos omega-3. Esta grasa saludable puede ayudar a mejorar el flujo sanguíneo a la placenta durante la implantación y disminuir el riesgo de formación de coágulos de sangre. Recomiendo el suplemento Expecta LIPIL.

Evita las calorías excesivas. Si comes demasiado, puedes estar aumentando las concentraciones de los perjudiciales radicales libres. Recuerda que el oxígeno es necesario para descomponer la comida, pero dado que se metaboliza, se crean radicales libres. Cuanto más comas, más radicales libres se formarán. El desarrollo embrionario inicial se produce en un entorno muy pobre en oxígeno para reducir el riesgo de formación de radicales libres durante este período vulnerable. Algunos estudios sugieren que antioxidantes como las vitamina C y E pueden ayudar a reducir la tasa de abortos; sin embargo, es aún más efectivo disminuir la formación de radicales libres comiendo menos y eligiendo alimentos con menos calorías.

Potencia el selenio. Se han detectado concentraciones bajas de selenio en mujeres durante abortos en el primer trimestre. Este mineral es un antioxidante integral en el que se basan los embriones para proteger su ADN.

El Dr. Greene responde

P: ¿Puedo utilizar una crema de progesterona cuando esté embarazada?

R: No, no lo recomiendo. Me sorprende la creciente popularidad de las cremas de progesterona para tratar de todo, desde el síndrome premenstrual hasta las sofocaciones. La progesterona se absorbe muy poco a través de la piel, por lo que no creo que aporte las concentraciones necesarias para garantizar una implantación adecuada. Además, al menos en un reciente estudio se halló que las mujeres con abortos recurrentes tienen un riesgo alto de desarrollar irritación cutánea cuando se aplican la progesterona por vía tópica. Las mujeres también han manifestado una irritación cutánea intensa después de una inyección de progesterona. Recomiendo utilizar progesterona de una fuente aprobada por la FDA, que pueda absorberse constantemente y no se asocie a reacciones cutáneas, como la pastilla Prometrium, los geles vaginales Crinone o Prochieve, o el comprimido vaginal Endometrin.

Necesitas unos 60 mg de selenio al día. Las nueces son una buena fuente, pero puedes obtener todo el selenio que necesitas comiendo algunas pecanas (almendras de Brasil) varias veces por semana.

Sé ecológica. El feto en desarrollo es sensible a concentraciones bajas de toxinas que se considera están dentro del rango aceptable según los estándares de producción de alimentos habituales. Esta es una razón más que convincente para elegir, si es posible, alimentos ecológicos.

CORREGIR LOS DESEQUILIBRIOS HORMONALES. Este es el factor más tratable de los que contribuyen al aborto. Las principales hormonas para establecer un embarazo sano son la progesterona, la tiroxina y la insulina.

Progesterona. Durante tiempo se ha discutido si unas concentraciones bajas de progesterona causan un aborto, llevando a algunos médicos a prescribir progesterona y a otros no, si sus pacientes recién embarazadas tienen la progesterona baja. Al final, el jurado decide. Como recordarás, cuando se libera un óvulo, deja detrás el cuerpo lúteo, que produce progesterona. En varios estudios recientes se ha confirmado que la *insuficiencia luteínica*, o la incapacidad del cuerpo lúteo de producir suficiente progesterona, es una causa común de aborto prematuro. A medida que las mujeres alcanzan sus últimos años fértiles, sus ovarios con frecuencia no producen progesterona con la misma eficacia. Además, los estudios sugieren que algunas de las hormonas inductoras de la ovulación utilizadas en los tratamientos de fertilidad pueden provocar un desequilibrio entre el estradiol y la progesterona, lo que contribuye a la insuficiencia luteínica. Recuerda que la progesterona atenúa los efectos promotores de crecimiento del estradiol sobre las células endometriales, permitiendo que el endometrio madure y se prepare para la implantación. Te recomiendo que te hagas ver la concentración sanguínea una semana después de la ovulación. Si la progesterona es menor de 20 ng/ml, pide una receta de Prometrium (una pastilla) bioidéntica, el gel vaginal Crinone o Prochieve, o el comprimido vaginal Endometrin. Habla con tu médico sobre la dosis más adecuada según los resultados.

Recomendación del Dr. Greene

Si tienes una deficiencia tiroidea y necesitas una dosis diaria de hormona tiroidea de restitución, te recomiendo que hables con el médico acerca de aumentar la dosis con 2 pastillas extra por semana tan pronto como la prueba de embarazo sea positiva. Puedes espaciarlas de forma que los comprimidos extra los tomes con 3 o 4 días de diferencia.

Insulina. Las mujeres con diabetes tienen unas probabilidades de dos a tres veces mayores de tener un aborto o un hijo con un problema congénito. Muchos estudios demuestran que las mujeres con PQO, que se asocia a resistencia a la insulina, también tienen un alto riesgo de aborto prematuro. La insulina desempeña un papel importante en el establecimiento de la tasa metabólica del endometrio y, con ello, sostiene la implantación. Pero a altas concentraciones puede interferir en la implantación al aumentar la testosterona. Numerosos estudios han demostrado que la administración de metformina, un sensibilizante de la insulina, reduce las tasas de aborto y los defectos congénitos en mujeres con resistencia a la insulina. Se clasifica como categoría de embarazo B; esto significa que miles de mujeres la han tomado durante el embarazo sin que aumentara la incidencia de defectos congénitos. Habla con tu especialista en fertilidad para ver si sería un tratamiento adecuado para ti, y te remito al capítulo 13 para más información sobre la metformina.

Tiroxina. Un desequilibrio grave de la tiroxina, una hormona tiroidea, se asocia claramente al aborto, pero aún sigue debatiéndose si una deficiencia tiroidea leve también contribuye al aborto. Creo que incluso una deficiencia leve puede contribuir basándome en el hecho de que la hormona HCG, que se libera al inicio del embarazo, desencadena la liberación de tiroxina, sugiriendo que la hormona tiroidea puede desempeñar cierto papel en la implantación.

Si tu función tiroidea es baja según un análisis de sangre realizado cuando no estabas embarazada, debes repetirte el análisis poco después de concebir. Si sigue baja, pídele al especialista en fertilidad que considere la administración de una dosis baja (de 25 a 50 mg/día) de un suplemento bioidéntico de tiroxina. Esto puede ayudar a prevenir el aborto y, debido a que es una dosis muy baja, no debería causar síntomas de *hipertiroidismo* (como una frecuencia cardíaca rápida o ansiedad) en la inmensa mayoría de pacientes.

Felicidades. Ya tienes suficiente información para decidir tu tratamiento. En la introducción del apartado de tratamiento te ayudaré a determinar cuál es el mejor tratamiento para ti, según tus factores individuales.

CUARTA PARTE

Tu plan de fertilidad: hacer que suceda

Introducción:

Tratamientos de fertilidad

Después de meses, si no años, de pruebas de embarazo negativas, muchas parejas ven renovadas sus esperanzas cuando se embarcan en el tratamiento de su infertilidad. La primera visita a un especialista puede aliviar algunos sentimientos de depresión, pero también crear cierta ansiedad sobre el futuro. Si has seguido mi programa paso a paso, no sólo tendrás un perfil hormonal más saludable, sino que también deberías tener todo lo necesario para tomar las mejores decisiones sobre el tratamiento de fertilidad. Seguirá siendo un reto, ya que el gran número de opciones disponibles y sus sutiles diferencias puede crear una gran confusión. Sé que es más fácil dejar que el médico dirija el tratamiento, pero los riesgos de no tener una opinión madura son pruebas innecesarias, un tratamiento inadecuado y una pérdida de tiempo, emociones y dinero.

Espero haberte ayudado a definir tus factores de fertilidad y tus necesidades. La tabla de las páginas 256-257 que has estado rellenando a medida que avanzabas por el apartado del diagnóstico te indicarán en qué capítulo de este apartado encontrarás el tratamiento más adecuado: los tratamientos de reproducción básicos del capítulo 13, o las técnicas de reproducción avanzadas del capítulo 14. En cada capítulo, y siempre que es necesario, recomiendo determinados tratamientos según tus factores de fertilidad. Te sugiero que leas los dos capítulos, ya que algunos tratamientos básicos forman parte de las técnicas avanzadas. También es útil tener una amplia perspectiva de los tratamientos existentes antes de que tú y tu pareja decidáis cuál es el tratamiento correcto. En cualquier caso, recuerda que la llave del éxito es restablecer y mantener el equilibrio hormonal, sea cual sea el camino que sigas.

Algo que he observado con los años es que la mayoría de parejas tardan tanto tiempo en acudir a un especialista en fertilidad que cuando finalmente lo hacen, están desesperados y quieren las estrategias de tratamiento más agresivas. Algunos centros de fertilidad siempre están dispuestos a hacerles un favor, ya que también son los negocios más lucrativos. Eres tú quien decide si te resistes a este impulso y empiezas los tratamientos más adecuados.

Cómo calcular tus necesidades de tratamiento

Para ayudarte a ti y a tu pareja a aplicar lo que habéis aprendido de vuestra situación, he desarrollado el nomograma del Equilibrio Perfecto para la Fertilidad para que calcules tus necesidades de tratamiento según los factores de fertilidad. He basado este nomograma en mis años de experiencia en el tratamiento de la fertilidad en las pacientes. Es un cálculo para saber dónde debes empezar la siguiente etapa del viaje. Tendrás que coger esta información y hablar de ella con tu médico. Si no está de acuerdo, tendrás que escuchar sus explicaciones. Es posible que desde la edición final de este libro se haya desarrollado algún nuevo tratamiento o prueba, o que se haya demostrado que son eficaces en tu caso. También es posible que tanto tú como tu pareja tengáis algo muy especial de lo que yo no he hablado en este libro. No obstante, éste debería ser un punto de partida sólido para empezar a hablar del tratamiento.

Nomograma del Equilibrio Perfecto para la Fertilidad

Con los factores de fertilidad de la tabla de las páginas 256-257, traza líneas separadas que conecten cada factor femenino con cada factor

Encontrar al especialista adecuado para tus necesidades

Debido a que cada vez más médicos proclaman que tratan la infertilidad, es importante que puedas distinguir quién es apto para tratarte a ti. Algunos médicos bienintencionados sólo te ofrecerán el tratamiento más avanzado que pueden realizar. Pero quizás es más de lo que necesitas. Otros ni tan sólo pueden ofrecerte el nivel de servicios que necesitas. Aun otros pueden no tener los conocimientos ni la integridad para enviarte a alguien que sí los tenga. Por ello tienes que ser una paciente espabilada. Te remito al Apéndice C para orientarte sobre qué tipo de especialista es el que más te conviene.

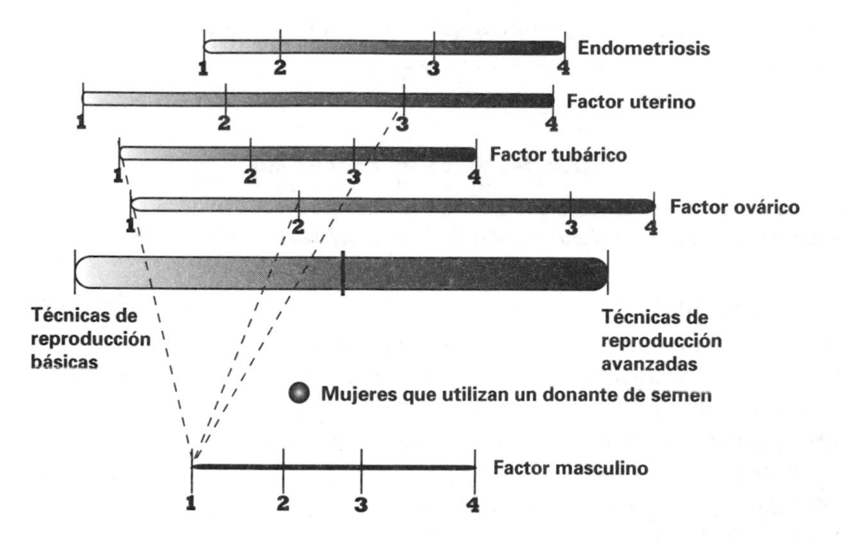

Las líneas punteadas representan los factores de fertilidad de una pareja, Sheila y Peter. Sheila tiene un factor uterino 3, ovárico 2 (y tubárico 1, mínimo), y Peter tiene un factor masculino 1 (también mínimo). La línea más alejada de la derecha cae a la izquierda del centro del continuo de tratamiento, e indica que la pareja puede empezar con un tratamiento de fertilidad básico.

masculino (o la necesidad de un donante de semen). Cada línea hará intersección con la línea gruesa sombreada, que representa el continuo de tratamiento, con los tratamientos básicos en un extremo y los avanzados en el otro. El punto de intersección que esté más alejado de la derecha de la línea sombreada es el mejor cálculo del nivel inicial de tratamiento (básico o avanzado). Si las líneas interseccionan en el lado izquierdo de la línea central, puedes dirigir tus esfuerzos a los tratamientos básicos que describiré en el capítulo 13. Si el punto de intersección se encuentra a la derecha del centro, puedes ir directamente a las opciones terapéuticas avanzadas que describiré en el capítulo 14. En los dos próximos capítulos presentaré una guía más específica basada en tus factores individuales.

Al saber las opciones terapéuticas que son adecuadas para ti y tu pareja, podrás hablar con tu médico acerca de las que piensas que te irán mejor como punto de partida. Luego sigue un proceso de escucha y negociación. Si ves que tu médico no aprecia tu minuciosa reflexión previa sobre tu fertilidad, plantéate ver a un especialista que sí lo haga. Te mereces ese respeto.

TUS FACTORES DE FERTILIDAD

Anota tus factores en esta tabla. Una vez completada, consulta el nomograma de la página anterior para calcular qué nivel de tratamiento debes considerar.

Factor masculino	Tu nivel de factor
FM1 (supuestamente fértil). El seminograma es normal.	
FM2 (leve). Tienes cambios menores en el semen y puedes beneficiarte del tratamiento.)	(ejemplo: FM2
FM3 (moderado). El número de espermatozoides tiene un gran impacto en la fertilidad.	
FM4 (grave). Tienes una infertilidad por factor masculino grave y necesitarás un TRA o un donante de semen para concebir.	

Factor ovárico	Tu nivel de factor
FO1 (supuestamente fértil). La salud ovárica no debe influir en las opciones de fertilidad.	
FO2 (leve). Los ovarios influyen ligeramente en tu capacidad para concebir.	
FO3 (moderado). La calidad de tus folículos es un factor significativo en tu capacidad para concebir.	
FO4 (grave). Los ovarios son un obstáculo importante en tu fertilidad.	

Factor tubárico	Tu nivel de factor
FT1 (supuestamente fértil). No hay pruebas de que el factor tubárico limite tu fertilidad.	
FT2 (leve). El factor tubárico no limita tus opciones, pero debería despertar tu conciencia sobre la salud tubárica.	
FT3 (moderada). Tienes un factor tubárico importante; tus opciones dependen de la lesión específica de las trompas y su causa.	
FT4 (grave). El factor tubárico limita gravemente tus opciones.	

Factor uterino	**Tu nivel de factor**
FU1 (supuestamente fértil). El factor uterino no debería influir en las opciones terapéuticas.	
FU2 (leve). Se ha identificado un problema menor a partir de los resultados de las pruebas.	
FU3 (moderado). Tienes una malformación anatómica importante que impacta moderadamente en tu fertilidad; las opciones dependen de la causa específica.	
FU4 (grave). El factor uterino no puede resolverse ni corregirse; habla de las opciones con tu especialista en fertilidad.	

Estadificación de la endometriosis	**Tu nivel de factor**
Déjalo en blanco si nunca has tenido endometriosis.	
FE1 (mínimo). Las lesiones superficiales mínimas han sido o no extirpadas por el cirujano, pero no debe afectar al tratamiento.	
FE2 (leve). Lesiones leves tratadas por laparoscopia. Puedes elegir cualquier tratamiento.	
FE3 (moderado). Lesiones moderadas alrededor de los órganos genitales que fueron tratadas antes de seguir el tratamiento de fertilidad.	
FE4 (grave). Lesiones graves alrededor de los órganos genitales que deben tratarse antes de intentar un tratamiento de fertilidad.	

13

Tratamientos de reproducción básicos

Para la mayoría de parejas con infertilidad, la llave del éxito se encuentra en tratamientos de fertilidad básicos, como los que potencian el equilibrio hormonal y los que favorecen el desarrollo de los óvulos y mantienen la producción de espermatozoides sanos, más que en técnicas de reproducción avanzadas, como la FIV. Estos tratamientos pueden requerir paciencia, pero el dinero ahorrado con estos tratamientos más econó-

Tasas de éxito

Una pregunta que siempre me plantean sobre el tratamiento es: «¿Cuál es la tasa de éxito?» Es una pregunta de difícil respuesta. Con frecuencia las estadísticas del éxito son confusas porque varían enormemente entre clínicas e incluso dentro de la misma clínica, según los factores de fertilidad individuales de una pareja. Además, la tasa de éxito es sólo tan buena como el médico y la adecuación del tratamiento proporcionado. Intento poner las tasas de éxito en perspectiva para mis pacientes, según sus factores de fertilidad y mi propio éxito con el procedimiento que consideran. También pienso que es fácil que las parejas se confundan con los porcentajes generales. Por ejemplo, si un procedimiento concreto tiene una tasa de éxito prevista del 30 por ciento, esto significa que es de un 30 por ciento para *cada* intento, no que sus posibilidades aumentarán hasta el 60 o el 90 por ciento si lo intentan una segunda o tercera vez. Recomiendo que hables con el especialista en fertilidad sobre cuál es tu tasa de embarazo mensual prevista sin tratamiento (a partir de tus factores de fertilidad) en comparación con cuál sería con tratamiento. Luego pregunta cuántas parejas con un grupo de circunstancias comparables han respondido en el centro a cada tratamiento que estás considerando. Esta información específica te dará una lectura realista de tus posibilidades de éxito.

Acupuntura para equilibrar las hormonas

Recientemente se ha recomendado la acupuntura como tratamiento para la infertilidad. Algunas investigaciones sugieren que podría aumentar las frecuencias de ovulación en algunas mujeres con PQO, aunque los datos carecen de regularidad. Parece reducir la ansiedad y la depresión en mujeres que muestran un aumento de las hormonas del estrés relacionado con su infertilidad. Habla de esta opción con tu especialista en fertilidad y, si decides utilizar la acupuntura, evita el uso de plantas medicinales chinas, que pueden interferir con las medicaciones utilizadas para tratar la infertilidad.

micos los hace muy atractivos. También suelen ir acompañados de riesgos menores de embarazos múltiples y otras complicaciones del embarazo si se utilizan correctamente. Revisaré los tratamientos más simples para recuperar el equilibrio hormonal y avanzaré hacia los que favorecen el desarrollo de los óvulos, la fecundación y la implantación.

Un endocrinólogo de la reproducción dispone de opciones de fertilidad básicas. Los obstetras-ginecólogos más calificados, que están al día en los avances en el diagnóstico y el tratamiento de los problemas de fertilidad (lo normal es que sean miembros de la ASRM; véase www.asrm.org), también disponen de algunos de estos tratamientos. Un médico general que sabe cómo interfieren los diversos desequilibrios hormonales en la fertilidad podría administrar y controlar los tratamientos que se centran en la corrección de estos desequilibrios (v. Apéndice C).

Terapias para equilibrar las hormonas

Si tienes alguno de los desequilibrios de este apartado, el tratamiento mejorará tus posibilidades de ovulación y reducirá el riesgo de aborto. Si tu pareja tiene un desequilibrio, su corrección mejorará la calidad y cantidad de los espermatozoides. Si eliges tratar estos desequilibrios, tus opciones de quedarte embarazada mejorarán indudablemente. Sin embargo, si sigues un tratamiento adicional como la estimulación ovárica con inseminación intrauterina o incluso un TRA, corregir primero los siguientes desequilibrios hormonales clave mejorarán tu éxito y tu salud.

Cuidado con la cirugía anticuada para corregir el desequilibrio hormonal

Antes se pensaba que los quistes asociados a la PQO eran un obstáculo a la fertilidad porque generan hormonas que inhiben el desarrollo de los óvulos. Para disminuir los niveles de estas hormonas inútiles, los cirujanos solían extirpar una pieza en forma de cuña del ovario, además de los quistes. Por desgracia, la corrección sólo era temporal, y el tejido cicatricial con frecuencia creaba un nuevo obstáculo a la fertilidad. Una posterior adaptación fue el «procedimiento Wiffle-ball», en el que se utilizaba un láser para realizar de 15 a 20 agujeros pequeños en cada ovario para drenar los quistes. Esto temporalmente restablecería la ovulación y reduciría la formación de tejido cicatricial. Sin embargo, los dos costosos tratamientos reducen la reserva ovárica, dado que se dañan algunos óvulos sanos, latentes durante el proceso. No recomiendo el tratamiento quirúrgico para corregir este desequilibrio hormonal.

Resistencia a la insulina

Si estás obesa o tienes una PQO, probablemente tienes resistencia a la insulina y unas concentraciones altas de insulina. Éste puede ser el principal obstáculo al embarazo. La insulina elevada es una causa conocida de infertilidad y contribuye al aborto. Debido a este desequilibrio hormonal, cuando una mujer con PQO queda embarazada, tiene un riesgo más alto de diabetes gestacional, aumento de peso excesivo, hipertensión inducida por el embarazo, preeclampsia, parto prematuro y necesidad de cesárea por un bebé de gran tamaño. Para tratar la resistencia a la insulina, es mejor utilizar un fármaco sensibilizante de la insulina y, aunque existen varios donde elegir, prefiero la metformina, comercializada como genérico o con los nombres comerciales Glucophage, Fortamet o Glumetza. Se encuentra entre los tratamientos disponibles más eficaces, seguros y económicos. Este fármaco oral actúa haciendo más sensible el hígado a la insulina, permitiendo que capte más glucosa del torrente circulatorio. El hígado entonces la almacena como glucógeno, y la libera cuando la glucosa sanguínea es baja entre las comidas y durante el sueño. Al eliminar la glucosa de la sangre, la metformina disminuye la necesidad del cuerpo de producir insulina extra. Según más de una docena de estudios, la metformina aumentará la frecuencia de ovulación unas cuatro veces. Casi una de cada tres mujeres con ciclos menstruales irregulares y resistencia a la insulina empezará a ovular sólo con este tratamiento. Si no hay otros factores que contribuyen a la infertilidad, la mitad de las que empiezan a ovular concebirán en 6 meses si además utilizan un monitor de ovulación. El descenso de insulina también puede potenciar la producción de progesterona, reducir la posibilidad de coagulación sanguínea y normalizar la respuesta inmunitaria, disminuyendo las posibilidades de aborto.

El Dr. Greene responde

P: He oído que la metformina puede tener efectos secundarios. ¿Qué pasa si no los tolero?

R: El único efecto secundario común de la metformina son las molestias gástricas, que se producen en el 15 por ciento de las personas. Para prevenir los efectos secundarios, intenta estas estrategias. Primero, empieza con una dosis baja, de 500 mg al día, y tómala a la hora de cenar para retrasar la absorción. En dos a tres semanas, aumenta gradualmente la dosis hasta alcanzar los 1.500-2.000 mg al día recomendados. Puedes adquirir la fórmula de liberación prolongada, que tiende a tolerarse mejor. Mis pacientes toleran mejor Glumetza. Si no funciona, habla con el médico sobre uno de los sensibilizantes de insulina alternativos como Actos [pioglitazona]. Aunque no se ha estudiado tan bien y no te ayudará a perder peso, raramente causa molestias gástricas e incluso puede utilizarse para restablecer eficazmente el equilibrio hormonal.

Si intentas perder peso, los estudios muestran que combinar la metformina con cambios dietéticos y del estilo de vida como los del programa Equilibrio Perfecto te ayudará a perder peso dos veces más deprisa que con la dieta o la medicación sola. Aún mas, perderás peso abdominal que contribuye a la resistencia a la insulina.

Algunos médicos no conocen el perfil de seguridad de la metformina y pueden aconsejarte que la evites. La metformina es un fármaco de categoría de embarazo B, es decir, significa que en las últimas décadas no ha habido pruebas de que aumente el riesgo de defectos congénitos. En 2001,

Cómo tratar la prolactina alta

Se calcula que un 17 por ciento de las mujeres con infertilidad tiene concentraciones altas de prolactina, que pueden inhibir la ovulación. Los hombres con disfunción sexual también tienen una incidencia más alta de concentraciones altas de prolactina. Si te sucede, es importante que se normalicen los niveles de esta hormona para aumentar tus posibilidades de concebir. Los dos fármacos más populares para restaurar el equilibrio hormonal son Parlodel [bromocriptina], cada día, o Dostinex [cabergolina], dos veces por semana. Estos fármacos orales tienen efectos similares a la dopamina, que suprime la liberación de prolactina, pero no causan la euforia asociada a la liberación de dopamina. Si la prolactina alta es el único factor de fertilidad, entonces este tratamiento por sí sólo se asocia a una tasa de embarazo del 60-80 por ciento al año de iniciarlo.

la ASRM publicó un artículo de toma de posición que apoyaba el uso de fármacos sensibilizantes de insulina en mujeres que intentaban concebir, citando sus potentes perfiles de seguridad y eficacia. Para tratar a mujeres con PQO u obesidad combinada con infertilidad, la dosis habitual oscila entre 1.500 y 2.000 mg al día.

Tiroides

Es fundamental mantener un equilibrio saludable de las hormonas tiroideas por el papel que desempeñan en el desarrollo normal del óvulo, la fecundación y la implantación con éxito. Pero es especialmente importante en el éxito del tratamiento de fertilidad. Si se inicia un tratamiento como la inducción de la ovulación —cuando tomas hormonas para estimular la liberación de óvulos— sin corregir el hipotiroidismo (hormonas tiroides bajas), los estudios muestran que los óvulos con frecuencia no se fecundarán. Por este motivo, la inducción de la ovulación, el principal tratamiento de fertilidad utilizado en mujeres, causa un rápido aumento del estradiol y, dado que aumentan sus concentraciones, la cantidad de hormona tiroidea activa o tiroxina (T4) en la sangre disminuye de forma espontánea. Los exámenes de salud realizados antes de empezar un tratamiento de fertilidad habitualmente detectarán un hipotiroidismo. Si ya estás siguiendo un tratamiento tiroideo de restitución, tendrás que aumentar la dosis por el aumento de los niveles de estrógeno durante el ciclo de tratamiento. El médico debe indicarte cuándo y cuánta dosis debes aumentar.

Si tus concentraciones tiroideas son normales desde el principio del tratamiento, tu cuerpo estimulará naturalmente la producción de tiroxina cuando note que aumenta el estrógeno. Este es un claro ejemplo de cómo el cuerpo ajusta las hormonas para mantener un equilibrio hormonal perfecto. Pero si tus niveles están en el límite normal-bajo, habla con tu médico de empezar simplemente con una dosis baja de hormona tiroidea al inicio del tratamiento de fertilidad. Te advierto que hay endocrinólogos que no están de acuerdo en si tratar un hipotiroidismo subclínico o *al límite*, pero los estudios sugieren que del 1 al 4 por ciento de las mujeres con infertilidad tienen un hipotiroidismo subclínico que contribuye a su baja tasa de embarazo. Además, una concentración tiroidea baja puede dar lugar a un bebé con una discapacidad de aprendizaje evitable. Dados estos riesgos y a que es fácil analizar y económico de tratar un nivel tiroideo en el límite, recomiendo tratarlo. Actualmente lo hago con tiroxina bioidéntica llamada Synthroid o Levothroid; el riesgo del tratamiento también es mínimo. Si ha pasado más de un año desde que te hiciste la última batería de pruebas tiroideas, pregúntale al médico si deberías volver a analizarte los niveles tiroideos.

Inducción de la ovulación y estimulación de la ovulación

La base del tratamiento de la fertilidad es utilizar hormonas para cambiar deliberadamente el equilibrio hormonal de una mujer con objeto de po-

Los actores hormonales

- El **estradiol** envía señales al cerebro para ayudar a controlar el desarrollo de los óvulos; cuando sus niveles alcanzan cierto umbral, indican al cerebro que desencadenen la ovulación.
- La **folitropina (FSH)** recluta folículos e indica a los ovarios que preparen una cohorte de óvulos para que maduren en preparación para la ovulación.
- **Lutropina (LH).** Unas señales de concentraciones bajas continuas de LH favorecen la producción de estradiol por el ovario. Cada mes se libera un oleada de LH en el cerebro para desencadenar la ovulación.

Un bebé cada vez

Uno de los principales riesgos de los tratamientos de fertilidad son las gestaciones múltiples. La tasa de embarazos múltiples, como porcentaje de todos los embarazos en Estados Unidos, ha seguido aumentando desde el inicio de la era moderna del tratamiento de fertilidad en 1980. Pero alentados por la ASRM de revertir la tendencia, los especialistas en fertilidad han intentado disminuir la incidencia de trillizos o de embarazos con un mayor número de fetos en parejas sometidas a tratamientos más avanzados, como la FIV, en gran medida al reducir el número de embriones transferidos al útero de la mujer. Sus esfuerzos han reducido la proporción de trillizos y embarazos de mayor número de fetos del 7 por ciento en 1996 al 3 por ciento en 2004. No obstante, la frecuencia de gemelos ha seguido aumentando igual que la tasa de embarazos asociados a la inducción de la ovulación y estimulación de la ovulación. Gran parte de este aumento puede atribuirse a pacientes tratadas por no especialistas, y parte puede atribuirse al tratamiento demasiado diligente de especialistas que no controlan cuidadosamente a sus pacientes. Aunque las tasas de éxito y otros detalles de los tratamientos tipo FIV son controlados por los CDC, los tratamientos de fertilidad básicos no lo son, dejando que los profesionales no tengan ninguna responsabilidad frente a cualquier autoridad salvo sus pacientes. Si estás atenta, puedes reducir tu propio riesgo. Aquí explico algunos conceptos erróneos sobre los nacimientos múltiples que debes considerar mientras sigues el tratamiento.

- **Mito n.º 1: Los embarazos múltiples *no* son un riesgo.** Una de cada cinco parejas explica que preferiría tener un embarazo gemelar, según encuestas de pacientes. Eso sugiere la falta de conocimiento de los riesgos más altos asociados a los embarazos múltiples, como complicaciones del embarazo y bebés de bajo peso al nacer. Además, debido a los riesgos para los fetos de trillizos o embarazos de mayor número, muchas parejas se enfrentan a la terrible decisión de si deberían afrontar una reducción, afectando básicamente a uno o más embriones en desarrollo, para garantizar un nacimiento más seguro y una mejor salud para los otros dos.
- **Mito n.º 2: Sólo la FIV aumenta el riesgo de gestaciones múltiples.** De hecho, los tratamientos básicos causan un 40 por ciento de nacimientos múltiples. Habla con tu médico sobre el empleo de la ecografía y los análisis de sangre para controlar tu evolución y evitar la hiperestimulación ovárica durante *cualquier* tratamiento.

(Continúa)

Un bebé cada vez *(continuación)*

- **Mito n.º 3: Ver a un especialista en fertilidad (en vez del ginecólogo) aumenta el riesgo de embarazo múltiple.** Todo tratamiento de fertilidad puede aumentar el riesgo de tener un embarazo múltiple, pero, en general, un endocrinólogo de la reproducción titulado es el más adecuado para disminuir el riesgo al nivel más bajo posible. Sin embargo, existe una gran variación entre médicos, sean o no especialistas. Varios estudios sugieren que cuando la IO se combina con una inseminación intrauterina (colocar el semen directamente en el útero), las tasas de nacimientos múltiples varían del 5 al 29 por ciento por pareja. Creo que este amplio intervalo refleja el nivel de asistencia y habilidad del médico. Puedo garantizar, desde mi propia consulta, que es de promedio inferior al 5 por ciento de gemelos, y con una incidencia muy rara de trillizos (<0,05 por ciento) de todos los embarazos, que es posible alcanzar el objetivo de reducir las posibilidades de embarazos múltiples.

tenciar la maduración y la liberación de ovocitos fértiles —proceso conocido como *inducción de la ovulación* o *estimulación de la ovulación* (entra dentro del acrónimo IO)—. La inducción se utiliza en mujeres que no ovulan, y la estimulación se utiliza para aumentar el número de óvulos en mujeres que ovulan, en ambos casos con el fin de mejorar las opciones en la pareja de que un óvulo sea fecundado y se implante. Estos tratamientos funcionan al aumentar las hormonas que potencian el embarazo como FSH y LH. Muchas parejas que esperan un hijo utilizan sólo estos medicamentos, aunque necesiten varios intentos.

Sin embargo, estos tratamientos hormonales aumentan el riesgo de embarazos múltiples (gemelos, trillizos, cuatrillizos o quintillizos). Las gestaciones múltiples comportan un riesgo aumentado de parto prematuro, peso bajo al nacer, preeclampsia, diabetes gestacional y hemorragia puerperal. Para reducir el riesgo de gestaciones múltiples, mejorando, no obstante, la tasa de embarazos, la mayoría de especialistas en fertilidad controlará la respuesta de sus pacientes a las hormonas de la IO [inducción o estimulación de la ovulación] por ecografía, que mide el número de folículos que crecen y maduran adecuadamente. Algunos también piden análisis de sangre para confirmar el aumento de estradiol (las concentraciones aumentan a medida que maduran más folículos). Sin embargo, hay médicos que simplemente dan una receta a la paciente y una hoja de instrucciones para comprobar la ovulación y cuándo tener relaciones sexuales, pero no controlan los efectos de las hormonas, que pueden producir una hiperestimulación ovárica. Pienso que este tratamiento teórico es irresponsable, ya que puede producir embarazos múltiples, además de un trastorno peligroso conocido como *síndrome de hiperestimulación ovárica* (v. pág. 270). También es menos eficaz.

Existen varios fármacos para la IO. Por desgracia, tu decisión se basará en gran parte en cuánto puedes pagar. Existen algunas opciones que son claramente mejores que otras, aunque muchísimo más caras, y no todos los médicos o centros de fertilidad ofrecen algunas opciones. Describiré las opciones y daré una breve explicación de las ventajas e inconvenientes. He hecho primero una lista de los medicamentos orales porque tienden a ser más económicos, aunque también son menos potentes y pueden tener más efectos secundarios. *Mi consejo: los siguientes tratamientos de IO son un buen punto de partida para parejas con un FM1 o FM2, y para algunas parejas con un FM3, además de mujeres que utilizan semen de un donante. También son adecuados para mujeres con un FO1, FO2, FT1 o FT2, y algunas con un FT3, FU1 a FU3, y FE1 y FE2.*

El Dr. Greene responde

P: ¿Aumenta el clomifeno el riesgo de desarrollar cáncer?

R: No, pero es un problema común que se disparó con un estudio muy mal diseñado y ampliamente divulgado hace unos años. Los investigadores preguntaban a mujeres con cáncer de ovario si alguna vez habían tomado este fármaco. El problema es que es probable que algunas de las mujeres que tomaron clomifeno para la infertilidad nunca hayan quedado embarazadas. Tener un hijo nunca aumenta el riesgo de cáncer de ovario en la mujer, porque el embarazo protege frente a esta enfermedad. De forma que nunca quedó claro si el mayor riesgo detectado en el estudio se debía al clomifeno, o a que el grupo de estudio tenían un número medio superior de mujeres que nunca había tenido hijos. Desde entonces los estudios no han conseguido confirmar un aumento del riesgo cuando hubo un ajuste adecuado de todos los factores de riesgo.

DATO DE FERTILIDAD
Resistencia al clomifeno

Los resultados de muchos estudios muestran que un 50 por ciento de mujeres ovulará con una dosis de 50 mg de clomifeno. Al aumentar la dosis a 100 mg en las que no responden inicialmente, la tasa de ovulación aumenta al 75 por ciento. Cuando se combina con la inseminación intrauterina, la inducción de la ovulación satisfactoria con clomifeno produce una tasa de embarazo de entre el 15 y el 20 por ciento por ciclo. En cuatro ciclos, la mayoría de pacientes que concebirían con clomifeno lo habrán hecho. No obstante, un 25 por ciento de las parejas que se predijo respondería no lo hace (una situación llamada *resistencia al clomifeno*).

Muchas mujeres con PQO son resistentes al clomifeno. En mujeres con sobrepeso u obesas, perder un 5 por ciento del peso con frecuencia mejorará la respuesta al clomifeno, igual que tomar metformina. Si ninguna de estas opciones es satisfactoria o atractiva, la recomendación estándar es pasar a una opción terapéutica más cara.

No estoy de acuerdo con este método y sugiero que en vez de ello consideres una tanda de un mes de anticonceptivo oral. En un estudio se encontró que cuando las mujeres con resistencia al clomifeno tomaban anticonceptivos orales durante un mes, seguido de un ciclo de 100 mg de clomifeno, la tasa de ovulación era del 71 por ciento. De las mujeres que repitieron el clomifeno sin otro tipo de anticonceptivo, sólo ovularon un 8 por ciento, demostrando que equilibrar las hormonas el mes anterior mejora la respuesta de los folículos. Más de la mitad de las mujeres que respondieron utilizando anticonceptivos orales entre ciclos de clomifeno se quedaron embarazadas en seis ciclos de tratamiento.

***Clomid* y *Serophene* (estradiol biolimitado).** Estos medicamentos (nombre genérico: clomifeno) son los fármacos de estimulación ovárica más utilizados. Bloquean los receptores estrogénicos en el cerebro, igual que una llave sin tallar puede entrar en una cerradura pero no abrirla. Con ello, impiden básicamente que el estradiol producido por los ovarios alcance el cerebro, dando al cerebro la falsa impresión de que las concentraciones de estradiol son bajas. En respuesta, el cerebro libera FSH y LH extra, que estimulan la producción de más estradiol y reclutan más folículos para madurar en los ovarios. Normalmente, se administra un comprimido de 50 mg al día durante 5 días, empezando del día 3 al 5 del ciclo menstrual. Debes realizarte una ecografía el día 12 del ciclo menstrual —justo antes de la ovulación— para determinar si has respondido adecuadamente a la medicación. Deberían formarse de 2 a 4 óvulos maduros. Si no, se aumenta el clomifeno durante el siguiente ciclo para tener una respuesta más clara. *Ventajas:* el clomifeno es económico, cuesta unos 40 a 50 dólares [de 27 a 34 euros] por ciclo y se toma por vía oral. *Inconvenientes:* muchas mujeres se encuentran mal porque desencadena síntomas similares a los de una menopausia leve, como sofocos, cambios de humor e insomnio. Sólo raramente puede inducir alteraciones visuales temporales. Además, es difícil predecir la dosis correcta en cada mujer, indicando que quizá tengas que repetir el procedimiento varias veces antes de encontrar la dosis que puede estimular tus óvulos. Algunas mujeres, como la mayoría de pacientes con una PQO, no responderán nunca. Por último, si lo tomas 1 día demasiado tarde, puede bloquear la implantación. *Mi consejo: cualquiera de las hormonas inyectables bioidénticas o biosimilares que enumero a continuación son mejores que el clomifeno, pero el precio más asequible de éste hace que sea más atractivo que otros.*

¿Sabías que?

Tomar un anticonceptivo oral durante 1 mes entre los ciclos de inducción de la ovulación puede mejorar sustancialmente la tasa de éxito?

***Femara* (estradiol bioantagonista).** Habitualmente no recomiendo este fármaco por los problemas de seguridad que han surgido recientemente. En el 2006, el fabricante de Femara emitió una advertencia de que este fármaco no debía utilizarse para la IO por un riesgo potencialmente elevado de defectos congénitos. En un estudio más extenso se analizó si éste era un hallazgo real, pero recomiendo evitar este fármaco hasta que no se haya investigado completamente el problema. Femara se ha popularizado en los últimos años como forma de disminuir la cantidad de estradiol producido por los ovarios en vez de bloquear los receptores en el cerebro. Igual que con el clomifeno, el cerebro es engañado para que libere una mayor cantidad de FSH. La dosis habitual es de 2,5 a 5 mg al día (1 o 2 comprimidos) de los días 3 a 8 del ciclo. *Ventajas:* normalmente se desarrollan de 1 a 3 ovocitos maduros. Femara tiene menos efectos secundarios que el clomifeno. Otra investigación sugiere que puede tener una tasa de embarazo similar al clomifeno, pero

Síndrome de hiperestimulación ovárica

La complicación potencialmente más grave de la inducción de la ovulación es el *síndrome de hiperestimulación ovárica (SHEO)*, una respuesta exagerada de los ovarios a la manipulación hormonal. Se produce en el 3 por ciento de las mujeres tratadas con inyectables y parece desencadenado por la HCG, la hormona del embarazo (una réplica de la LH que se utiliza para desencadenar la ovulación). Después de la inyección, las concentraciones de HCG aumentan, pero luego se reducen, salvo que la mujer se quede embarazada, momento en el que empezará a producir más HCG. En algunas mujeres, la HCG alta produce la hormona VEGF (factor de crecimiento endotelial vascular), que causa distensión abdominal intensa, retención de líquidos y un mayor riesgo de coágulos de sangre. En los casos más graves, puede requerir hospitalización, e incluso monitorización en la unidad de cuidados intensivos. Aunque esta dolencia no siempre puede prevenirse, conocer los factores de riesgo y controlar cuidadosamente la respuesta a los fármacos de IO reducirá notablemente las posibilidades de desarrollarlo e impedir que progrese si se detecta pronto (en las dos primeras semanas después de tomar estos fármacos).

Los síntomas sí importan. Los primeros signos de un SHEO son molestias en el abdomen bajo o pelvis, náuseas leves, vómitos y diarrea. Si ganas más de 1 kg al día, notas un aumento de tu cintura u orinas menos, puedes estar sufriendo una reacción grave, de forma que tienes que avisar inmediatamente al médico.

El riesgo de desarrollar un SHEO aumenta si te quedas embarazada y:

- tienes una PQO.
- utilizas dosis altas de fármacos inyectables para inducir la ovulación.
- la concentración de estradiol es alta.
- tienes menos de 25 años.
- pesas menos de lo normal.
- has tenido un SHEO antes.

con una menor incidencia de embarazos múltiples. *Inconvenientes:* actualmente no es seguro tomarlo.

***Follistim, Gonal-F* (FSH bioidéntica).** Éste es mi tratamiento preferido porque está fabricado en un laboratorio estéril y es idéntico a la FSH natural, haciendo que sea el método más seguro. Más que engañar al cerebro, la FSH bioidéntica simplemente indica a tus ovarios que descarguen más ovocitos para madurar. Se os enseña a ti y a tu pareja a inyectarte en casa una jeringa premezclada con una aguja muy pequeña. Normalmente te pondrás las inyecciones diarias justo debajo de la piel (subcutánea) durante 7 a 9 días. *Ventajas:* no perderás ningún ciclo si te equivocas de dosis, como sucede si tomas clomifeno, porque tu respuesta puede controlarse por ecografía (y ocasionalmente un análisis de sangre), y el médico puede ajustar la dosis o seguir utilizando el fármaco hasta que haya madurado el número ideal de folículos. *Inconvenientes:* es un fármaco potente y sólo deberías utilizarlo bajo la supervisión de un médico experto con objeto de minimizar el riesgo de gestación múltiple y un síndrome de hiperestimulación ovárica muy grave (v. el recuadro de la pág. 270). Igual que sucede con la mayoría de inyecciones, puede producirse un hematoma localizado, enrojecimiento, dolor o picor en el lugar de inyección. Por desgracia, este tratamiento inyectable es bastante más caro que el clomifeno: cuesta de 500 a 600 dólares (de 340 a 410 euros) por ciclo. *Mi consejo: con frecuencia recomiendo una pauta de dosis más conser-*

El momento adecuado lo es todo

A veces encontramos que la «ventana fértil» puede producirse en un momento inadecuado. Por ejemplo, durante un ciclo de tratamiento de fertilidad de una pareja a la que estaba tratando, el marido fue llamado para formar parte de una brigada para apagar un incendio de malezas en otro estado. Dado que los ovarios de la mujer ya respondían al Follistim, disminuí la dosis para intentar retrasar su respuesta en vez de abandonar el ciclo, dado que su marido volvería a casa más o menos en un día. Le sugerí que utilizara el bioantagonista Antagon, que bloquea la liberación de LH, para retrasar su ovulación. Su marido volvió un par de días después, de forma que desencadenamos la ovulación y seguimos con la inseminación intrauterina tal como habíamos planeado. La concepción fue un éxito y ella dio a luz a un bebé sano.

Caso real

Cuando conocí a Kristin, de 28 años, y a Stephen, de 32, ya estaban frustrados. Recientemente habían sabido que el médico que les había dirigido el tratamiento durante más de 1 año no era especialista en fertilidad, como les había dicho. Les diagnosticaron una infertilidad inexplicada, y ya habían pasado por 6 tandas de inducción de la ovulación con clomifeno. Ninguno resultó.

Después de obtener una historia clínica completa, les expliqué que Kristin tenía una PQO. Le sorprendió que su médico anterior hubiera pasado por alto el diagnóstico. Le receté metformina y que siguiera el programa Equilibrio Perfecto, y sugerí que intentaran concebir por su cuenta durante 6 meses mientras los ovarios de Kristin respondían al nuevo medio hormonal. Es comprensible que Kristin estuviera impaciente por empezar inmediatamente el tratamiento, de forma que les dije que me llamaran a la consulta después de que empezara el siguiente ciclo menstrual. Nuestro plan era que siguiera el tratamiento con metformina y utilizar FSH bioidéntica para inducir la ovulación. También acordamos incluir la inseminación intrauterina (IIU).

Kristin concibió durante el primer ciclo de tratamiento, pero a la quinta semana abortó. Le receté un anticonceptivo oral durante varios meses para dejar que su cuerpo se recuperara totalmente. Aunque intenté hacerle ver que su éxito inicial era un motivo para estar optimista sobre el pronóstico, podía palpar su creciente desesperación. Intentamos otros dos ciclos de IO/IIU, durante los que su frustración y estrés reaparecieron. Aunque les recordé que Kristin sólo había seguido 1 programa para equilibrar la insulina durante unos meses y no notaría todos los beneficios durante al menos otros 3 meses, querían intentar un tratamiento más intensivo, como la FIV. Claramente sentía que debían esperar y les sugerí que buscaran una segunda opinión de otro endocrinólogo de la reproducción. La segunda opinión confirmó el diagnóstico de PQO de Kristin y les dijo que la IO/IIU era adecuada. Reconoció que la FIV era una buena opción para ellos, pero coincidió en que era un poco prematuro abandonar el método que yo había recomendado. Continuamos como antes. En el siguiente ciclo, Kristin quedó embarazada. Seguir el programa Equilibrio Perfecto durante algo más de tiempo pudo haber sido una de las cosas más importantes que ella hizo para concebir. Siguió tomando metformina para mantener el equilibrio hormonal durante el embarazo. Dio a luz a un niño sano pocos días después de la fecha prevista de parto.

---

vadora que algunos especialistas en fertilidad. Utilizo una estimulación ovárica leve para hacer madurar algunos ovocitos de calidad muy alta, que tienen más probabilidades de ser fecundados e implantarse (según su aspecto microscópico), más que madurar una docena de ovocitos menos fértiles, como hacen otros especialistas.

***Bravelle, Fertinex* (FSH biosimilar).** Son formas purificadas de FSH que se extraen de la orina de mujeres menopáusicas. Se inyecta una o dos veces al día de forma similar a la FSH bioidéntica y también requiere un control ecográfico. El fármaco se continúa el tiempo necesario para tener el número deseado de folículos para madurar. *Ventajas:* no es tan cara como la FSH bioidéntica. *Inconvenientes:* se envasa en viales individuales que requieren mezclar y diluir la medicación antes de inyectarla. También es algo menos potente que la formulación bioidéntica, y puede provocar reacciones alérgicas leves porque es producida por otra persona.

***Humegon, Pergonal, Repronex* (FSH y LH biosimilares).** Estas formulaciones se extraen y purifican de la orina de mujeres menopáusicas. Son medicaciones desfasadas, que raramente receto. Pero son una opción para un número limitado de mujeres que no producen LH suficiente para desencadenar adecuadamente la producción de estradiol, como mujeres con anorexia o con una pérdida de función hipofisaria. *Ventajas:* son los inyectables más baratos utilizados para potenciar el desarrollo de los óvulos. *Inconvenientes:* tendrás que mezclar y diluir el fármaco antes de usar. Humegon y Pergonal requieren una inyección intramuscular y, por tanto, son de difícil autoadministración. También tienden a ser menos potentes que la FSH biomédica. *Mi consejo: recomiendo pasar de este fármaco antiguo y difícil de usar y utilizar Menopur, descrito a continuación, si no produces suficiente LH.*

Nuestra historia

Robert: Una razón por la que creía firmemente que Kristin tenía que intentar de nuevo la inducción de la ovulación antes de continuar con la FIV era que realmente me identifiqué con su experiencia. Aunque nuestros detalles eran diferentes, parecían seguir el mismo camino. Cuando Kristin llegó a nuestra consulta como paciente nueva, Morgan acababa de abortar. Luego Kristin se quedó embarazada, pero también abortó cinco semanas después. La profunda decepción de Kristin me hizo querer explicarle por lo que Morgan y yo habíamos pasado, pero no pude porque no le habíamos contado a nadie nuestros intentos de tener un hijo. Justo cuando Kristin abortó, Morgan y yo habíamos tomado la decisión de realizar una FIV. Y justo después de fallar nuestro ciclo de FIV, Kristin empezó a expresar su frustración con la IO y su deseo de intentar la FIV. Realmente quería evitarles el gasto y las complicaciones de someterse a un ciclo de FIV innecesario igual que nosotros, de forma que les recomendé una segunda opinión. Cuando Kristin volvió a la consulta para reanudar el tratamiento de IO, quedó embarazada. Meses después, Morgan concibió, y tanto ella como Kristin llevaron sus embarazos a término. Juntos, estos embarazos me convencieron aún más de que saltar en un tratamiento al siguiente nivel no siempre es el mejor paso que seguir después del fallo de un ciclo o de un aborto.

***Menopur* (FSH y LH biosimilares).** Es una forma más purificada de las preparaciones biosimilares anteriores, y también contiene una dosis estandarizada de cantidades iguales de FSH y LH. *Ventajas:* dada su cuidada elaboración, este tratamiento es más potente que Humegon, Repronex y Pergonal. También se administra por vía subcutánea, no intramuscular. *Inconvenientes:* tendrás que mezclar y diluir la medicación antes de usar. También tiende a ser más cara.

***Novarel, Ovidrel, Pregnyl, Profasi* (LH biosimilar).** Estos tratamientos se utilizan habitualmente para desencadenar la ovulación después de que uno de los productos de la FSH o el clomifeno haya estimulado a los ovarios para producir la cantidad deseada de óvulos maduros. Proceden de la orina de mujeres embarazadas, porque la orina contiene la hormona HCG, que es una copia casi igual de la LH, la hormona que desencadena la ovulación. El fármaco se inyecta normalmente en la consulta del médico después de la última ecografía. Muchas mujeres ovularán unas 36 horas después de la inyección. Dado que esta hormona circula por el torrente circulatorio durante días después de la inyección, también ayuda a estimular la producción precoz de testosterona por los ovarios después de la ovulación, un extra que ayuda a la implantación. Aunque no es necesario utilizar una LH biosimilar para la ovulación, es importante de cara a la cronología si te planteas una inseminación o una recuperación de óvulos.

***Luveris* (LH bioidéntica).** Este producto es nuevo y la mayoría de especialista en fertilidad aún están adquiriendo experiencia sobre su empleo. Aunque algunos ya lo han aceptado porque es una hormona bioidéntica y, por tanto, más segura que la LH biosimilar, existen datos que sugieren que puede no ser tan eficaz, pero el debate continúa. *Mi consejo: averigua por qué tu médico recomienda este tratamiento, porque aún estamos en el proceso inicial de evaluación de este producto.*

***Antagon (ganirelix), Cetrotide* (LH bioantagonista).** Estos medicamentos bloquean la liberación de FSH y LH del cerebro a los ovarios. Se utilizan habitualmente para retrasar la ovulación cuando se programan procedimientos, además de reducir el riesgo de síndrome de hiperestimulación ovárica en mujeres predispuestas. El tratamiento comporta una inyección diaria hacia el día 8 del ciclo menstrual. *Mi consejo: he encontrado que ajustando cuidadosamente la dosis de las formulaciones de FSH, raramente he tenido que utilizar esta medicación para inducir la ovulación o en ciclos de estimulación, aunque las he utilizado para retrasar la ovulación si una pareja sabe a mitad de ciclo que estarán separados durante la ventana fértil y tiene que retrasarse la ovulación. Se utilizan principalmente en ciclos de TRA.*

¿Sabías que...

He dejado de utilizar el término «inseminación artificial», el término antiguo para la inseminación intrauterina, porque implica que estamos haciendo algo no natural en vez de intentar aumentar la reproducción espontánea?

Inseminación intrauterina

La mayoría de especialistas en fertilidad recomienda la inseminación intrauterina (IIU) siempre que una pareja se somete a una inducción de la ovulación para optimizar sus resultados al menor coste posible. Incluso si el seminograma de tu pareja indica que tiene un factor masculino 1 o supuestamente fértil, vale la pena hacer la inseminación para esquivar cualquier factor de semen no identificado, porque el seminograma tiene sus limitaciones y no analiza cómo interaccionará el semen con el cuello uterino, el útero o las trompas de Falopio.

La IIU es mejor que el coito porque la tasa de éxito es más alta. Los avances en los procedimientos que preparan la muestra son una ventaja. Como he descrito en el capítulo 8, cada vez que un hombre eyacula, parte de su semen es muy activo y saludable, pero parte está muriendo y parte ya está muerto. Y más de la mitad de los espermatozoides normalmente tienen un aspecto anormal. En cambio, cuando tu pareja lleva la muestra al centro de fertilidad, el proceso de preparación del semen aísla todos los espermatozoides sanos, activos y normales y descarta el resto.

Una vez separado este grupo de élite, pasa por un proceso llamado *lavado de espermatozoides*, que comporta eliminar el semen, que contiene

Una ayuda de la viagra

No es infrecuente que un hombre tenga problemas para tener una erección, por no hablar de la eyaculación, cuando nota la presión de alguien que espera su muestra. Muchos hombres son conscientes de su nivel de confort y su rendimiento en estas circunstancias, y las clínicas de fertilidad tienen en cuenta que un hombre pida una pequeña ayuda farmacológica para aumentar la erección cuando es necesario.

La Viagra y otros han sido muy populares en los últimos 10 años, y muchas personas se han acostumbrado a hablar de su uso como pasatiempo. Por desgracia, las clínicas de fertilidad no siempre piensan en ofrecer estos fármacos a los pacientes antes de programar una IIU. Si tu pareja está preocupada por el hecho de no poder dar una muestra, sugiérele que hable de esta opción con el médico. De estas medicaciones, recomiendo Cialis [tadalafilo] a mis pacientes. Empieza a funcionar ya a los 30 minutos y dura unas 36 horas. En consecuencia, un comprimido de 10 mg es todo lo que la mayoría de hombres necesita, incluso si el plan es para dos inseminaciones.

productos químicos que te pueden causar calambres intensos si entran en tu útero (durante el coito, el semen no entra en el útero de la mujer, sólo lo hace el espermatozoide). Los espermatozoides también se bañarán en un líquido que potencia su capacidad de nadar hacia los óvulos en espera y los protege frente a radicales libres perjudiciales.

Recomendación del Dr. Greene

La inseminación intrauterina (IIU) ha sido parte del tratamiento de fertilidad durante más de 50 años, pero al principio no había buenos métodos para separar los espermatozoides del semen. De forma que colocaban la muestra en el cuello uterino de la mujer, un proceso llamado *inseminación intracervical (IIC)*, para minimizar las molestias a la mujer y el riesgo de que se desarrollara una infección con el uso de la IIU. Las técnicas modernas para preparar el semen y el uso de catéteres especiales han hecho que la IIU sea un procedimiento seguro, eficaz y cómodo. De hecho, los estudios demuestran que la IIU es de 3 a 5 veces más eficaz que la IIC. Si estás planeando la inseminación, te recomiendo la IIU, no la IIC.

Por último, la muestra se coloca en el útero con un catéter largo y flexible. Me han dicho que este procedimiento, como la citología vaginal, es algo incómodo pero indoloro. En unos minutos, el espermatozoide llegará al puerto seguro de las trompas de Falopio (con inducción o estimulación de la ovulación, los dos ovarios ovulan). Algunos centros de fertilidad recomiendan realizar dos inseminaciones con 24 horas de diferencia, mientras que otros centros sólo sugieren una con la idea de que tengáis relaciones sexuales al segundo día. Mi recomendación varía según la historia individual de cada pareja. *Mi consejo: recomiendo incluir una IIU en cualquier tratamiento para factores femeninos que no requieren técnicas reproductoras avanzadas según el nomograma (FO1 a FO3, FT1 a FT2 y, ocasionalmente, FT3, FU1 a FU3 y FE1 a FE2). También es adecuado para FM1 a FM2, además de FM3, si pueden aislarse como mínimo 5 millones de espermatozoides activos de la muestra durante el lavado de espermato-*

Inseminación de donante (IIU-D)

Si no tienes pareja o si tú y tu pareja habéis decidido no utilizar su semen, puedes necesitar un donante de semen. La industria de los bancos de semen está regulada y controlada por la FDA, de forma que estad tranquilos, ya que cada donante es cuidadosamente examinado a través de un proceso de cribado médico, genético y psicológico. Estos bancos también limitan el número de niños producidos a partir de un único donante. Si necesitas un donante de semen anónimo, pídele a tu médico que te recomiende una empresa. Animo a mis pacientes a ponerse en contacto con el California Cryobank (www.cryobank.com; www.criobanco.com en español). Existe desde hace unos 30 años y es una organización de servicios integrales de impecable reputación. El semen puede enviarse a todo el país.

zoides. Si no, será mejor que consideres las opciones de TRA como primera línea de tratamiento.

Soporte luteínico

Existen muy pocos datos sobre la necesidad del *soporte luteínico*, el suplemento de progesterona para ayudar a hacer que el endometrio sea fértil, después de la inducción y estimulación de la ovulación. Por tanto, muchos especialistas en fertilidad hacen recomendaciones basándose en su opinión personal y su propia interpretación de la ciencia disponible. Algo que sí sabemos es que el patrón de fluctuaciones hormonales de incluso las mujeres más fértiles puede variar sustancialmente de un mes a otro, de forma que todas pueden tener una deficiencia de la fase luteínica de vez en cuando. La adición de los efectos extra hormonales de los diferentes medicamentos utilizados durante el tratamiento de IO puede ser el motivo por el que muchas mujeres pueden necesitar un refuerzo de progesterona para equilibrar los efectos de unas concentraciones altas de estradiol no natural en el endometrio. El objetivo es minimizar los desequilibrios hormonales para reducir la posibilidad de embarazos múltiples. Progesterona y estradiol trabajan de forma yin y yang. Unas concentraciones de progesterona bajas (menos de 20 ng/ml) durante la semana siguiente a la ovulación se asocian a una tasa significativamente menor de implantación satisfactoria.

Individualizo mi recomendación a cada paciente según su historia, tratamiento y preferencias. Dado que la ciencia no puede aportar pautas definitivas, habla detalladamente del soporte luteínico con tu médico. Si decides utilizar algún suplemento, te aconsejaría utilizar un preparado bioidéntico aprobado por la FDA para evitar cualquier efecto adverso en tu hijo. La progesterona bioidéntica es indistinguible de la progesterona producida por el cuerpo y no causará ningún problema, salvo los efectos secundarios comunes de la progesterona (distensión abdominal, hipersensibilidad mamaria, estreñimiento y fatiga).

Prometrium (progesterona bioidéntica) es una cápsula comercializada en dosis de 100 o 200 mg. La dosis puede ajustarse para mantener la concentración por encima de 20 ng/ml durante al menos dos semanas después de la inseminación, momento en el que puede realizarse una prueba de embarazo para confirmar si estás embarazada. *Mi consejo: prefiero esta forma de progesterona para mujeres que necesitan soporte luteínico. Sin embargo, si eres alérgica a los cacahuetes, no es para ti porque está incluido en una base de aceite de cacahuete. Si te notas muy cansada, mareada o con cambios de humor inaceptables por esta medicación, te recomiendo que intentes utilizarlo como cápsula vaginal. Se absorberá en el útero, pero llegará menos al cerebro para desencadenar los síntomas.*

Crinone, Prochieve y Endometrin (progesterona bioidéntica) son preparados vaginales insertados con un aplicador. En mujeres con síntomas excesivos debidos a los comprimidos de progesterona, este método se tolera mejor. *Mi consejo: la desventaja es que los análisis de sangre no son exactos para evaluar si la dosis es suficiente. La investigación muestra que con un gel se absorbe mucha más progesterona en el revestimiento uterino que la que se determina en el torrente circulatorio. Este producto tiende a ser más caro que las cápsulas.*

Saber cuándo es el momento para continuar

No has perdido el tiempo si has aprendido algo de un tratamiento que ha fallado. Te recomiendo que empieces con el tratamiento más económico que se ajuste a tu situación, según los factores de fertilidad y el nomograma de la página 255. Una vez elegido el camino que seguir, haz al menos tres intentos justificados antes de continuar; los datos muestran que al tercer intento, la posibilidad estadística de éxito es tan alta como lo era en el primer intento. Pero al cuarto, quinto y sexto intento, la tasa de éxito es cada vez menor. Por ejemplo, una vez que has ovulado con clomifeno, completa tres ciclos y luego considera si te gustaría intentar uno o dos ciclos más, o pasar a tratamientos de reproducción avanzados. Sin embargo, si no consigues ovular con clomifeno solo, al menos has aprendido que eres resistente al mismo y que puedes considerar un tratamiento combinado, o pasar a fármacos inyectables más potentes.

Periódicamente, vale la pena sentarte con el especialista en fertilidad y repasar tu plan si ha fallado. Considera si hay algún factor de fertilidad que quizá no se ha evaluado completamente. De ser así, puede haber llegado el momento de pasar a las técnicas de reproducción avanzadas del siguiente capítulo.

14

Tratamientos de reproducción avanzados

En los últimos 30 años, en Estados Unidos han nacido 3 millones de niños con la ayuda de un TRA. Debido a su éxito y a su creciente popularidad, ya no se piensa en estos procedimientos como el último recurso para parejas desesperadas, sino como parte del proceso de tener hijos cuando los pasos previos han fallado. Pero a veces sus tasas de éxitos tan divulgadas también llevan a las parejas a seguir procedimientos avanzados sin antes haber agotado las opciones menos invasivas. Demasiadas personas eligen el TRA por sus sentimientos de desesperación mezclados con la urgencia, más que la necesidad, de tener hijos. Quiero recordarte que la mayoría de parejas puede conseguir el embarazo con el equilibrio hormonal y tratamientos de fertilidad básicos. Dicho esto, acepto que algunas parejas necesitan un TRA para tener hijos. Mi objetivo en este capítulo es mejorar el conocimiento de estos procedimientos de alta tecnología, además de centrarme en los beneficios del equilibrio hormonal como complemento del TRA, para disminuir tus gastos, mejorar la tasa de embarazo y aumentar al máximo las posibilidades de tener un bebé sano.

FIV: el nacimiento de una nueva tecnología

Desde 1978, cuando se concibió el primer «bebé probeta» en una placa de Petri en Inglaterra, el tratamiento de la infertilidad ha pasado a ser una industria entera. En 2006, había más de 400 clínicas de FIV en Estados Unidos que realizaron casi 110.000 procedimientos. Se calcula que uno de cada 80 bebés estadounidenses nace actualmente por FIV.

Desde la aparición de la FIV, las tasas de éxito han crecido constantemente. En 1996, cuando se pidió por primera vez a los centros de fertilidad que publicaran sus tasas de éxito a una agencia central, la tasa de nacimientos vivos era del 28 por ciento, y en 2004, había aumentado hasta el 34 por ciento. Sin embargo, las estadísticas muestran que las tasas de éxito alcanzaron una meseta hacia el 2002, pero se ha producido una mejora continua en algunos subgrupos de pacientes con el perfeccionamiento de los procedimientos. Por ejemplo, en mujeres de menos de 35 años, la tasa de nacimientos vivos era del 53 por ciento por transferencia de embriones cuando sólo se transferían 2 embriones por ciclo, sugiriendo que los intentos de disminuir la tasa de embarazos múltiple utilizando menos embriones también mejoraría las tasas de éxito. Vemos que estas tasas de éxito pueden mejorar con la mejora de la nutrición de los embriones en el laboratorio y el desarrollo de técnicas que nos permiten seleccionar el o los dos embriones más sanos para transferir.

¿Sabías que...

Menos del 15 por ciento de las parejas con infertilidad necesita un TRA para lograr su objetivo de tener sus propios hijos biológicos?

TRA: los tratamientos

Existen diferentes tipos de TRA, como evidencia la siguiente sopa de letras de acrónimos. Tus opciones pueden limitarse a las practicadas en tu

Ser responsable

Actualmente, los TRA están bajo la supervisión reguladora de los CDC con la ayuda de la *Society for Assisted Reproductive Technology* (SART, Sociedad de Tecnología de Reproducción Asistida). El rápido crecimiento y la competencia entre centros de fertilidad llevó al Congreso a aprobar la *Fertility Clinic Success Rates and Certification Act* (ley sobre tasas de éxito y certificación de clínicas de fertilidad) en 1992, dando lugar a la supervisión independiente del control de calidad y el control de las tasas de éxito anunciadas. Actualmente, cada ciclo se comunica al inicio y es controlado hasta el final por esta organización conjunta para garantizar la precisión de las tasas de nacimientos vivos derivadas de la tecnología actual. Los resultados más actuales, de 2004, que incluyen los resultados específicos de cada clínica, se encuentran en http://www.cdc.gov/art.

centro de fertilidad, pero intenta familiarizarte con cada procedimiento para tener una amplia idea de los que existen.

FIV (fecundación in vitro). Aunque perfeccionada durante años, la FIV sigue siendo básicamente igual que hace 30 años. Pasas por un ciclo de preparación en el que primero se suprime la ovulación para obtener el control hormonal, seguido de una estimulación de la ovulación para tener tantos óvulos sanos para madurar como sea posible. Cuando tu respuesta es máxima, recibes una inyección para simular la señal de la LH a los óvulos, para completar el paso final de la maduración (dividir los cromosomas de 46 a 23, para que puedan combinarse con el espermatozoide de tu pareja). Luego, antes de la ovulación, se programa un procedimiento para recuperar cada óvulo de tus ovarios utilizando una aguja larga y bajo control ecográfico. Estos óvulos luego se colocan en una placa de Petri junto con un número definido de espermatozoides preparados (normalmente de 25.000 a 250.000) de tu pareja. Se suspenden en una solución enriquecida que simula el líquido interior de una trompa de Falopio sana y se dejan incubar en un ambiente de oxígeno reducido. Al cabo de 16 a 20 horas se retiran y examinan en busca de signos de fecundación. Un óvulo fecundado (cigoto) tiene dos estructuras distintas tipo yemas llamadas *pronúcleos*. Cada cigoto luego se vuelve a colocar en el incubador hasta que es transferido al útero de la mujer mediante un procedimiento llamado transferencia de embriones (v. pág. 284), o se congelan y guardan para un futuro embarazo. *Mi consejo: la FIV es necesaria en mujeres con un FT4 dado que es la única forma de que se encuentren un óvulo y un espermatozoide. También la recomiendo para mujeres con un FE3 o FE4, pero si no has logrado concebir después de 4 a 6 intentos de inducción o estimulación de la ovulación con IIU, entonces éste es el siguiente paso, independientemente de los factores, incluso aunque tengas sólo un FM1, FO1, FT1 y FU1.*

TIG (transferencia intratubárica de gametos). Este procedimiento se salta la placa de Petri y simplemente coge los óvulos recuperados del ovario de una mujer y los transfiere junto con los espermatozoides de la pareja directamente a las trompas de Falopio. Ganó popularidad a final de los años ochenta, cuando las técnicas de incubación no eran tan eficaces, y en ese momento formaban el 25 por ciento de los procedimientos de TRA. Las tasas de éxito realmente superaron a las de la FIV hasta 1995, momento en el que aumentó el éxito de la FIV. No recomiendo la TIG; actualmente es más cara y más invasiva que la FIV, porque requiere una laparoscopia para colocar los óvulos y los espermatozoides en las trompas de Falopio. Aunque las tasas de éxito se mantienen constante en el 35-40 por ciento (en mujeres de 35 años o menores), la TIG se incluye en menos del 1 por ciento de los procedimientos de TRA actualmente. En el 2005, se realizaron sólo 340 procedimientos de TIG en Estados Unidos.

TE (transferencia de embriones). Este es el paso final en un tratamiento de FIV. De 2 a 3 días después de la fecundación, cada embrión está formado por 4 a 10 células agrupadas en un racimo sólido, como una frambruesa microscópica. Aún contiene la zona pelúcida, la membrana dura. Según tu edad y el aspecto de los embriones, el médico colocará de 1 a 3 embriones en un catéter blando estéril y los transferirá a tu matriz. Este procedimiento indoloro es similar a la citología vaginal en la que se coloca un espéculo en la vagina para exponer tu cuello uterino. Luego se pasa el catéter blando hacia la matriz y, con una mínima cantidad de líquido, se transfieren los embriones al endometrio. *Mi consejo: muchos centros realizan la TE bajo control ecográfico para colocar el embrión en la mejor posición posible en el útero. Las pruebas acumuladas sugieren que esto mejora las tasas de implantación.*

El Dr. Greene responde

P: ¿Puedo tomar analgésicos durante la recuperación de los óvulos?

R: La mayoría de centros de FIV ofrecen medicación para el dolor a las pacientes que lo piden y, con franqueza, la mayoría lo hace. Aunque el procedimiento normalmente dura sólo de 10 a 15 minutos, puede ser doloroso y es importante que estés quieta. Por estas razones, habitualmente recomiendo la anestesia general de acción corta, pero algunos centros sólo ofrecen anestesia local y/o medicación analgésica intravenosa.

IICE (inyección intracitoplasmática de espermatozoides). Se han desarrollado varias adaptaciones de la FIV básica, ampliando la lista de problemas que pueden tratarse con TRA. La IICE fue el primer procedimiento con éxito creado para tratar la infertilidad por factor masculino (factor masculino 4). En la FIV estándar, miles de espermatozoides se colocan cerca del óvulo en una placa de Petri y se deja que se produzca la penetración del óvulo sin ayuda. En la IICE, un único espermatozoide sano se coloca físicamente bajo la capa dura o zona pelúcida de cada óvulo para favorecer la fecundación. La IICE originalmente se desarrolló para hombres con problemas como una vasectomía previa, ausencia de conductos deferentes, un número de espermatozoides excepcionalmente bajo y mala morfología o motilidad, o para parejas sometidas a un ciclo de FIV previo sin que ninguno de los óvulos fuera fecundado con éxito. Los centros de fertilidad son tan diestros en seleccionar los espermatozoides y realizar este procedimiento sin dañar el óvulo, que actualmente el 80 por ciento de los óvulos inyectados se convierten en embriones. Debes tener en cuenta que no todas las parejas lo necesitan, y que no es probable que mejore la tasa de éxito si no lo necesitas.

Nuestra historia

Robert: Cuando nos planteamos el ciclo de TRA, nuestro especialista en fertilidad, animado por el éxito de la IICE en su centro, nos animó encarecidamente a añadirla a nuestro ciclo programado. Nosotros no teníamos ningún factor masculino ni éramos candidatos reales para el procedimiento. Como colega, le dije que no, gracias. Le expliqué que proporcionaría información diagnóstica útil para ver si los óvulos de Morgan fecundaban sin una IICE y podría servir de guía para futuros ciclos. Respetó nuestra decisión y seguimos con la FIV estándar.

La IICE comporta algunos riesgos. Un 5 por ciento de los óvulos recuperados se dañan durante la inserción del espermatozoide y no se desarrollarán. También existe un riesgo ligeramente aumentado de tener un hijo con una anomalía de los cromosomas sexuales, X o Y. Esto se produce en el 0,8 por ciento (el 8 por mil) de los niños nacidos por IICE, en comparación con el 0,2 por ciento (el 2 por mil) de los niños nacidos por

Caso real

Isabelle, de 34 años, había sufrido una endometriosis durante casi 10 años y soportado ciclos infinitos de dolor, cirugía y otros intentos para controlar la enfermedad. Cuando los conocí, a ella y a su marido Simon, de 37 años, ella había sufrido 5 intervenciones y 3 ciclos de Lupron, un supresor ovárico que causa síntomas de menopausia, pero volvía a tener dolor. Vinieron a mi consulta porque querían tener un hijo y ella estaba considerando una histerectomía después del parto para resolver sus molestias.

Después de revisar sus historias y pruebas, vi que la reserva ovárica de Isabelle había disminuido por las múltiples intervenciones quirúrgicas. Tenía una endometriosis en estadio 3 (moderada) en el momento de la última intervención. No habían utilizado nunca ningún método anticonceptivo en los 10 años que llevaban juntos, pero nunca se había quedado embarazada. También reconocieron que su vida sexual se interrumpía con frecuencia cuando empeoraba la endometriosis de Isabelle. Realicé una ecografía que confirmó una inflamación de las trompas de Falopio, que también estaban llenas de líquido. También tenía lo que parecía un *endometrioma* —endometriosis en el ovario—. Les sugerí que consideraran la realización de aún otra laparoscopia, pero esta vez no sólo eliminaría la endometriosis, incluido el endometrioma de los ovarios para mejorar la calidad de los óvulos, sino que le extirparía las trompas. Según su historia, necesitaría la FIV para quedar embarazada, de forma que la extirpación de las trompas enfermas mejoraría la capacidad de implantación del embrión. Después de pensárselo detenidamente, decidieron hacerlo. La intervención fue bien, pero tardé casi cinco horas en eliminar su extensa endometriosis (estadio 4) y el tejido cicatricial causado por el trastorno y las intervenciones previas.

Le receté un anticonceptivo oral durante 3 meses para dar a los ovarios un período de descanso. Tras la recuperación, se encontraba bastante bien. Empezó a tomar una vitamina prenatal, un suplemento de DHA y empezó el programa Equilibrio Perfecto. Siguió otros pasos para reducir la exposición a biomutágenos de plásticos y cosméticos, para reducir las probabilidades de recurrencia. En ese momento, ella y Simon tenían muchas ganas de continuar con el ciclo de FIV.

La estimulación de la ovulación fue bien y recuperamos 8 óvulos. Planeamos hacer la IICE en la mitad de ellos, dado que estaban preocupados por si no fecundaban. Dos fecundaron sin IICE y tres con IICE. Se transfirieron 2 embriones, y los otros 3 se crioconservaron. Tuvieron gemelos hace tres años. Sus embriones aún están congelados, e Isabelle se encontraba tan bien que decidió no someterse a la histerectomía.

FIV estándar. Aunque no se sabe a ciencia cierta la razón de este riesgo aumentado, se cree que está causado por una ligera anomalía genética del espermatozoide, ya que los hombres con factor masculino 4, a los que se ofrece este procedimiento, tienen una mayor incidencia de estas anomalías. También es posible que el propio procedimiento contribuya al trastorno.

Recomiendo un asesoramiento antes de la concepción a todas las parejas que siguen la IICE. En concreto, los hombres con ausencia congénita bilateral de los conductos deferentes (ACBCD) deben someterse a pruebas genéticas de fibrosis quística. Si tú y tu pareja sois portadores de una de las diversas anomalías genéticas que causan la fibrosis quística, tenéis más probabilidades de tener un hijo con este trastorno si utilizáis la IICE. *Mi consejo: el entusiasmo por la IICE ha comportado su utilización excesiva. Las parejas que realmente pueden beneficiarse son aquellas con un FM4, o aquellas en quienes la fecundación previa ha fallado (v. pág. 300 para más información acerca de la sobreutilización de la IICE).*

Derivados de la IICE. Con la evolución de la IICE se han desarrollado varias técnicas para obtener espermatozoides de hombres que son incapaces de eyacular ni tan sólo unos centenares de espermatozoides. Son los equivalentes masculinos de la recuperación de óvulos y, con frecuencia, se utilizan en vez de revertir una vasectomía, o en hombres cuyos conductos deferentes están bloqueados o ausentes desde el nacimiento. Estos procedimientos pueden realizarse por adelantado, congelando los espermatozoides hasta que se realiza la recuperación de los óvulos o para futuros embarazos. Algunos urólogos, al realizar la reversión de una vasectomía, también aplican una de estas técnicas como seguro en caso de que no se eyaculen espermatozoides normales después de la intervención. A continuación describiré brevemente los procedimientos existentes. Generalmente los realiza un urólogo con formación en endocrinología de la reproducción.

- *MESA (aspiración microquirúrgica de espermatozoides del epidídimo).* Se inserta una pequeña aguja a través de una miniincisión dirigida por un microscopio para retirar (aspirar) espermatozoides del epidídimo, el depósito de espermatozoides. La realiza un urólogo con habilidad en microcirugía en el quirófano, con anestesia local o general. Los espermatozoides están muy concentrados en este lugar, de forma que incluso una mínima cantidad de líquido normalmente producirá más de un millón de espermatozoides. La MESA se asocia a las tasas de embarazo más altas y tiene el menor riesgo, aunque suele ser significativamente más cara y, por tanto, sólo debería utilizarse en caso necesario.
- *PESA (aspiración percutánea de espermatozoides del epidídimo).* También es rápida y puede realizarse sólo con anestesia local, en vez de general. No requiere ninguna incisión porque el cirujano simplemente inserta la aguja de aspiración en el epidídimo, que se encuentra por palpación de la piel más que por microscopio. Normalmente se recuperan menos espermatozoides que con la MESA y existe un pequeño riesgo de desarrollar un *hematoma* inocuo aunque potencialmente molesto, un acúmulo de sangre en el lugar de inyección (una simple marca amoratada en el escroto.
- *TESE (extracción testicular de espermatozoides).* Este procedimiento es una alternativa a MESA y PESA, y puede ser la única opción que te ofrezca tu médico. Durante un procedimiento realizado en el quirófano bajo anestesia local con sedación IV (intravenosa), se realiza una pequeña incisión para exponer el testículo, y los espermatozoides se obtienen por pequeñas biopsias. La TESE también puede servir para un diagnóstico si no está claro por qué el hombre no produce espermatozoides. Este procedimiento no obtiene tantos espermatozoides como los que se obtienen del epidídimo.
- *TESA (aspiración testicular de espermatozoides).* Es una adaptación de la TESE que simplemente utiliza una aguja colocada a través del escroto en el testículo sin hacer primero una incisión. Este procedimiento es rápido y normalmente puede conseguirse con un anestésico local. Aunque también puede repetirse con facilidad, se obtienen menos espermatozoides y puede producir un hematoma.

EA (eclosión asistida). Este procedimiento se ofrece a veces a parejas en quienes han fallado dos o más intentos de FIV o en mujeres mayores de

38 años. Se cree que una razón por la que más mujeres no se quedan embarazadas después de un ciclo de FIV es por un fallo de la eclosión del embrión fuera de la zona pelúcida. Normalmente, un embrión sale de su cápsula protectora unas 120 horas después de la fecundación, un paso que permite su implantación en el endometrio. La EA comporta crear una abertura en la zona pelúcida para facilitar la aparición del embrión. La EA normalmente se realiza al tercer día de la fecundación. Comporta el riesgo de producir una lesión mortal al embrión, además de un riesgo ligeramente aumentado de tener gemelos idénticos (monocigóticos), unas 2 a 3 veces más alta que la tasa normal del 0,3 por ciento (el 3 por cada mil partos). La EA puede producir gemelos si una única célula o un pequeño grupo de células pasa por la abertura y empieza a multiplicarse, utilizando el potencial para desarrollar dos embriones genéticamente idénticos. *Mi consejo: este procedimiento es un complemento importante para mujeres mayores de 38 años, cuya zona pelúcida suele ser más dura. Existen pruebas de que mujeres más jóvenes con una reserva ovárica reducida también podrían beneficiarse de este procedimiento. Si consideras la EA, pregunta sobre la experiencia, tasas de éxito y técnica utilizada en el centro de fertilidad, ya que los resultados varían considerablemente. Existen varias técnicas:*

- La *EA mecánica* fue la primera técnica desarrollada en 1990. Con un potente microscopio, se utiliza una fina aguja de cristal para crear una estrecha hendidura en la zona pelúcida.
- *Adelgazamiento químico.* Se utiliza una solución ácida muy débil, llamada Tyrode, para adelgazar la zona pelúcida. El ácido se aplica a un área alejada del embrión en desarrollo tanto como sea posible para evitar la lesión, y luego se elimina inmediatamente. Este procedimiento se realiza con un potente microscopio y crea un agujero mayor que el método mecánico, lo cual puede reducir el riesgo de gemelos idénticos.
- *Eclosión asistida por ordenador.* Se ha demostrado que este último desarrollo produce la tasa de embarazo más alta de estos métodos. También es la más fácil de realizar, con riesgo mínimo de lesión al embrión dado que no hay contacto. Sin embargo, es más cara debido a que comporta un equipo extra.

DGP (diagnóstico genético preimplantacional). Este avance más reciente en TRA permite a las parejas analizar anomalías cromosómicas en sus embriones antes de transferirlos al útero de la mujer. Esta prueba comporta extraer 1 de las 6 a 10 células presentes en cada embrión a los 3 días de

Selección del sexo

El DGP ha permitido seleccionar el sexo del nuevo bebé, un avance que ha planteado problemas éticos a algunas personas. Existen varias razones por las que las parejas podrían escoger el sexo. Ciertamente, algunas culturas o familias dan más valor a un sexo respecto al otro. Pero, más comúnmente, esta petición surge cuando una pareja ya tiene uno o más hijos de un sexo y querría seleccionar el otro para «equilibrar la familia». Otra razón es médica; algunos trastornos hereditarios sólo afectan a un sexo, como la distrofia muscular de Duchenne o la hemofilia, de forma que si una pareja tiene un trastorno hereditario, elegir el otro sexo minimizaría, o eliminaría, el riesgo del trastorno. Los comités de ética de la ASRM y el ACOG apoyan el uso de la selección del sexo con el fin de prevenir trastornos genéticos graves relacionados con el sexo de una persona.

El DGP es un método de elección del sexo. Otro aún en investigación se denomina *separación de espermatozoides*. Dado que el cromosoma X es más grande y pesado que el cromosoma Y, es posible seleccionar el espermatozoide más pesado con «potencial femenino» para utilizarlo combinado con la IICE. Se han descrito varios informes de éxito con esta tecnología, pero no está garantizada.

la fecundación. En la célula extraída puede analizarse si existe un cromosoma extra o falta alguno. Actualmente existen pruebas para 9 de los 24 cromosomas (13, 15, 16, 17, 18, 21, 22, X e Y), que permiten detectar las anomalías cromosómicas hereditarias más comunes como el síndrome de Down y el síndrome de Turner. También existe un número creciente de pruebas genéticas para trastornos específicos que no comportan una pérdida o ganancia completa de un cromosoma, como fibrosis quística, enfermedad de Tay-Sachs, drepanocitosis, enfermedad de Huntington, síndrome del cromosoma X frágil, distrofia miotónica y talasemia. El DGP puede reducir significativamente el riesgo de aborto en parejas que sufren abortos recurrentes al identificar los embriones genéticamente anormales y descartarlos, en vez de transferirlos. Si bien el DGP está ganando popularidad, actualmente menos del 10 por ciento de los centros ofrecen el procedimiento, y puede añadir varios miles de dólares al coste del tratamiento de fertilidad. *Mi consejo: me preocupa que, con su mayor utilización, el DGP pase a ser una parte estándar del tratamiento más que una opción para quienes realmente necesiten pruebas genéticas.*

La ***crioconservación*** permite a las parejas conservar tejido con objeto de ampliar sus años fértiles, coordinar procedimientos o prolongar la vida de los embriones. En 1949, los espermatozoides fueron el primer tejido que fue congelado y descongelado para crear un embarazo con éxito. Actualmente, la mayoría de centros dispone de crioconservación de espermatozoides. Es técnicamente fácil congelarlos porque tienen muy poca agua en su interior; el agua se expande cuando se congela, y al hacerlo destruye células, salvo que se hayan deshidratado antes o durante el proceso de congelación.

Congelación de embriones y óvulos. Treinta y cinco años después, en 1984, se congeló y descongeló con éxito el primer embrión. Actualmente, la mayoría de centros de fertilidad dispone de la congelación de embriones como parte rutinaria de la FIV. Cualquier embrión sano que no sea transferido a la matriz de la mujer puede congelarse y guardarse en nitrógeno líquido a –196 °C. Los embriones necesitan un crioprotector, un medio que se utiliza para deshidratarlos en el proceso de congelación. Normalmente, del 50 al 75 por ciento de los embriones sobrevive al proceso de congelación y descongelación. Hasta hoy, los embriones se han congelado hasta durante 13 años antes de ser descongelados y transferidos para crear un embarazo, sin un aumento aparente de defectos congénitos.

La *congelación de ovocitos* comporta recoger y congelar ovocitos para su posterior maduración y fecundación. Ésta es una opción para mujeres a las que se les ha diagnosticadas cáncer o las que quieren tener hijos más adelante para que se puedan congelar sus óvulos como seguridad en caso que se enfrenten a problemas de fertilidad cuando estén preparadas para tener hijos. Debido a que los óvulos contienen tanta agua, es más difícil congelarlos sin que se dañen. Incluso con el empleo de un crioprotector, muchos de los óvulos no sobreviven al proceso de congelación y descongelación. No obstante, el éxito ha aumentado con las nuevas técnicas. En el momento de publicar este libro, se calcula que con esta tecnología se han producido 150 embarazos que han dado bebés sanos. *Mi consejo: aunque la congelación de ovocitos tiende a ser más económica y tiene el beneficio añadido de que no es necesario que las pacientes elijan a un donante de semen, la incertidumbre de las técnicas actuales es una desventaja. Recomiendo la congelación de embriones. Un método más nuevo de congelación rápida, la vitrificación de ovocitos, reduce la probabilidad de formación de cristales de hielo y puede ayudar a superar limitaciones previas. Habla con tu médico sobre esta nueva opción.*

Caso real

Lucy, una prestigiosa oncóloga, empezó a pensar en su propia reserva ovárica después de asesorar a una paciente sobre sus opciones para conservar la fertilidad. Como mujer soltera en un campo competitivo, no quería interrumpir el avance de su carrera, pero a los 35 años era plenamente consciente del descenso de óvulos fértiles. Preocupada por la posibilidad de que quizá no se casaría en un futuro próximo y sabiendo que no podría hacer los sacrificios de ser madre soltera en ese momento, Lucy decidió considerar una vía de alta tecnología. Hablamos de sus opciones, que eran o bien congelar sus óvulos o bien hacer que se fecundaran con espermatozoides de un donante y congelar los embriones resultantes. La congelación de óvulos tiene una tasa de éxito más baja, de forma que decidió la FIV y utilizar un donante de semen anónimo, que produjo 11 embriones sanos. Congelamos todos los embriones, dándole un seguro de fertilidad mientras sigue su carrera durante unos años, antes de crear una familia.

TEC (transferencia de embriones congelados). Cuando una mujer está preparada para la transferencia de un embrión congelado y descongelado, utiliza la TEC. Primero sigue un ciclo programado de estradiol y luego progesterona para preparar el útero para la implantación. Cuando por ecografía se establece que el útero está preparado, se descongelan un número predeterminado de embriones. Muchas parejas eligen 2 o 3 embriones (si los tienen). Si el primer embrión descongelado no sobrevive, algunas parejas continúan descongelando embriones y hacen que se compruebe la vialidad de cada uno cuando se descongela, hasta que se alcanza el número deseado.

En el 2004, se realizaron 18.560 ciclos de TEC en Estados Unidos, que representaron el 14 por ciento de todos los procedimientos de TRA. A nivel nacional, la tasa de nacimientos vivos por TEC fue de casi el 28 por ciento. Aunque fue un 6 por ciento menor que la tasa de embarazos por transferencias de embriones frescos, el coste de una TEC es un tercio menor que el coste de un procedimiento de FIV, porque los pasos de estimulación de óvulos, recuperación de óvulos y fecundación se realiza-

Nuevas esperanzas para mujeres con cáncer

En el 2006, se diagnosticó cáncer a 55.000 mujeres menores de 40 años. Las tasas de supervivencia para la mayoría de cánceres, como el cáncer de mama, son muy altas, y muchas mujeres pueden querer tener hijos. Pero muchos antineoplásicos pueden causar mutaciones del ADN e insuficiencia ovárica prematura, los principales obstáculos de la fertilidad.

En el pasado, el problema era que el embarazo podría favorecer la recidiva del cáncer de mama en las supervivientes, pero los últimos estudios concluyen que, en la mayoría de supervivientes, el embarazo no empeora su pronóstico. Aún más, se dice a las mujeres que esperen al menos 2 años después de finalizar el tratamiento para el cáncer de mama antes de quedar embarazadas. Sin embargo, en un estudio del 2007, se cuestionó esta recomendación conservadora. El estudio reveló que si las mujeres con una enfermedad localizada (sin metástasis) quedaban embarazadas sólo 6 meses después de finalizar el tratamiento, su pronóstico no se veía negativamente alterado. Con el apoyo de esta investigación, ya no parece que el embarazo sea perjudicial para mujeres con un cáncer de mama localizado y tratado. Pero el mismo tratamiento puede ser el principal obstáculo a la concepción.

Si te han diagnosticado un cáncer de mama, con frecuencia existe un intervalo de dos a tres meses entre la cirugía y la quimioterapia. Si tienes tiempo, habla con tu médico sobre si serías o no candidata para un ciclo de FIV para crear embriones congelados antes de la quimioterapia. Pueden guardarse como seguro de fertilidad en caso de que presentes una insuficiencia ovárica prematura. Si no tienes tiempo, podrías considerar la congelación de ovocitos. Además, existe otro procedimiento, aún experimental, pero que ha tenido éxito en algunos embarazos. Se denomina *congelación de tejido ovárico*. Esta técnica comporta utilizar una laparoscopia para extirpar una sección de un ovario. Esta sección luego se corta en tiras más pequeñas y se congelan. Cuando estás preparada, estas secciones pueden volver a trasplantarse a tu cuerpo. Actualmente, la técnica aún requiere un TRA para estimular los ovarios y la fecundación en el laboratorio. Los investigadores también están estudiando la extirpación, conservación y posterior sustitución de todo el ovario, pero es un procedimiento aún más delicado. Aunque estos procedimientos aún son experimentales, la tecnología avanza rápidamente en el campo de la medicina de la reproducción, de forma que pregunta sobre el estado de estas opciones.

ron durante el procedimiento de FIV original que produjo los embriones extra. Habla con el centro de fertilidad sobre su tasa de éxito de la TEC, dado que las tasas varían considerablemente. He tenido varias pacientes que tuvieron la suerte de tener dos o más embarazos con éxito de un ciclo de FIV. Después de la FIV, se les implantaron varios embriones frescos, produciendo un embarazo satisfactorio; después, descongelaron los embriones congelados para tener uno o más embarazos satisfactorios con la TEC.

Sopesar los riesgos de los TRA

A muchas parejas les atraen los TRA porque generalmente el embarazo se consigue antes en comparación con otras opciones. Pero tiene su coste. El coste medio del TRA es de casi 14.000 dólares [9.500 euros] por ciclo; el coste varía según la medicación necesaria y los procedimientos adicionales, como IICE, congelación de embriones o pruebas genéticas, que se realicen. Existen otros costes aún más importantes que considerar, como las potenciales complicaciones del TRA.

Síndrome de hiperestimulación ovárica. El SHEO es la complicación más grave y común del TRA, resultado de las dosis altas de FSH que se utilizan para llevar numerosos óvulos a la maduración. Se produce en hasta el 5 por ciento de los ciclos; el SHEO causa inflamación ovárica, dolor pélvico, riesgo aumentado de coágulos de sangre y acumulación de líquido en el abdomen. Puede requerir hospitalización (v. pág. 270 para más información sobre factores de riesgo y síntomas). Aunque el SHEO normalmente indica que se ha conseguido un embarazo (¡buenas noticias!), debe controlarse cuidadosamente para prevenir unos riesgos graves para la salud.

Gestaciones múltiples. Tener un embarazo múltiple es una de las complicaciones más comunes del TRA y, no obstante, puede ser la más evitable. De los embarazos de TRA producidos en el 2004, un 30 por ciento fueron gemelos, y un 3 por ciento, trillizos. Estas cifras aún son demasiado altas. Al principio, las bajas tasas de éxito de la FIV llevaron a los expertos en fertilidad a transferir más embriones. Pero al mejorar las técnicas de cultivo de embriones, también mejoraron las tasas de éxito, haciendo que estas antiguas motivaciones ya no fueran aplicables.

Ahora vemos el principio de la tendencia a disminuir el número de embriones transferidos. No obstante, los centros de fertilidad han tenido problemas para enseñar a sus pacientes los potenciales beneficios de reducir el número de embriones transferidos, a pesar de investigaciones recientes que muestran que no sólo no reduce la tasa de éxito, sino que incluso puede mejorarla. En el 2006, la ASRM formó equipo con el ACOG y la *March of Dimes** [www.nacersano.org, en español] para instar a las mujeres que siguen un tratamiento de fertilidad a emprender acciones para reducir la incidencia de partos prematuros causados por gestaciones múltiples.

Recomendación del Dr. Greene

En algunas mujeres con un alto riesgo de SHEO puede haber una reducción del riesgo de hasta un 70 por ciento si reciben una inyección de una proteína llamada albúmina. Se inyecta una dosis de 25 a 50 gramos en el momento de recuperar los óvulos. Tu riesgo es elevado si tienes una PQO, estás utilizando dosis altas de FSH, tienes menos de 25 años y estás por debajo del peso normal o has tenido un SHEO en el pasado. Habla con tu médico sobre si deberías recibir este tratamiento para reducir el riesgo de SHEO. Una vez recuperados los óvulos, debes estar bien hidratada bebiendo al menos 1 litro de bebida suplementada con electrolitos al día. Ve a la página 270 para los signos de advertencia del SHEO.

Parto prematuro y otras complicaciones del embarazo. Intentar reducir las posibilidades de embarazo múltiple reducirá significativamente el riesgo de parto prematuro. Pero si has concebido mediante un TRA, aunque sólo lleves un bebé, aún tendrás un riesgo dos veces mayor de tener un

* Fundación caritativa para prevenir partos prematuros, mortalidad infantil y defectos congénitos. Fue fundada en 1938 por el entonces presidente Franklin D. Roosevelt para luchar contra la polio (enfermedad que sufrió Roosevelt de joven). Se pedía a todos que contribuyeran con 10 céntimos (1 *dime*), de donde su nombre. *(N. del E.)*

parto prematuro o de tener un bebé pequeño para su edad gestacional. También tienes un riesgo alto de diabetes gestacional y preeclampsia, un trastorno potencialmente mortal del embarazo. Aunque la relación entre el TRA y estas complicaciones no está claramente establecida, creo que las manipulaciones hormonales del tratamiento contribuyen a estos problemas: cada una de estas complicaciones del embarazo se ha relacionado con desequilibrios hormonales específicos. Pero con un control estrecho del embarazo y una atención especial a los síntomas, puedes disminuir los riesgos de estos problemas. Una vez embarazada, habla con el ginecólogo sobre las formas en que la dieta y el estilo de vida pueden mejorar el desenlace de tu embarazo y la salud de tu bebé. También te recomiendo que leas mi libro *Perfect Hormone Balance for Pregnancy* [Equilibrio hormonal perfecto para el embarazo] para ayudar a equilibrar tus hormonas y disminuir estos riesgos elevados.

Defectos congénitos. Existe un ligero aumento en la tasa de defectos congénitos en bebés de FIV en comparación con los concebidos con otros tratamientos de fertilidad y los concebidos sin tratamiento. El estudio más extenso sugería que el 6,2 por ciento de los niños de FIV en Estados Unidos tuvo una malformación congénita, en comparación con el 4,5 por ciento de los concebidos sin este tratamiento. No se sabe si este efecto es real o consecuencia de un examen más riguroso de los niños nacidos por FIV. También se ha sugerido que algunas parejas que requieren un TRA pueden tener anomalías genéticas leves que han contribuido a su infertilidad; estos defectos genéticos podrían ser los responsables de la incidencia aumentada de defectos genéticos en este grupo.

Cómo mejorar el éxito del TRA

Las tasas de éxito del TRA alcanzaron una meseta hace años. Al mismo tiempo, existe aún un riesgo excesivamente alto de gemelos, poniendo a las madres y sus bebés en riesgo de complicaciones. Pero los expertos que están a la vanguardia del mundo de la fertilidad utilizan técnicas que aumentan las tasas de éxito y disminuyen las tasas de complicaciones. Para que estas técnicas sean más eficaces, debes corregir los desequilibrios hormonales antes de iniciar el TRA, además de intentar reducir la forma como las hormonas de estimulación ovárica alteran tu equilibrio hormonal. El programa Equilibrio Perfecto para la Fertilidad indica cómo pue-

Tratamiento inmunitario experimental

En los últimos años, algunas clínicas de fertilidad han anunciado que los anticuerpos antifosfolipídicos pueden impedir la implantación durante el TRA (explico su empleo en el apartado de aborto recurrente; v. pág. 244). En 1999, el Comité de Práctica de la ASRM aconsejó *en contra* del uso de estos tratamientos inmunitarios en el TRA, a partir de una revisión exhaustiva. En el 2006, revisaron datos más actuales y confirmaron sus primeras recomendaciones. Si el médico te recomienda un tratamiento con anticuerpos antifosfolipídicos, pregúntale si existen pruebas nuevas que respalden su decisión, o comprueba en www.asrm.org si han modificado las recomendaciones.

des conseguir el equilibrio hormonal. Aquí describiré las técnicas y métodos que pueden mejorar aún más tus tasas de éxito.

Transferencia de un embrión. Impulsados por el objetivo de reducir la incidencia de nacimientos múltiples de riesgo, muchos países han aprobado leyes que limitan a 1 el número de embriones permitidos para ser transferidos por ciclo de tratamiento, llamado *transferencia de un único embrión (SET)*. Por comparación, en Estados Unidos la SET se utilizó sólo en el 8 por ciento de los ciclos de TRA, y se transfirieron 4 o más embriones en el 21 por ciento de los ciclos de TRA. En otros países, sus gobiernos han creado una fuerte motivación entre los especialistas en fertilidad para que investiguen formas de maximizar las tasas de embarazo sólo con 1 embrión. Han mejorado las técnicas en el laboratorio, como el tipo de medio utilizado para cultivar los embriones. Podemos beneficiarnos aplicando lo que hemos aprendido y siguiendo voluntariamente los mismos pasos preventivos.

En un informe sobre mujeres de 36 a 39 años que eligieron la SET, se demostró una tasa de embarazo del 54 por ciento y una tasa de nacimientos vivos del 42 por ciento, pero en las que se transfirieron 2 embriones, la tasa de embarazo fue del 35 por ciento, con una tasa de nacimientos vivos del 27 por ciento. Te animo a considerar, si todas las señales pronósticas son buenas, la transferencia de sólo un embrión y congelar el resto para TEC si no quedas embarazada.

Individualizar la estimulación ovárica. Varios estudios sugieren que utilizar dosis menores de medicación para la estimulación ovárica produce menos óvulos, aunque de mayor calidad. Este método encaja bien con el movimiento a favor de transferir sólo 1 o 2 embriones. La estimulación leve a moderada puede dar ovocitos de mayor calidad porque recluta los que se fecundarán con mayor probabilidad y producirán un embarazo. En efecto, la estimulación más suave se parece más a la fisiología del cuerpo que la estimulación agresiva con dosis altas y la maduración forzada de los óvulos. Estas dosis más bajas también reducen el riesgo de complicaciones, como un SHEO y alteraciones tiroideas que pueden aumentar el riesgo de aborto. La dosis que necesites puede predecirse en parte por tus factores de fertilidad y en parte por tu respuesta previa a la medicación. Habla con tu médico de las formas de individualizar las dosis para obtener óvulos de mayor calidad y mejorar las posibilidades de éxito del tratamiento.

Transferencia de blastocitos. En un embarazo espontáneo, un embrión no llega al útero hasta que tiene de 16 a 32 células, la fase de *blastocito*, después de haber pasado unos 5 días multiplicándose en la trompa de Falopio. Pero con la FIV, es difícil mantener el embrión vivo en el laboratorio pasado el tercer día, de forma que se transferían múltiples embriones pronto y a esperar que todo fuera bien. Sin embargo, las técnicas de cultivo han mejorado en los últimos años, permitiendo que los embriones se cultiven hasta la fase de blastocito, el día 5. Si bien algunos centros ofrecen la transferencia de blastocitos, muchos centros rechazan hacerlo porque aumenta el riesgo de que ninguno de los embriones sobreviva al quinto día para la transferencia, un momento desesperante para las parejas. Aunque las pruebas sugieren que estos blastocitos tampoco podrían haber sobrevivido en la matriz, hasta el 40 por ciento de los embriones del día 3 pueden tener una anomalía cromosómica que se pondrá de manifiesto y desembocará en muerte el día 5. Es decir, los centros pueden estar transfiriendo embriones potencialmente dañados antes de que se visualice el daño. No obstante, en mujeres menores de 35 años, las tasas de implantación y de nacimientos vivos son dos veces más altas cuando se transfiere un blastocito que cuando se transfiere un embrión. El informe de la SART del 2004 demuestra que un blastocito de 5 días tenía una tasa de nacimientos más alta en cada grupo de edad. Ese año se transfirieron blastocitos en sólo un 21 por ciento de los ciclos realizados en Estados Unidos. Plantéate preguntarle a tu especialista en fertilidad si eres candidata para la transferencia de blastocitos y, de ser así, transferirte sólo 1 (2 como máximo) para mantener el riesgo de embarazo múltiple lo más bajo posible.

Hibridación genómica comparada (HGC). Se trata de una nueva técnica que sólo realizan algunos laboratorios. La HGC ofrece una forma de evaluar todo el código genético de un embrión para asegurar que es normal antes de seleccionarlo para la transferencia. Esta técnica tiene el potencial de duplicar las tasas de éxito actuales. Actualmente, los embriones se seleccionan según su aspecto en el microscopio, que no revela nada sobre sus cromosomas. Cuando se añade el diagnóstico genético preimplantacional (DGP) al proceso utilizando la técnica más común, llamada FISH (hibridación *in situ* fluorescente), pueden identificarse algunas anomalías específicas, pero sólo se pueden analizar hasta 12 cromosomas, y no se ha demostrado que aumente la tasa de éxito de la FIV. En un estudio del 2007 se demostró que dos tercios de los óvulos humanos tienen pequeños daños genéticos que limitan su capacidad de formar un embrión normal. Al seleccionar un embrión normal con la CGH, se puede reducir el riesgo de aborto, nacimientos múltiples y anomalías cromosómicas con-

Considera perder peso antes del TRA

Si tienes sobrepeso u obesidad, y menos de 35 años, considera perder peso antes de intentar un TRA. En varios estudios se ha demostrado que el desequilibrio hormonal asociado a un peso abdominal excesivo puede ser un gran obstáculo al éxito, incluso con tratamientos de alta tecnología. Las mujeres menores de 30 años con un IMC de 35 o superior pueden disminuir sus posibilidades de nacimientos vivos hasta en un 50 por ciento. Habla con tu médico para saber si eres una buena candidata a un tratamiento con un sensibilizante de la insulina como la metformina. Sigue mi plan de nutrición y ejercicios, y trabaja con un nutricionista para perder al menos el 5 por ciento de tu peso total en los siguientes tres meses. No sólo mejorarán tus posibilidades de éxito, sino que te ahorrarás una cantidad importante de dinero al evitar ciclos repetidos de TRA.

génitas, aumentando al mismo tiempo las posibilidades de implantación. La HGC incluso reduce la necesidad de pruebas genéticas durante el embarazo.

Reduce el estrés. En los primeros 25 años de TRA, se publicaron más de 700 estudios y artículos sobre la compleja e intrincada relación entre emociones y FIV. El puro interés por esto demuestra el gran papel que el estrés tiene en la fertilidad. El propio reto de la fertilidad es una fuente de estrés; pasar por el tratamiento puede ser arrollador y estresante, el coste puede añadir estrés económico, y la incertidumbre del resultado añade un enorme elemento de ansiedad a la mezcla. Suma al cóctel de estrés las concentraciones altas de estrógeno provocadas por los tratamientos de fertilidad, y puedes hacer que el cerebro sea más sensible a la ansiedad, hecho que puede desencadenar una cascada de cambios hormonales, los que pueden desembocar en un estrés crónico y reducir tus posibilidades de quedar embarazada.

Repasa los métodos para reducir el estrés descritos en el programa Equilibrio Perfecto. Es un buen momento para practicar meditación y ejercicios de relajación. Recuerda que los niveles de estrés tienden a sobresalir ante eventos clave relacionados con los ciclos de tratamiento, como el momento de recuperar los óvulos o transferir embriones. Los estudios demuestran que la acupuntura puede reducir las concentraciones de hormonas del estrés y mejorar el resultado del tratamiento, especialmente si se realiza durante estos momentos críticos. Si te interesa la acupuntura, pídele a tu especialista en fertilidad un volante para ir a un centro de acupuntura.

Piénsatelo bien antes de decidirte por la IICE. En el 2004, casi el 60 por ciento de los ciclos incluyó este procedimiento para estimular la fecundación, aunque la mitad de las parejas no tenía un factor masculino suficiente que lo justificara. Creo que muchos de estos procedimientos se incluyeron simplemente por el miedo al fracaso de la fecundación. Dado que es improbable que la IICE mejore la tasa de éxito si no la necesitas, y a que puede causar un pequeño aumento del riesgo de problemas congénitos, no te sientas presionada a aceptar este procedimiento adicional. Por otro lado, podría ser beneficioso considerarla como una forma de superar los problemas relacionados con un desequilibrio hormonal, como un número bajo de espermatozoides o unos óvulos de mala calidad. En hombres con un factor masculino 3 o en mujeres con una reducción de la reserva ovárica, la IICE puede mejorar las posibilidades de fecundación que el restablecimiento del equilibrio hormonal no podría conseguir. Si te sometes a una IICE, puedes reducir las posibilidades de transferir un embrión alterado si te has sometido a un diagnóstico genético preimplantacional. Si no estás segura sobre qué hacer, pide un procedimiento «dividido». Esto comportaría realizar una IICE en la mitad de los ovocitos y fecundar los otros siguiendo la técnica tradicional. Si no quedas embarazada con la FIV estándar y decides seguir otro ciclo, tendrás más información sobre las tasas de fecundación para ayudarte a decidir si quieres volver a intentar la IICE. Si tus ovocitos se han fecundado bien sin la IICE, ahórrate el dinero y disminuye el riesgo la próxima vez.

El ***soporte luteínico agresivo*** es una forma de monitorizar tu endometrio para ver si está preparado para la implantación y ajustar el equilibrio hormonal en consecuencia. Los ciclos de TRA, en los que se suprime la actividad del ovario para ser estimulado después, son tan diferentes de los ciclos naturales que requieren una atenta supervisión y monitorización. La mayoría de centros de fertilidad son agresivos en el control de la estimulación ovárica, aunque muy pasivos una vez que tienen los embriones en el laboratorio. Con una ecografía para medir el grosor del revestimiento endometrial durante el tratamiento de la estimulación ovárica, el médico puede determinar si tu endometrio está preparado para la implantación. Según un estudio, si el endometrio tenía un grosor de al menos 16 mm, la tasa de nacimientos vivos era del 68 por ciento, pero disminuía hasta el 45 por ciento si sólo tenía un grosor de 8 mm. Pídele al especialista en fertilidad que mida el grosor de tu endometrio en la ecografía después del día 10 del ciclo. Si mide menos de 8 mm, pregúntale si no podrías tener un *factor uterino funcional* y si deberías tratarte con estradiol para ayudar a superar la supresión ovárica o retrasar la transferencia de embriones.

Considera una donante de óvulos o embriones. A muchos especialistas en fertilidad, incluido yo, nos cuesta reconocer ante las pacientes que no podemos hacer mucho más por sus propios óvulos y espermatozoides, y que tienen que pasar al siguiente nivel de tratamiento: utilizar un donante de óvulos o de embriones. Consciente de esta tendencia, intento asegurar que se haga una evaluación ajustada y equilibrada del pronóstico de cada paciente. No obstante, las estadísticas indican que muchas mujeres que siguen un TRA no son bien asesoradas por adelantado o no están preparadas para dejar su propio legado genético.

Caso real

Gita y Mark estaban en su mejor momento económico y disfrutando del segundo matrimonio de cada uno. Gita tenía 51 años y cuatro hijos mayores. Mark tenía 45 años y nunca había sido padre. Habían estado juntos 5 años antes de acudir a mi consulta para hablar de tener un hijo.

Por la edad de Gita, les expliqué que la mejor opción era utilizar una donante de óvulos. Gita estaba muy sana y Mark también estaba en buena forma física y activo, y seguía un tratamiento para reducir el colesterol. Propusieron a una sobrina de 35 años de Gita como donante de óvulos. Entendí sus deseo de tener un óvulo de su familia, pero les advertí frente a la opción de utilizar a un familiar (o amiga), porque había visto el deterioro de las relaciones en demasiadas situaciones similares. Normalmente recomendamos donantes de óvulos semianónimas, mujeres de 20-30 años que han expresado su deseo de someterse a una estimulación de la ovulación y recuperación de óvulos con un mínimo contacto con la pareja receptora. Coordinamos la asistencia a través de una agencia con experiencia en la realización de todas las pruebas genéticas y psicológicas de selección de donantes, además de gestionar todas las cuestiones legales.

Después de pensárselo, aceptaron. Se decidieron por una donante de óvulos que vivía a unos 1.000 km para minimizar el contacto una vez finalizado el procedimiento. Luego tuvimos la tarea de crear un ciclo menstrual artificial a Gita, para poder implantar el embrión. También tuvimos que coordinar el ciclo de Gita con el de la donante. Mark había finalizado su seminograma (todo era normal), de forma que hablamos de los pasos que seguir para optimizar la función de sus espermatozoides. Le receté ConceptionXR y hablamos de que evitara la exposición a biomutágenos en su dieta y cuando practicaba la jardinería, su pasatiempo favorito. Gita tomó una vitamina prenatal y un suplemento de DHA. También la animé a añadir el yoga a su régimen de tenis, golf y aeróbic para mantenerse en forma.

Hicieron venir a la donante, una joven de 25 años madre de dos hijos, y a su marido a mi consulta. Me dijo que quería ser donante de óvulos porque vio la angustia y los problemas por los que pasó una amiga suya cuando intentaba, sin éxito, quedarse embarazada. En las siguientes seis semanas, se estimularon los ovarios de la donante con FSH bioidéntica (Gonal-F) para estimular el desarrollo de óvulos, además de utilizar un bioantagonista (Cetrotide) para prevenir la ovulación. Respondió muy bien. Debido a la sincronización de los ciclos de las dos mujeres, el útero de Gita estaría listo para la implantación cuando el embrión estuviera preparado. La recuperación de óvulos dio 7 óvulos maduros. Mark llevó una muestra de semen al laboratorio el día programado y se realizó la fecundación en el laboratorio. A los cinco días, 4 de los ovocitos habían llegado a la fase de blastocito. Mark y Gita eligieron transferir 1 embrión y crioconservar los demás. Gita quedó embarazada y dio a luz a una niña sana. Siguen carteándose con la donante.

Pero te animo a considerar estas estadísticas cuidadosamente: en el 2004, de los más de 4.700 ciclos de TRA realizados en mujeres mayores de 43 años, sólo el 8 por ciento se tradujo en un embarazo, y un 4 por ciento tuvo realmente un nacimiento vivo. En el 2007, una revisión de casi 300 casos realizada en mujeres de 45 a 49 años reveló una tasa de nacimientos vivos de sólo el 3,1 por ciento. Ninguno de los embarazos finalizados con éxito se produjo en mujeres mayores de 45 años. Por comparación, de las mujeres que utilizaron donantes de óvulos, la tasa de éxito en las de 45 años o más fue del 50 por ciento, y del 40 por ciento en las mayores de 50 años.

Comprendo el deseo de la mayoría de parejas de transmitir sus genes a la siguiente generación. Pero cuando hablo con mujeres que están considerando utilizar una donante de óvulos o embriones, me gusta describirles el indeleble efecto que sus propias hormonas, los alimentos que toman, su nivel de estrés, su nivel de tranquilidad y prácticamente cualquier cosa de su estilo de vida tienen sobre el feto durante el embarazo. Las hormonas a las que se expone un feto en la matriz tienen un impacto directo y a largo plazo sobre el desarrollo del bebé —especialmente su desarrollo cerebral—, su metabolismo y su personalidad. El vínculo creado a través de esta conexión hormonal empieza bastante antes del nacimiento. Esta información tranquiliza a algunas de mis pacientes lo suficiente como para sentirse más cómodas con su decisión de considerar tener a una donante de óvulos o adoptar un embrión donado por otra pareja. Al final, eres tú quien tendrá que decidir qué es lo mejor para ti.

Trabaja con una madre de alquiler. Algunas mujeres no consiguen finalizar un embarazo con éxito, porque han sufrido una histerectomía o por otros problemas médicos. Sin embargo, si sus ovarios están sanos, pueden funcionar en una madre de alquiler: una mujer que lleva y da a luz al bebé. Esto comporta sincronizar tu ciclo con el de la otra madre. Con esta técnica, las tasas de éxito han sido muy buenas. Si estás pensando en considerar una madre de alquiler, habla con el especialista en fertilidad, ya que se han creado muchas agencias para realizar la comprobación del estado de salud y los documentos legales necesarios.

Espero que esta introducción a los TRA te haya ayudado a repasar las diversas opciones terapéuticas. Con esta información, deberías poder tomar decisiones inteligentes y orientar mejor el tratamiento a partir de tus factores de fertilidad y tus preferencias personales. El siguiente paso es hablar de los factores de fertilidad, el plan de fertilidad, los objetivos y los problemas con tu especialista en fertilidad. Al finalizar el libro, hablaré de cómo navegar con éxito por este terreno potencialmente lleno de baches.

Conclusión:
Actuar

En una reciente encuesta se observó que de dos tercios a tres cuartas partes de las parejas con infertilidad —incluidas las que tienen el mejor pronóstico de éxito— no consiguen su objetivo de ser padres por el miedo a fallar. Pienso que es una tragedia. Muchas de las parejas incluidas en la encuesta supusieron que habían necesitado los tratamientos más caros, y que incluso éstos raramente tenían éxito. Esto es totalmente falso y ahora ya sabes por qué (en muchos casos, menos es más). En efecto, con los últimos avances en investigación de la fertilidad, casi el 90 por ciento de los que quieren concebir y desean aprovecharse de los tratamientos de fertilidad actuales deberían tener éxito. No debería ser tan difícil superar tus problemas de fertilidad.

Mi objetivo al escribir este libro es mostrar que el embarazo puede ser más fácil para ti de lo que piensas, simplemente haciendo cambios en tu estilo de vida que mejoren tu equilibrio hormonal. Si no necesitas tratamiento, tampoco necesitarás el aluvión de pruebas diagnósticas ni los tratamientos más avanzados para superar el reto. Morgan y yo pudimos concebir y tener un hijo utilizando tratamientos básicos junto con cambios en el estilo de vida que mejoraron nuestro equilibrio hormonal. Sobre todo, debes saber que tienes una elección, y cuanto más informada estés, más podrás hacer uso de ella. Las pacientes con frecuencia se sienten abrumadas cuando entran en el mundo de la fertilidad, y espero que este libro te haya ayudado a tener una experiencia más positiva.

Por ahora tienes suficiente información para abordar tu decisión con confianza de forma que puedas participar plenamente en la toma de decisiones. El último paso es elegir un centro de fertilidad adecuado para ti y aprender a trabajar con los especialistas de forma que recibas los tratamientos más adecuados al menor coste.

Elegir el centro correcto

La mayoría de pacientes no son conscientes del poder que tienen al elegir un centro. Los centros de fertilidad son muy competitivos entre sí y trabajan duro para atraer tu atención. Dado que tu objetivo es encontrar un especialista que sintonice contigo en tu búsqueda, tómate tiempo para encontrar a la persona correcta. Cada centro quiere captar a las pacientes más sanas, más informadas y con el mejor pronóstico posible, para incrementar las tasas de éxito del centro. Si has seguido el programa Equilibrio Perfecto, probablemente entras en esta descripción. Repasa también esta información si ya te has ido a un centro, pero no estás segura si el tratamiento va por buen camino.

Obtén referencias. Una de las mejores formas de encontrar un centro es preguntar a otras mujeres o parejas de la comunidad quién la/las ha visitado y si se lo recomendarían. Puedes encontrar a estos pacientes de fertilidad en las sedes locales de organizaciones nacionales como *RESOLVE* (www.resolve.org) y en la *American Fertility Association* (Asociación Norteamericana de Fertilidad, www.theafa.org) o en otros grupos locales. Asegúrate de preguntar a las personas que te envían a un profesional sobre su capacidad de comunicación y su deseo de hablar de opciones diagnósticas y terapéuticas. También deben sentir que fueron tratados con respeto, dignidad y amabilidad, elementos clave para mantener las hormonas del estrés bajas. Esta información del carácter es inestimable y debe ocupar el primer lugar de la lista.

Comprueba los datos de tu especialista. Tienes derecho a conocer las titulaciones de tu especialista en fertilidad. La mayoría de especialistas y centros están orgullosos de sus logros e incluirán sus credenciales en su página web. Mira si tu médico es miembro de la ASRM (www.asrm.org) y de la *Society for Reproductive Endocrinology and Infertility* (Sociedad de Endocrinología de la Reproducción e Infertilidad, www.socrei.org/SREImap.html). Si no encuentras esta información en la página web, entonces llama a la consulta y pide estas credenciales específicas.

Comprueba las tasas de éxito. Si un centro de fertilidad realiza TRA, debería estar incluido en las listas de la página web de los CDC, http://apps.nccd.cdc.gov/ART2005/clinics05.usp o http://www.sart.org/find_frm.html con un anuncio exacto de su tasa de éxito más reciente disponible. No sobreinterpretes esta cifra. Los mejores centros son los que atraen a las pacientes más difíciles y, por tanto, pueden tener una tasa de éxitos más baja, mientras que puedes ser engañada por un centro mediocre que sólo seleccionará a las pacientes más fáciles de tratar y tendrá una tasa de éxito alta. En vez de ello, mira cuántos ciclos realiza, cuál es la tasa de embarazos múltiples (gemelos frente a trillizos o más) y si tiene un gran número de transferencias de un único embrión, además del número de personas tratadas pertenecientes a tu grupo de edad y con qué tipo de problemas. No descartes un centro por estas cifras, pero asegúrate de comentarlas durante la consulta. Si los especialistas del centro no realizan procedimientos de TRA, pregúntales a quién te enviarán en caso de que lo necesites. Muchos especialistas en fertilidad serios optan por liberarse de los gastos indirectos prescindiendo de su propio equipo. Pero tú quieres estar segura de que tienen una relación establecida con un centro con el que quieren mantener su reputación.

Confirma que el centro puede satisfacer tus necesidades. Si sabes que tus opciones son muy limitadas, confirma con tiempo que está equipado y preparado para cualquier tratamiento que necesites. Además, asegúrate de que hay un médico durante los fines de semana o festivos. La ovulación no siempre se produce durante los días laborales, aunque esto no debería afectar a tu tratamiento.

Pregunta sobre temas de financiación. Muchos centros de fertilidad ofrecen planes de financiación que incluyen una cobertura económica (o reembolso) si no quedas embarazada. Asegúrate de no perder la oportunidad de realizarte la transferencia de uno o dos embriones para tener derecho a estos tratos; algunos pueden insistir en que utilices más embriones porque de este modo aumentas tus posibilidades de obtener un resultado positivo en la prueba de embarazo, pero esto también podría aumentar el riesgo de complicaciones, como un aborto. La mayoría de planes de financiación son muy buenos, pero asegúrate de leer la letra pequeña.

Sé tu propia defensora

Cuando visites a un especialista en fertilidad, probablemente verás que rápidamente te clasifica y coloca en un protocolo. Existen infinitas combinaciones de variables de una pareja a otra, de forma que los especialistas tienden a utilizar los protocolos basados en la «pareja media». Pero esto está lejos de ser individual. Por ello, recuerda que eres tú quien decide indicar al centro cómo satisfacer mejor tus necesidades.

Programa una visita. Organízate antes de la primera visita. Si ya te está viendo un especialista, pero quieres repasar el tratamiento, programa una visita con este fin. De cualquier forma, repasa todo lo que has conseguido a través de este libro, incluida la información sobre los exámenes previos a la concepción, las respuestas a los cuestionarios de tu historia clínica y la tabla de tus factores de fertilidad, además de cualquier diagnóstico que haya surgido durante la identificación de estos factores. Si el especialista no está familiarizado con las sugerencias de este libro, ofrécele la opción de compartir con él las referencias bibliográficas. El estándar actual es ejercer la *medicina basada en pruebas*, que significa que como médicos, actualizamos los tratamientos en función de las últimas investigaciones. Las referencias bibliográficas de este libro convencerán al especialista de que mis sugerencias son válidas, salvo que haya un estudio más reciente que contradiga esta información. No pienses que ofenderás al médico por tener una opinión y un plan. Muchos médicos respetan a los pacientes con formación sanitaria y aprovecharán de buen grado la oportunidad de tener conversaciones inteligentes con ellos.

Ten confianza. Aborda la consulta sabiendo que has hecho todo lo posible —desde equilibrar tus hormonas hasta conocer tus factores de fertilidad— para mejorar tus posibilidades de éxito. Debes sentir que estás cualificada para adoptar un papel activo en la discusión y comunicar tus ideas y preferencias sobre la evolución de tu tratamiento. Toma notas para que puedas recordar todos los temas hablados cuando te hayas marchado; también será una señal para el médico de que estás al día, y de que será responsable de sus recomendaciones.

Busca un especialista innovador. Paso mucho tiempo viajando por el país dando conferencias a médicos. Intento inculcarles la importancia del desequilibrio hormonal subyacente en el tratamiento de los pacientes y en mejorar las tasas de fertilidad. Sé que muchos médicos se aferran a sus prácticas habituales y se resisten a cambiar. Existe también un fenómeno en la comunidad de la fertilidad de que la nueva tecnología es mejor. Acepto totalmente que las nuevas tecnologías han abierto las puertas a parejas que, de no ser por ellas, no habrían podido tener hijos. Pero también sé que retroceder y mirar el estado global de una persona también puede ofrecer más respuestas y aumentar las tasas de éxito.

Comprueba tu plan de fertilidad antes y después de cualquier visita. Toma nota para que no olvides los puntos clave o las respuestas que quieres recibir. Repasa qué has hecho y lo que aún quieres hacer. Siguiendo estos pasos, conseguirás tu objetivo lo más rápido posible, y también evitarás la repetición del mismo tratamiento una y otra vez, sin éxito.

Trabaja en equipo con tu pareja y verás que este proceso os une, en vez de separaros. Aunque el TRA es difícil para las parejas, estos tratamientos de alta tecnología pueden estar entre los tratamientos más poderosos imaginables, devolviéndote el control de tu vida.

Durante muchos años he tenido el privilegio de ayudar a parejas como la tuya a planificar sus embarazos, y me han motivado para ser un mejor compañero en el equipo médico-paciente. Como paciente de fertilidad que ha tenido éxito, he experimentado de primera mano los altibajos que comporta intentar tener un bebé. Sé que el viaje puede ser frustrante y decepcionante a veces, pero siempre encontré esperanzas con lo que aprendí de cada intento de concepción y de las muchas opciones que tuvimos. Te animo a no darte por vencida y a intentar percibir cada paso que das, cada intento de concepción y cada ciclo de tratamiento como una parte del viaje que te acercará cada vez más a tu objetivo de tener un bebé, más que a una serie de pasos en falso.

Según las últimas investigaciones y el éxito de mis pacientes al seguir mi programa de equilibrio hormonal, sé que muchas, muchas parejas que están luchando con problemas de fertilidad pueden lograrlo si equilibran sus hormonas y siguen algunos de los pasos más básicos para mejorar su fertilidad. Esto debería ser reconfortante, pero se necesita un grado de confianza. Los especialistas quizá querrán que entres rápidamente en los tratamientos más avanzados, pero quizá necesites retroceder y dedicar primero un tiempo a equilibrar vuestro cuerpo. Esto nunca es perder el tiempo, porque aunque necesites tratamientos más avanzados, tus esfuerzos por mejorar tu estilo de vida y el equilibrio hormonal aumentarán las tasas de éxito y harán que tu embarazo tenga un inicio saludable. Nuestro objetivo no es una prueba de embarazo positiva, sino un bebé sano.

Espero que este libro te haya ayudado a enfrentarte a los miedos que has tenido, te haya apoyado para que seas tu propia defensora en el tratamiento de la fertilidad, y te haya demostrado que sintonizar con tu cuerpo, con los síntomas y entre vosotros son elementos importantes para tener un hijo con éxito, con o sin un tratamiento de alta tecnología.

APÉNDICE A

CALENDARIO DE LA FERTILIDAD

Utiliza este calendario para anotar el flujo menstrual y la ovulación. Empieza el primer día de cada mes. Anota las días de manchado con una «MAN» y los días de menstruación con un «L» si es ligera, «M» si es moderada, e «I» si es importante. Escribe el tipo de kit de predicción de la ovulación que utilizas, comprueba el día que detecta la ovulación, e indica los días próximos al momento de la ovulación que tú y tu pareja sois sexualmente activos. También haz un seguimiento de otros síntomas que manifiestes; pueden servir de claves para tu equilibrio hormonal. Utiliza un valor de 1 a 5, siendo 5 la mayor gravedad. Realiza varias copias de este gráfico y controla tus ciclos menstruales durante al menos 3 meses.

Día del mes	1	2	3	4	5	6	7	8	9	10	11	12	13	14	15	16	17	18	19	20	21	22	23	24	25	26	27	28	29	30	31
Flujo menstrual																															
Ovulación detectada/ método utilizado																															
Actividad sexual																															
Nivel de estrés																															
Alteraciones del sueño																															
Dolor (descripción)																															
Estreñimiento o diarrea																															
Hipersensibilidad en las mamas																															
Fatiga																															
Depresión																															
Distensión abdominal																															
Cambios del moco vaginal																															
Otro:																															
Otro:																															

Apéndice B

BIOMUTÁGENOS EN COSMÉTICOS, ALIMENTOS Y MEDIO AMBIENTE

Los siguientes biomutágenos se utilizan habitualmente, y se sabe o se sospecha claramente que pueden ser un riesgo para la salud de la reproducción, la fertilidad, el embarazo o el desarrollo del feto. No todos los expertos coinciden en el mecanismo de acción, la relación dosis-toxicidad y los efectos en la salud de los biomutágenos, pero ante la duda científica, es mejor pecar de cauteloso. Intenta minimizar o evitar la exposición a los siguientes biomutágenos haciendo elecciones cuidadosas en tu dieta y estilo de vida. Cualquier reducción de la exposición será útil.

BIOMUTÁGENOS EN PRODUCTOS PARA EL CUIDADO PERSONAL

Biomutágeno	Uso y fuente(s)	Problemas de salud para él	Problemas de salud para ella	Problemas de salud para el embrión o el feto	Cómo evitar o minimizar la exposición
Ftalatos	Utilizado como plastificante en quitaesmaltes, tratamientos ungulares. También se utiliza para prolongar la fragancia en productos perfumados.	Alteración del ADN de los espermatozoides.	Disruptor hormonal.	Efecto adverso sobre el desarrollo de los órganos genitales masculinos.	La mayoría de quitaesmaltes y tratamientos ungulares contienen ftalatos, o sea que evítalos si es posible. Cuando elijas esmaltes ecológicos, busca la palabra «ftalato», «DBP», «DEP» o «DPM» en las etiquetas. Si se utilizan como fragancia,

(Continúa)

BIOMUTÁGENOS EN PRODUCTOS PARA EL CUIDADO PERSONAL ***(Continuación)***

Biomutágeno	Uso y fuente(s)	Problemas de salud para él	Problemas de salud para ella	Problemas de salud para el embrión o el feto	Cómo evitar o minimizar la exposición
					los ftalatos raramente se incluyen en las etiquetas; elige productos «sin fragancias».
Parabens	Utilizados ampliamente como conservantes en desodorantes, crema de afeitado.	Alteración de los espermatozoides. Producción reducida de espermatozoides.	Disruptor hormonal. Posible carcinógeno.	Efecto adverso sobre el desarrollo de los órganos genitales masculinos.	Busca metil-, etil-, propil- o butil-parabens en las etiquetas.
Metales: acetato de plomo y mercurio.	El acetato de plomo puede encontrarse en los tintes capilares y en algunos maquillajes, especialmente cosméticos no occidentales. El mercurio puede utilizarse en pequeñas cantidades como conservante en colirios y lágrimas artificiales.	Carcinógeno. Neurotoxina.	Disruptor hormonal. Carcinógeno. Neurotoxina.	Posible relación con el autismo y otros trastornos del desarrollo cerebral.	Lee atentamente las etiquetas. Evita productos que contengan el producto de mercurio «timerosal».
Nonoxinol o etoxilato de nonilfenol.	Estos compuestos derivados del petróleo son surfactantes que facilitan la	Disruptores hormonales.	Disruptores hormonales.	Defectos congénitos.	Lee las etiquetas en busca de estos ingredientes: polietilenglicol

(Continúa)

BIOMUTÁGENOS EN PRODUCTOS PARA EL CUIDADO PERSONAL ***(Continuación)***

Biomutágeno	Uso y fuente(s)	Problemas de salud para él	Problemas de salud para ella	Problemas de salud para el embrión o el feto	Cómo evitar o minimizar la exposición
	dispersión de productos capilares, cutáneos y faciales.				l (PEG), o los sufijos «-xynol», «-cetareath» u «-oleth».

BIOMUTÁGENOS EN ALIMENTOS Y COCCIÓN

Biomutágeno	Fuente(s)	Problemas de salud para él	Problemas de salud para ella	Problemas de salud para el embrión o el feto	Qué hacer para evitar o disminuir la exposición
Mercurio (metilmercurio)	Pescado o marisco contaminados.	Daño de los espermatozoides. Producción reducida de espermatozoides.	Motilidad anormal de los espermatozoides. Daño de los óvulos (en los cromosomas).	Neurotoxicidad. Daño del cerebro fetal.	Limita o elimina el atún, pez espada, tiburón, caballa gigante, lofolátilo (o blanquillo) y mero, además de pescado capturado en aguas sujetas a una advertencia de mercurio. En caso de duda, evítalos.
Dioxina (TCDD) y compuestos tipo dioxina, dibenzofuranos policlorados (PCDF), y algunos bifenilos policlorados (PCB).	La principal exposición es por la ingesta de alimentos contaminados, principalmente alimentos ricos en grasas, como carne, pescado y productos lácteos.	Niveles reducidos de testosterona. Disruptores hormonales.	Estimula la endometriosis. Disruptores hormonales.	Defectos congénitos. Defectos del desarrollo.	Reduce el consumo dietético de grasas animales, pescado, marisco y productos lácteos, donde se acumula la dioxina.

(Continúa)

BIOMUTÁGENOS EN ALIMENTOS Y COCCIÓN *(Continuación)*

Biomutágeno	Fuente(s)	Problemas de salud para él	Problemas de salud para ella	Problemas de salud para el embrión o el feto	Qué hacer para evitar o disminuir la exposición
Ftalatos	Consumo de alimentos envueltos en película transparente para alimentos, cocinar en el microondas con determinados plásticos.	Daño del ADN de los espermatozoides.	Disruptores hormonales.	Efecto adverso sobre el desarrollo de los órganos genitales masculinos.	Utiliza recipientes de vidrio o porcelana para el microondas, no dejes que el envoltorio de plástico entre en contacto con alimentos calientes o ricos en grasas. Conserva los alimentos en vidrio, porcelana o acero inoxidable. Como último recurso, utiliza plásticos de n.º 2, 4 o 5 para conservar los alimentos.
Bisfenol A (BHA)	El revestimiento de algunas latas de metal que contienen comida y bebida; y algunos plásticos en recipientes de comida y agua; vajilla refractaria al microondas. El BPA migra del revestimiento al alimento y puede filtrarse de reci-pientes de plástico.	Producción reducida de espermatozoides. Disruptores hormonales.	Aborto. Disruptores hormonales.	Efecto adverso sobre el desarrollo de los órganos genitales masculinos.	Lava a mano la vajilla de plástico con un jabón suave en agua templada, no caliente. Desecha el plástico que esté roto o que parezca turbio. Cambia a botellas de polipropileno n.º 5. Compra las sopas envasadas en cartón, y las alubias y

(Continúa)

BIOMUTÁGENOS EN ALIMENTOS Y COCCIÓN ***(Continuación)***

Biomutágeno	Fuente(s)	Problemas de salud para él	Problemas de salud para ella	Problemas de salud para el embrión o el feto	Qué hacer para evitar o disminuir la exposición
					verduras en tarros de vidrio si es posible.
Pesticidas	Frutas y verduras de cultivo tradicional.	Producción reducida de espermatozoides. Daño de los espermatozoides. Disruptor hormonal.	Aborto. Disruptores hormonales. Irregularidades menstruales.	Defectos congénitos. Retraso del crecimiento. Efecto adverso sobre el desarrollo del aparato reproductor (principalmente masculino).	Elige productos ecológicos si es posible. De lo contrario, lava y aclara para reducir la exposición.
Alcohol	Bebidas alcohólicas.	Descenso de la libido. Calidad reducida de los espermatozoides.	Descenso de la libido. Disfunción ovulatoria. Implantación reducida.	Síndrome alcohólico fetal. Aborto.	Evita el consumo de alcohol mientras intentas concebir.
Monóxido de carbono, nicotina y cotinina	Humo de tabaco (tabaquismo activo y pasivo).	Número reducido de espermatozoides. Movilidad de espermatozoides reducida. Carcinógeno.	Envejecimiento acelerado de los ovarios. Descenso del flujo sanguíneo uterino.	Retraso del crecimiento.	Pon en práctica un plan para dejar de fumar tan pronto como sea posible. Habla con tu médico si crees que necesitas ayuda.

BIOMUTÁGENOS DOMÉSTICOS

Biomutágeno	Uso/fuente(s)	Problemas de salud para él	Problemas de salud para ella	Problemas de salud para el embrión o el feto	Qué hacer para evitar o minimizar la exposición
Ftalatos	Estos plastificantes industriales utilizados extensamente dan flexibilidad a cortinas de baño, productos de vinilo, como paredes y suelos e imitación de piel, y añaden resistencia a productos de cloruro de polivinilo (PVC), además de interiores de coches nuevos.	Daño del ADN de los espermatozoides.	Disruptores hormonales.	Efecto adverso sobre el desarrollo de los órganos genitales masculinos	Siempre que sea posible, elige alternativas a los productos de vinilo, sustituye los plásticos de PVC por plástico sin ftalatos o por alternativas de plástico duro. Intenta airear los productos con olor a «plástico» durante varios días para que se evaporen los ftalatos.
Éteres polibrominados de difenil (PBDE)	Ignífugos en el acolchado de espuma de muebles, relleno de fieltro de alfombras y electrónica.	Producción reducida de espermatozoides.	Seguridad desconocida.	Alteración del desarrollo cerebral.	Sustituye o tapa los muebles con espuma expuesta. Actúa con cuidado cuando sustituyas el relleno de fieltro de las alfombras; evita el contacto si es posible. Adquiere productos de fabricantes que utilicen alternativas a los PBDE.

(Continúa)

BIOMUTÁGENOS DOMÉSTICOS *(Continuación)*

Biomutágeno	Uso/fuente(s)	Problemas de salud para él	Problemas de salud para ella	Problemas de salud para el embrión o el feto	Qué hacer para evitar o minimizar la exposición
Productos químicos con perfluoro (PFC)	Productos químicos industriales utilizados como ignífugos y repelentes de manchas, agua y grasa.	Disruptores hormonales.	Disruptores hormonales.	Seguridad desconocida.	Evita muebles, ropa y envoltorios de alimentos tratados. El teflón y el Scotchgard son productos utilizados con frecuencia que deben evitarse.
Cloro, benceno, etanoles de alquilfenoxil	Ingredientes comunes de productos de limpieza domésticos.	Disruptores hormonales.	Disruptores hormonales.	Defectos congénitos.	Selecciona alternativas no tóxicas como Seventh Generation o Bio-Kleen
Insecticidas organofosforados (p. ej., acefato, diclorvós, dimetoato, disulfotón, malatión, naled, fosmet, tetraclorvinfós y triclorfón, metil paratión, cloropirifosmetil)	Pesticidas, insecticidas.	Producción reducida de espermatozoides. Porcentaje aumentado de espermatozoides anormales. Posible carcinógeno.	Alteración de ciclos menstruales. Pérdida acelerada de óvulos.	Incidencia aumentada de aborto.	Evita el uso de productos exterminadores, protege tu casa frente a insectos. Cierra herméticamente los recipientes de alimentos y bebidas, sella las entradas, espolvorea con ácido bórico las grietas y rendijas del exterior, prueba cebos y jabones de ácidos grasos, contrata a un experto en control integral de plagas (IPM).

BIOMUTÁGENOS EN EL LUGAR DE TRABAJO

Biomutágeno	Uso/fuente(s)	Problemas de salud para él	Problemas de salud para ella	Problemas de salud para el embrión o el feto	Qué hacer para evitar o minimizar la exposición
Tolueno, benceno, xileno; compuestos orgánicos volátiles y semivolátiles comunes (VOC) (SVOC)	Disolventes químicos comunes encontrados en las industrias textil y de pintura, tinta plástica y plantas de fabricación de colorantes y de carburantes.	Motilidad reducida de los espermatozoides. Disruptores hormonales.	Disruptores hormonales.	Desarrollo fetal alterado. Defectos congénitos.	Revisa todas las hojas de datos de seguridad del material (MSDS), ventila el área siempre que sea posible o usa un equipo protector adecuado. Lávate las manos antes de comer o beber.
Éteres de glicol	Disolventes orgánicos industriales hallados como recubrimiento en pinturas, disolventes, colorantes, tintas, barniz y chips semiconductores, como limpiadores y desengrasantes en limpieza en seco y fabricación de paneles de circuitos, y como aditivo de líquido de frenos, carburante de aviación y soluciones descongelantes.	Atrofia testicular. Número reducido de espermatozoides.	Implantación reducida.	Defectos congénitos. Riesgo aumentado de peso bajo al nacer. Riesgo aumentado de aborto.	Utilízalos en un área bien ventilada o con un respirador. Utiliza equipo de protección personal, revisa todas las MSDS, evita la exposición o pide un traslado. Lávate las manos antes de comer y beber. Utiliza las pinturas al agua menos perjudiciales posibles.

(Continúa)

BIOMUTÁGENOS EN EL LUGAR DE TRABAJO *(Continuación)*

Biomutágeno	Uso/fuente(s)	Problemas de salud para él	Problemas de salud para ella	Problemas de salud para el embrión o el feto	Qué hacer para evitar o minimizar la exposición
Antineoplásicos	Tratamiento del cáncer.	Número reducido de espermatozoides. Motilidad reducida de los espermatozoides.	Implantación reducida. Pérdida acelerada de óvulos. Irregularidades menstruales.	Defectos congénitos. Riesgo aumentado de aborto.	Utiliza equipo de protección personal y evita trabajar con ellos siempre que sea posible. Lávate las manos antes de comer o beber al manipular agentes tóxicos.
Pesticidas, insecticidas	Productos químicos utilizados extensamente por granjeros, arquitectos paisajistas, jardineros y exterminadores.	Número reducido de espermatozoides.	Implantación reducida. Irregularidad menstrual.	Aborto.	Utiliza equipo de protección personal y evita el contacto con los ojos y la piel. Lávate las manos antes de comer o beber. Lava las prendas del trabajo separadas de la colada general.

Apéndice C

¿CUÁL ES EL ESPECIALISTA QUE MÁS TE CONVIENE?*

Utiliza estas pautas para determinar el nivel de asistencia que necesitas y las aptitudes que debes buscar en un experto, según tu situación personal.

Nivel de asistencia I (cuestiones de fertilidad básicas)

Criterios de inclusión de pacientes

- La infertilidad dura menos de 24 meses.
- La mujer tiene menos de 30 años.
- No existen factores de riesgo de enfermedad pélvica ni anomalías reproductoras masculinas.
- La pareja ha seguido un tratamiento durante menos de 4 meses sin éxito.

Aptitudes del médico

- Conoce los prerrequisitos de una reproducción satisfactoria.
- Está preparado para consultar, formar y aconsejar a la pareja.

Responsabilidad

- Entrevista y exploración física.
- Confirmación de ovulación.
- Interpretación del seminograma.
- Envío oportuno a otro especialista de pacientes que superan los criterios del nivel I o tienen trastornos complejos.

Asistencia de nivel 2 (cuestiones de fertilidad moderadas)

Criterios de inclusión de pacientes

- La infertilidad dura menos de 36 meses.
- La mujer tiene menos de 35 años.
- La pareja no es apta para el nivel de asistencia I.

Aptitudes del médico

- Posee todas las aptitudes necesarias para prestar asistencia de nivel I.

* ASRM, Guidelines for the Provision of Infertility Services, 1996, con modificaciones.

- Posee experiencia certificada o documentada en los procedimientos endocrinológicos, ginecológicos o urológicos necesarios.
- Conoce la efectividad, efectos adversos y costes del diagnóstico y el tratamiento actual de la infertilidad.

Responsabilidad
- Evaluación de permeabilidad tubárica.
- Control de anovulación, endometriosis y enfermedad tubárica no complicadas.
- Control de infertilidad masculina no complicada.
- Acceso a los servicios de laboratorio necesarios siete días a la semana durante el tratamiento.
- Disponible para el control del ciclo siete días a la semana durante el tratamiento.
- Envío oportuno a otro especialista de pacientes que superan los criterios del nivel 2 o tienen trastornos complejos.

Asistencia de nivel 3 (cuestiones de fertilidad complejas)

Criterios de inclusión de pacientes
- La pareja no es apta para la asistencia de nivel 1 o 2.
- Se está considerando la tecnología de reproducción asistida (TRA)

Aptitudes del médico
- Posee todas las aptitudes necesarias para prestar asistencia de nivel 1 y nivel 2.
- Posee experiencia certificada o documentada en endocrinología de la reproducción, urología/andrología o tecnología de reproducción asistida.
- Capacidad de proporcionar acceso a servicios de asesoramiento.

Responsabilidad
- Control de anovulación, endometriosis y enfermedad tubárica complicadas.
- Control de infertilidad masculina complicada.
- Puede proporcionar acceso a servicios de microcirugía masculina y femenina, TRA y servicios relacionados.

Apéndice D

PLAN DE FERTILIDAD

Utiliza este plan de fertilidad para anotar tus preferencias en caso de que decidas seguir un tratamiento de fertilidad. Es útil intentar responder a estas preguntas antes de que empieces el tratamiento, ya que tus preferencias influirán en las opciones de tratamiento que elijas. Anota cualquier sensación o explicación en torno a estos problemas. Trabaja con tu pareja para que los dos estéis de acuerdo. Si ves que no podéis poneros de acuerdo sobre un tema, vuelve a él más tarde, quizá después de haber adquirido algo de experiencia en tratamientos de fertilidad. Siempre puedes volver al plan para revisar o completarlo a medida que cambien tus sentimientos. Toma nota: muchos de los términos están incluidos en la Cuarta parte de este libro, capítulos 13 y 14.

¿Cuántos hijos te gustaría tener?______________________________

Idealmente, ¿cuántos años quieres que se lleven tus hijos?____________________

¿Qué piensas de los siguientes tipos de tratamientos de fertilidad?

- Inducción de la ovulación

  ____

  ____

- Inseminación

  ____

  ____

- FIV

  ____

  ____

- Eclosión asistida

  ____

  ____

- IICE (implantación de espermatozoides)

____

____

¿Hay algún tipo de tratamiento que tú y tu pareja no consideraréis?

____

____

¿Qué pensáis tú y tu pareja de los donantes de semen?

____

____

¿Qué pensáis tú y tu pareja de las donaciones de embriones?

____

____

¿Qué pensáis tú y tu pareja de tener gemelos?

____

____

¿Qué pensáis sobre el hecho de tener un embarazo múltiple de trillizos o más fetos?

____

____

¿Consideraríais tú y tu pareja la reducción selectiva si te quedaras embarazada de trillizos o de un mayor número de fetos?

____

____

¿Consideraríais tú y tu pareja adoptar un niño?

____

____

¿Qué pensáis tú y tu pareja de congelar los embriones extra para un posterior embarazo?

____

____

¿Consideraríais tú y tu pareja donar embriones extra a otras parejas que siguen un tratamiento de fertilidad o para la investigación de células madre?

____

____

¿Os interesa a ti y a tu pareja haceros pruebas para ver si sois portadores de enfermedades hereditarias?

____

____

¿Queréis saber tú y tu pareja el sexo de vuestro bebé antes de nacer?

____

____

¿Qué método anticonceptivo posparto te has planteado?

____

____

¿Tenéis tú y tu pareja algún miedo relacionado con el tratamiento de fertilidad o el embarazo que no se haya estudiado aquí?

____

____

Apéndice E

DIARIO DE LA FORMA FÍSICA

Utilízalo como plantilla para un diario de tu forma física. Introduce tus objetivos en cuanto a forma física y peso al empezar el diario y, cada semana, anota tu peso y la frecuencia cardíaca en reposo, además de los minutos de ejercicio que haces cada día. Para medir la frecuencia cardíaca en reposo, tómate el pulso durante 60 segundos antes de levantarte por la mañana.

Objetivo de forma física en tres meses: ______________________________

Objetivo de peso en tres meses: ______________________________

REGISTRO DE EJERCICIOS

Semana ______________ Peso ________ Frecuencia cardíaca en reposo ______________

(Tu objetivo son sesiones de 40 a 60 minutos cada día, pero no te desanimes si no lo logras)

	L	M	Mi	J	V	S	D
Caminar/ejercicio aeróbico							
Yoga/estiramientos							
Entrenamiento de la fuerza							

Bibliografía

Nota del autor: Las publicaciones enumeradas no son una lista exhaustiva de las citadas en el libro. En el campo de la medicina, la información evoluciona constantemente a medida que aparecen nuevos estudios. En consecuencia, para muchos profesionales de la salud es difícil estar al día sobre este tema, salvo que hagan un esfuerzo especial para que así sea. Los artículos aquí enumerados son los que podrían haberse pasado fácilmente por alto o los que podrían haber necesitado una cita porque, sin un total conocimiento de la investigación, podrían parecer controvertidos. Te animo a utilizar esta lista para hablar con tu médico sobre la información contenida en este libro.

Capítulo 1: Equilibrio hormonal: la base de la fertilidad

Ebling, F. J. P., «The neuroendocrine timing of puberty», *Reproduction*, 129 (6), 2005, pp. 675–683.

Greene, R., y L. Feldon, *Dr. Robert Greene's Perfect Balance*, Three Rivers Press, Nueva York, 2005.

Kapoor, D., y T. H. Jones, «Smoking and hormones in health and endocrine disorders», *Eur. J. Endocrinol.*, 152 (4), 2005, pp. 491–499.

Nohr, E. A., B. H. Bech, y cols., «Prepregnancy obesity and fetal death: A study within the Danish national birth cohort», *Obstet. Gynecol.*, 106 (2), 2005, pp. 250–259.

Tarin, J. J., V. Gómez-Piquer, «Do women have a hidden heat period?», *Hum. Reprod.*, 17 (9), 2002, pp. 2243–2248.

Capítulo 2: Proteger tu fertilidad

Farr, S., J. Cai, y cols., «Pesticide exposure and timing of menopause. The Agricultural Health Study», *Amer. Epidemiol.*, 163, 2006, pp. 731–742.

Federman, D. D., «The biology of human sex differences», *N. Engl. J. Med.*, 354 (14), 2006, pp. 1507–1514.

Genuis, S. J., «Health issues and the environment—an emerging paradigm for providers of obstetrical and gynaecological health care», *Hum. Reprod.*, 21 (9), 2006, pp. 2201–2208.

Gosden, R. G., y A. P. Feinberg, «Genetics and epigenetics— nature's pen-and-pencil set», *N. Engl. J. Med.*, 356 (7), 2007, pp. 731–733.

Grandjean, P., y P. Landrigan, »Developmental neurotoxicity of industrial chemicals», *Lancet*, 368, 2006, pp. 2167–2178.

Kleinhaus, K., M. Perrin, y cols., «Paternal age and spontaneous abortion», *Obstet. Gynecol.*, 108 (2), 2006, pp. 369–377.

Kline, J., A. Kinney, y cols., «Predictors of antral follicle count during the reproductive years», *Hum. Reprod.*, 20 (8), 2005, pp. 2179–2189.

Ramsay, J. E., I. Greer, y cols., «Obesity and reproduction», *B. M. J.*, 333 (7579), 2006, pp. 1159–1162.

Rizzolio, F., S. Bione, y cols., «Chromosomal rearrangements in Xq and premature ovarian failure: Mapping of 25 new cases and review of the literature», *Hum. Reprod.*, 21 (6), pp. 1477–1483.

Ross, M., D. Grafham, y cols., «The DNA sequence of the human X chromosome», *Nature*, 434, 2005, pp. 325–337.

Simon, B., S. J. Lee, y cols., «Preserving fertility after cancer», *CA Cancer J. Clin.*, 55 (4), pp. 211–228.

Swales, A. K. E., y N. Spears, «Genomic imprinting and reproduction», *Reproduction*, 130 (4), pp. 389–399.

Capítulo 3: Planificar antes de la concepción

— «Smoking and infertility», *Fertil. and Steril.*, 86 (5), 2006, pp. S172–S177.

— «Status of environmental and dietary estrogens—are they significant estrogens?», *Fertil. and Steril.*, 86 (5), 2006, pp. S218–S220.

— «Vaccination guidelines for female infertility patients», *Fertil. and Steril.*, 86 (5), 2006, pp. S28–S30.

Evans, J., «Pregnancy appears to be safe after recent bariatric surgery», *O. B. Gyn. News.*, 2006, p. 10.

Seibel, M., 2006, «The environment: Its risks to conception and pregnancy», *Sexual., Reprod. & Menopause*, 4 (1), 2006, pp. 1–2.

Wiegratz, J. R., y cols., «Fertility after discontinuation of treatment with an oral contraceptive containing 30 mg of ethinyl estradiol and 2 mg of dienogest», *Fertil. and Steril.*, 85 (6), 2006, pp. 1812–1819.

Capítulo 4: Alimentarse bien para la fertilidad

Agarwal, A., S. A. Prabakaran, y cols., «Prevention of oxidative stress injury to sperm», *J. Androl.*, 26 (6), 2005, pp. 654–660.

Ahuja, K. D. K., I. K. Robertson, y cols., «Effects of chili consumption on postprandial glucose, insulin, and energy metabolism», *Am. J. Clin. Nutr.*, 84 (1), 2006, pp. 63–69.

Anway, M. D., y M. K. Skinner, «Epigenetic transgenerational actions of endocrine disruptors», *Endocrinology*, 147 (6), 2006, pp. s43–49.

Balercia, R., y cols., «Placebo-controlled double-blind randomized trial on the use of l-carnitine, l-acetylcarnitine, or combined l-carnitine and l-acetylcarnitine in men with idiopathic asthenozoospermia», *Fertil. and Steril.*, 84 (3), 2005, pp. 662–671.

Berkow, S., y N. Bernard, «Vegetarian diets and weight status», *Nutrit. Rev.*, 64 (4), 2006, pp. 175–188.

Bodnar, L. M., G. Tang, y cols., «Periconceptional multivitamin use reduces the risk of preeclampsia», *Am. J. Epidemiol.*, 164 (5), 2006, pp. 470–477.

Budak, E., M. Sánchez, y cols., «Interactions of the hormones leptin, ghrelin, adiponectin, resistin and PYY3-36 with the reproductive system», *Fertil. & Steril.*, 85 (6), 2006, pp. 1563–1581.

Chia, S. E., C. N. Ong, y cols., «Comparison of zinc concentrations in blood and seminal plasma and the various sperm parameters between fertile and infertile men», *J. Androl.*, 21 (1), 2000, pp. 53–57.

Devereux, G., S. W. Turner, y cols., «Low maternal vitamin E intake during pregnancy is associated with asthma in 5-year-old children», *Am. J. Respir. Crit. Care Med.*, 174 (5), 2006, pp. 499–507.

Eskenazi, B., S. A. Kidd, y cols., «Antioxidant intake is associated with semen quality in healthy men», *Hum. Reprod.*, 20 (4), 2005, pp. 1006–1012.

Farr, S. L., G. S. Cooper, y cols., «Pesticide use and menstrual cycle characteristics among premenopausal women in the agricultural health study», *Am. J. Epidemiol.*, 160 (12), 2004, pp. 1194–1204.

Garland, C. F., y cols., «The role of vitamin D in cancer prevention», *Am. J. Public Health*, 96 (2), 2006, pp. 252–261.

Gartner, R., B. C. H. Gasnier, y cols., «Selenium supplementation in patients with autoimmune thyroiditis decreases thyroid peroxidase antibodies concentrations», *J. Clin. Endocrinol. Metab.*, 87 (4), 2002, pp. 1687–1691.

Group, E. C. W., «Nutrition and reproduction in women», *Hum. Reprod. Update,* 12 (3), 2006, pp. 193–207.

Hawkes, W. C., y N. L. Keim, «Dietary selenium intake modulates thyroid hormone and energy metabolism in men», *J. Nutr.*, 133 (11), 2003, pp. 3443–3448.

Hawkes, W. C., y P. J. Turek, «Effects of dietary selenium on sperm motility in healthy men», *J. Androl.*, 22 (5), 2001, pp. 764–772.

He, K., K. Liu, y cols., «Magnesium intake and incidence of metabolic syndrome among young adults», *Circulation*, 113 (13), 2006, pp. 1675–1682.

Hill, P. B., L. Garbaczewski, y cols., «Gonadotrophin release and meat consumption in vegetarian women», *Am. J. Clin. Nutr.,* 43(1): 37–41.

Hollowell, J. G., N. W. Staehling, y cols., «Iodine nutrition in the United States. Trends and public health implications: Iodine excretion data from National Health and Nutrition Examination Surveys I and III (1971–1974 and 1988–1994)», *J. Clin. Endocrinol. Metab.*, 83 (10), 1998, pp. 3401–3408.

Johnston, C. S., «Strategies for healthy weight loss: From vitamin C to the glycemic response», *J. Am. Coll. Nutr.,* 24 (3), 2005, pp. 158–165.

Julian, D., and C. Leeuwenburgh, «Linkage between insulin and the free radical theory of aging», *Am. J. Physiol. Regul. Integr. Comp. Physiol.*, 286 (1), 2004, pp. R20–21.

Kiefer, I., T. Rathmanner, y cols., «Eating and dieting differences in men and women», *Men's Health and Gender,* 2 (2), 2005, pp. 186–193.

Lenzi, A., F. Lombardo, y cols., «Use of carnitine therapy in selected cases of male factor infertility: a double-blind crossover trial», *Fertil. and Steril.*, 79 (2), 2003, pp. 292–300.

Lydic, McNurlan, y cols., «Chromium picolinate improves insulin sensitivity in obese subjects with polycystic ovary syndrome», *Fertil. and Steril.*, 86 (1), 2006, pp. 243–246.

Mori, A., S. Lehmann, y cols., «Capsaicin, a component of red peppers, inhibits the growth of androgen-independent, p53 mutant prostate cancer cells», *Cancer Res.*, 66 (6), 2006, pp. 3222–3229.

Ng, C. M., M. R. Blackman, y cols., «The role of carnitine in the male reproductive system», *Ann. N. Y. Acad. Sci.,* 1033 (1), 2004, pp. 177–188.

Oltmanns, K. M., B. Fruehwald-Schultes, y cols., «Hypoglycemia, but not insulin, acutely decreases LH and T secretion in men», *J. Clin. Endocrinol. Metab.*, 86 (10), 2001, pp. 4913–4919.

Pasquali, R., «Obesity, fat distribution and infertility», *Maturitas*, 54, 2006, pp. 363–371.

Pocar, P., T. A. Brevini, y cols., «The impact of endocrine disruptors on oocyte competence», *Reproduction*, 125 (3), 2003, pp. 313–325.

Scherer, P. E., «Adipose tissue: From lipid storage compartment to endocrine organ», *Diabetes*, 55 (6), 2006, pp. 1537–1545.

Sewell, P. Huston, y cols., «Increased neonatal fat mass, not lean body mass, is associated with maternal obesity», *Ameri. J. Obstet. and Gyn.*, 195 (4), 2006, pp. 1100–1103.

Steinman, G., «Mechanisms of twinning: VII. Effect of diet and heredity on the human twinning rate», *J. Reprod. Med.*, 51 (5), 2006, pp. 405–410.

Turker, O., K. Kumanlioglu, y cols., «Selenium treatment in autoimmune thyroiditis: 9-month follow-up with variable doses», *J. Endocrinol.*, 190 (1), 2006, pp. 151–156.

Vega, G. L., B. Adams-Huet, y cols., «Influence of body fat content and distribution on variation in metabolic risk», *J. Clin. Endocrinol. Metab.*, 91 (11), 2006, pp. 4459–4466.

Wade, G., y J. Jones, «Neuroendocrinology of nutritional infertility», *Amer. J. Physiol.*, 287, 2004, pp. R1277–1296.

Wong, W. Y., H. M. W. M. Merkus, y cols., «Effects of folic acid and zinc sulfate on male factor subfertility: A double-blind, randomized, placebocontrolled trial», *Fertil. and Steril.*, 77 (3), 2002, pp. 491–498.

Wu, Y., W. G. Foster, y cols., «Rapid effects of pesticides on human granulosa-lutein cells», *Reproduction*, 131 (2), 2006, pp. 299–310.

Zhang, C., S. Liu, y cols., «Dietary fiber intake, dietary glycemic load, and the risk for gestational diabetes mellitus», *Diabet. Care*, 29 (10), 2006, pp. 2223–2230.

Capítulo 5: Ponerse en forma para propiciar el embarazo

Gerstein, H. C., y L. Waltman, «Why don't pigs get diabetes? Explanations for variations in diabetes susceptibility in human populations living in a diabetogenic environment», *C. M. A. J.*, 174 (1), 2006, pp. 25–26.

Jonge, J. D., «Effects of the menstrual cycle on exercise performance», *Sports Med.*, 33 (11), 2003, pp. 833–851.

Kumru, H., R. Ozmerdivenli, y cols., «Effects of regular physical exercise on serum leptin and androgen concentrations in young women», *Men's Health and Gen.*, 2 (2), 2005, pp. 218–222.

Levine, J. A., L. M. Lanningham-Foster, y cols., «Interindividual variation in posture allocation: Possible role in human obesity», *Science*, 307 (5709), 2005, pp. 584–586.

Morris, S. N., S. A. Missmer, y cols., «Effects of lifetime exercise on the outcome of in vitro fertilization», *Obstet. Gynecol.*, 108 (4), 2006, pp. 938–945.

Nabkasorn, C., N. Miyai, y cols., «Effects of physical exercise on depression, neuroendocrine stress hormones and physiological fitness in adolescent females with depressive symptoms», *Eur. J. Public Health,* 16 (2), 2006, pp. 179–184.

Nicklas, B. J., T. You, y cols., «Behavioural treatments for chronic systemic inflammation: Effects of dietary weight loss and exercise training», *C. M. A. J.*, 172 (9), 2005, pp. 1199–1209.

Shadid, S., C. D. A. Stehouwer, y cols., «Diet/exercise versus pioglitazone: Effects of insulin sensitization with decreasing or increasing fat mass on adipokines and inflammatory markers», *J. Clin. Endocrinol. Metab.*, 91 (9), 2006, pp. 3418–3425.

Southorn, T., «Great balls of fire and the vicious cycle: A study of the effects of cycling on male fertility», *J. Fam. Plan. and Reprod. Health Care,* 28 (4), 2002, pp. 211–213.

Wallis, G. A., R. Dawson, y cols., «Metabolic response to carbohydrate ingestion during exercise in males and females», *Am. J. Physiol. Endocrinol. Metab.*, 290 (4), 2006, pp. E708–715.

Warburton, D. E. R., C. W. Nicol, y cols., «Health benefits of physical activity: The evidence», *C. M. A. J.*, 174 (6), 2006, pp. 801–809.

Warburton, D. E. R., C. W. Nicol, y cols., «Prescribing exercise as preventive therapy», *C. M. A. J.*, 174 (7), 2006, pp. 961–974.

Warren, M. P., y N. E. Perlroth, «The effects of intense exercise on the female reproductive system», *J. Endocrinol.*, 170 (1), 2001, pp. 3–11.

Wee, S. L., C. Williams, y cols., «Ingestion of a high-glycemic index meal increases muscle glycogen storage at rest but augments its utilization during subsequent exercise», *J. Appl. Physiol.*, 99 (2), 2005, pp. 707–714.

Capítulo 6: Hacer frente al estrés para incrementar la fertilidad

— «The stress and distress of infertility: Does religion help women cope?», *Sexual., Reprod. & Menopause,* 3 (2), 2005, pp. 45–51.

Bethea, Pau, y cols., «Sensitivity to stress-induced reproductive dysfunction linked to activity of the serotonin system», *Fertil. and Steril.*, 83 (1), 2005, pp. 148–155.

Bjornerem, A., B. Straume, y cols., «Seasonal variation of estradiol, follicle-stimulating hormone, and dehydroepiandrosterone sulfate in women and men», *J. Clin. Endocrinol. Metab.*, 91 (10), 2006, pp. 3798–3802.

Boden, M. J., y D. J. Kennaway, «Circadian rhythms and reproduction», *Reproduction*, 132 (3), 2006, pp. 379–392.

Boivin, J., y L. Schmidt, «Infertility-related stress in men and women predicts treatment outcome 1 year later», *Fertil. and Steril.*, 83 (6), 2005, pp. 1745–1752.

Breen, K. M., H. J. Billings, y cols., «Endocrine basis for disruptive effects of cortisol on preovulatory events», *Endocrinol.*, 146 (4), 2005, pp. 2107–2115.

Grewen, K. M., S. S. Girdler, y cols., «Effects of partner support on resting oxytocin, cortisol, norepinephrine, and blood pressure before and after warm partner contact», *Psychosom. Med.*, 67 (4), 2005, pp. 531–538.

Harrison, R. F., «Stress spikes of hyperprolactinaemia and infertility», *Hum. Reprod.*, 3 (2), 1988, pp. 173–175.

Lazar, S., G. Bush, y cols., «Functional brain mapping of the relaxation response and meditation», *NeuroReport*, 11 (7), 2000, pp. 1581–1585.

Peterson, B. D., C. R. Newton, y cols., «Gender differences in how men and women who are referred for IVF cope with infertility stress», *Hum. Reprod.*, 21 (9), 2006, pp. 2443–2449.

Pook, M., W. Krause, y cols., «Coping with infertility: Distress and changes in sperm quality», *Hum. Reprod.*, 14 (6), 1999, pp. 1487–1492.

Schmidt, L., B. E. Holstein, y cols., «Communication and coping as predictors of fertility problem stress: Cohort study of 816 participants who did not achieve a delivery after 12 months of fertility treatment», *Hum. Reprod.*, 20 (11), 2005, pp. 3248–3256.

Williams, N. I., S. Berga, y cols., «Synergism between psychosocial and metabolic stressors: Impact upon reproductive function in cynomolgus monkeys», *Am. J. Physiol. Endocrinol. Metab.*, 293 (1), 2007, pp. E 270–276.

Younglai, E. V., A. C. Holloway, y cols., «Environmental and occupational factors affecting fertility and IVF success», *Hum. Reprod. Update,* 11 (1), 2005, pp. 43–57.

Capítulo 7: Los primeros pasos del embarazo empiezan en casa

Agarwal, S., y cols., «Changes in sperm motility and chromatin integrity following contact with vaginal lubricants», *Fertil. and Steril.,* 84, 2005, pp. S73–S73.

Bjorndahl, L., J. Kirkman-Brown, y cols., «Development of a novel home sperm test», *Hum. Reprod.,* 21 (1), 2006, pp. 145–149.

Conde-Agudelo, A., A. Rosa-Bermúdez, y cols., «Birth spacing and risk of adverse perinatal outcomes: A meta-analysis», *J. A. M. A.,* 295 (15), 2006, pp. 1809–1823.

Cousineau, T., T. Green, y cols., «Development and validation of the infertility self-efficacy scale», *Fertil. and Steril.,* 85 (6), 2006, pp. 1684–1696.

Dunn, K., L. Cherkas, y cols., «Genetic influences on variation in female orgasmic function: A twin study», *Biol. Letters,* 1 (3), 2005, pp. 260–263.

Ellington, J., y J. Schimmels, «The effects of vaginal lubricants and moisturizers on computer assisted sperm analysis (CASA) parameters associated with cervical mucus penetration», *Fertil. and Steril.,* 82, 2004, pp. S145–S146.

Ellington, J., Daugherty, y cols., «Prevalence of vaginal dryness in trying-to-conceive couples», *Fertil. and Steril.,* 79, 2003, pp. 21–22.

Gesink Law, D. C., R. F. Maclehose, y cols., «Obesity and time to pregnancy», *Hum. Reprod.,* 22 (2), 2007, pp. 414–420.

Gleicher, N., y D. Barad, «Unexplained infertility: Does it really exist?», *Hum. Reprod.,* 21 (8), 2006, pp. 1951–1955.

Modest, G. A., y J. J. W. Fangman, «Nipple piercing and hyperprolactinemia», *N. Engl. J. Med.,* 347 (20), 2002, pp. 1626–1627.

O'Connor, K. A., E. Brindle, y cols., «Ovulation detection methods for urinary hormones: Precision, daily and intermittent sampling and a combined hierarchical method», *Hum. Reprod.,* 21 (6), 2006, pp. 1442–1452.

Robinson, J., M. Wakelin, y cols., «Increased pregnancy rate with use of the Clearblue Easy Fertility Monitor», Unipath Ltd., Bedford, Reino Unido, *Fertil. and Steril.,* 87 (2), 2007, pp. 329–334.

Samuels, M. H., K. G. Schuff, y cols., «Health status, mood and cognition in experimentally induced subclinical hypothyroidism», *J. Clin. Endocrinol. Metab.,* 92 (7), 2007, pp. 2545–2551.

Sievert, L., y C. Dubois, «Validating signals of ovulation: Do women who think they know, really know?», *Am. J. Hum. Biol.*, 17 (3), 2005, pp. 310–320.

Trokoudes, K., N. Skordi, y cols., «Infertility and thyroid disease», *Curr. Opin. Obstet. Gynecol.*, 18, 2006, pp. 446–451.

Waller, D. K., A. M. Sweeney, y cols., «Pregnancy and the timing of intercourse», *N. Engl. J. Med.*, 334 (19), 1996, pp. 1266–1268.

Wilcox, A., C. Weinberg, y cols., «Timing of sexual intercourse in relation to ovulation», *N. Engl. J. Med.*, 333 (23), 1995, pp. 1517–1521.

Wilcox, A. J., D. D. Baird, y cols., «Time of implantation of the conceptus and loss of pregnancy», *N. Engl. J. Med.*, 340 (23), 1999, pp. 1796–1799.

Capítulo 8: El factor masculino

— «The clinical utility of sperm DNA integrity testing», *Fertil. and Steril.*, 86 (5), 2006, pp. S35–S37.

— «Report on evaluation of the azoospermic male», *Fertil. and Steril.*, 86 (5), pp. S210–S215.

— «Report on optimal evaluation of the infertile male», *Fertil. and Steril.*, 86 (5), 2006, pp. S202–S209.

— «Report on varicocele and infertility», *Fertil. and Steril.*, 86 (5), 2006, pp. S93–S95.

— «Treatment of androgen deficiency in the aging male», *Fertil. and Steril.*, 86 (5), 2006, pp. S236–S240.

Auger, J., J. M. Kunstmann, y cols., «Decline in semen quality among fertile men in Paris during the past 20 years», *N. Engl. J. Med.*, 332 (5), 1995, pp. 281–285.

Bhasin, S., «Approach to the infertile man», *J. Clin. Endocrinol. Metab.*, 92 (6), 2007, pp. 1995–2004.

Boschert, S., «Air pollution may impair sperm number, quality», *Ob. Gyn. News*, 37 (13), 2002, pp. 21.

Carlsen, E., J. H. Petersen, y cols., «Effects of ejaculatory frequency and season on variations in semen quality», *Fertil. and Steril.*, 82 (2), 2004, pp. 358–366.

Claman, P., «Men at risk: Occupation and male infertility», *Fertil. and Steril.*, 81, 2004, pp. 19–26.

Cohen, J., y S. Honig, «Anabolic steroid-associated infertility: A potentially treatable and reversible cause of male infertility», *Fertil. and Steril.*, 84, 2005, pp. S223–S223.

Guzick, D. S., J. W. Overstreet, y cols., «Sperm morphology, motility, and concentration in fertile and infertile men», *N. Engl. J. Med.*, 345 (19), 2001, pp. 1388–1393.

Hamed, S., K. Mohamed, y cols., «The sexual and reproductive health in men with generalized epilepsy: A multidisciplinary evaluation», *Int. J. Impot. Res.*, 18 (3), 2005, pp. 287–295.

Keel, B., «Within- and between-subject variation in semen parameters in infertile men and normal semen donors», *Fertil. and Steril.*, 85 (1), 2006, pp. 128–134.

Keel, B. A., «How reliable are results from the semen analysis?», *Fertil. and Steril.*, 82 (1), 2004, pp. 41–44.

Lue, T. F., «Erectile dysfunction», *N. Engl. J. Med.*, 342 (24), 2000, pp. 1802–1813.

Ngo, A. D., R. Taylor, y cols., «Association between Agent Orange and birth defects: Systematic review and meta-analysis», *Int. J. Epidemiol.*, 35 (5), 2006, pp. 1220–1230.

Nieschlag, E., «Testosterone treatment comes of age: New options for hypogonadal men», *Clin. Endocrinol.*, 65 (3), 2006, pp. 275–281.

Pérez, L. K., E. Titus, y cols., «Reproductive outcomes in men with prenatal exposure to diethylstilbestrol», *Fertil. and Steril.*, 84 (6), 2005, pp. 1649–1656.

Sallmen, M., D. Sandler, y cols., «Reduced fertility among overweight and obese men», *Epidemiol.*, 17 (5), 2006, pp. 520–523.

Shores, M. M., A. M. Matsumoto, y cols., «Low serum testosterone and mortality in male veterans», *Arch. Intern. Med.*, 166 (15), 2006, pp. 1660–1665.

Simon, B., S. J. Lee, y cols., «Preserving fertility after cancer», *CA Cancer J. Clin.*, 55 (4), 2005, pp. 211–228.

Steures, S. Van der, y cols., «The value of the post-coital test in the basic fertility work-up: A nationwide cohort study and decision analysis», *Fertil. and Steril.*, 84, 2005, pp. S358–S358.

Tielemans, E., R. van Kooij, y cols., «Paternal occupational exposures and embryo implantation rates after IVF», *Fertil. and Steril.*, 74 (4), 2000, pp. 690–695.

Zhen, Q., X. Ye, y cols., «Recent progress in research on tripterygium: A male antifertility plant», *Contraception*, 51, 1995, pp. 117–120.

Capítulo 9: El factor ovárico

Al-Qahtani, A., y N. P. Groome, «Anti-Müllerian hormone: Cinderella finds new admirers», *J. Clin. Endocrinol. Metab.*, 91 (10), 2006, pp. 3760–3762.

Amato, G., M. Conte, y cols., «Serum and follicular fluid cytokines in polycystic ovary syndrome during stimulated cycles», *Obstet. Gynecol.*, 101 (6), 2003, pp. 1177–1182.

Andersen, C. Y., L. G. Westergaard, y cols., «Endocrine composition of follicular fluid comparing human chorionic gonadotrophin to a gonadotrophin-releasing hormone agonist for ovulation induction», *Hum. Reprod.*, 8 (6), 1993, pp. 840–843.

Chavarro, J. E., J. W. Rich-Edwards, y cols., «Iron intake and risk of ovulatory infertility», *Obstet. Gynecol.*, 108 (5), 2006, pp. 1145–1152.

Chavarro, J. E., J. W. Rich-Edwards, y cols., «Dietary fatty acid intakes and the risk of ovulatory infertility», *Am. J. Clin. Nutr.*, 85 (1), 2007, pp. 231–237.

Dewailly, D., S. Catteau-Jonard, y cols., «Oligoanovulation with polycystic ovaries but not overt hyperandrogenism», *J. Clin. Endocrinol. Metab.*, 91 (10), 2006, pp. 3922–3927.

Eldar-Geva, T., E. J. Margalioth, y cols., «Serum inhibing B levels measured early during FSH administration for IVF may be of value in predicting the number of oocytes to be retrieved in normal and low responders», *Hum. Reprod.*, 17 (9), 2002, pp. 2331–2337.

Hendriks, D. J., F. J. M. Broekmans, y cols., «Repeated clomiphene citrate challenge testing in the prediction of outcome in IVF: A comparison with basal markers for ovarian reserve», *Hum. Reprod.*, 20 (1), 2005, pp. 163–169.

Kezele, P., y M. K. Skinner, «Regulation of ovarian primordial follicle assembly and development by estrogen and progesterone: Endocrine model of follicle assembly», *Endocrinol.*, 144 (8), 2003, pp. 3329–3337.

La Marca, A., S. Giulini, y cols., «Anti-Müllerian hormone measurement on any day of the menstrual cycle strongly predicts ovarian response in assisted reproductive technology», *Hum. Reprod.*, 22 (3), 2007, pp. 766–771.

Lannon, W. von, y cols., «Is follicular fluid steroid hormone content a marker of decreased fertility potential?», *Fertil. and Steril.*, 86 (3), 2006, pp. S388–S389.

Lobo, R. A., «Potential options for preservation of fertility in women», *N. Engl. J. Med.*, 353 (1), 2005, pp. 64–73.

McGovern, R. P., E. Legro, y cols., «Utility of screening for other causes of infertility in women with 'known' polycystic ovary syndrome», *Fertil. and Steril.*, 87 (2), 2007, pp. 442–444.

Murphy, M. K., J. E. Hall, y cols., «Polycystic ovarian morphology in normal women does not predict the development of polycystic ovary syndrome», *J. Clin. Endocrinol. Metab.*, 91 (10), 2006, pp. 3878–3884.

Nilsson, E. E., C. Detzel, y cols., «Platelet-derived growth factor modulates the primordial to primary follicle transition», *Reproduction*, 131 (6), 2006, 1007–1015.

Pasquali, R., y A. Gambineri, «Insulin-sensitizing agents in polycystic ovary syndrome», *Eur. J. Endocrinol.*, 154 (6), 2006, pp. 763–775.

Simon, B., S. J. Lee, y cols., «Preserving fertility after cancer», *CA Cancer J. Clin.*, 55 (4), 2005, pp. 211–228.

Srouji, S. S., Y. L. Pagan, y cols., «Pharmacokinetic factors contribute to the inverse relationship between luteinizing hormone and body mass index in polycystic ovarian syndrome», *J. Clin. Endocrinol. Metab.*, 92 (4), 2007, pp. 1347–1352.

Visser, J. A., F. H. de Jong, y cols., «Anti-Müllerian hormone: A new market for ovarian function», *Reproduction*, 131 (1), 2006, pp. 1–9.

Von Wald, T., B. Malizia, y cols., «Specific peptide human follicular fluid composition correlates with age and fertility potential», *Obstet. Gynecol.*, 107 (4) (Supplement), 2006, p. 9.

Welt, C. K., J. A. Gudmundsson, y cols., «Characterizing discrete subsets of polycystic ovary syndrome as defined by the Rotterdam criteria: The impact of weight on phenotype and metabolic features», *J. Clin. Endocrinol. Metab.*, 91 (12), 2006, pp. 4842–4848.

Capítulo 10: El factor tubárico

— «Medical treatment of ectopic pregnancy», *Fertil. and Steril.*, 86 (5), 2006, pp. S96–S102.

— «The role of tubal reconstructive surgery in the era of assisted reproductive technologies», *Fertil. and Steril.*, 86 (5), 2006, pp. S31–S34.

— «Salpingectomy for hydrosalpinx prior to *in vitro* fertilization», *Fertil. and Steril.*, 86 (5), 2006, pp. S200–S201.

Al, F., Sylvestre, y cols., «A randomized study of laparoscopic chromopertubation with lipiodol versus saline in infertile women», *Fertil. and Steril.*, 85 (2), 2006, pp. 505–507.

Awartani, K., y P. F. McComb, «Microsurgical resection of nonocclusive salpingitis isthmica nodosa is beneficial», *Fertil. and Steril.*, 79 (5), 2003, pp. 1199–1203.

Baramki, T., «Hysterosalpingography», *Fertil. and Steril.*, 83 (6), 2005, pp. 1595–1606.

Gomel, V., y P. McComb, «Microsurgery for tubal infertility», *J. Reprod. Med.*, 51 (3), 2006, pp. 177–184.

Hubacher, D., D. Grimes, y cols., «The limited clinical usefulness of taking a history in the evaluation of women with tubal factor infertility», *Fertil. and Steril., 81* (1), 2004, pp. 6–10.

Jamieson, D. J., S. C. Kaufman, y cols., «A comparison of women's regret after vasectomy versus tubal sterilization», *Obstet. Gynecol.*, 99 (6), 2002, pp. 1073–1079.

Keltz, Gera, y cols., «Chlamydia serology screening in infertility patients», *Fertil. and Steril.*, 85 (3), 2006, pp. 752–754.

Kontoravdis, E. A., K. Makrakis, y cols., «Proximal tubal occlusion and salpingectomy result in similar improvement in *in vitro* fertilization outcome in patients with hydrosalpinx», *Fertil. and Steril.*, 86 (6), 2006, pp. 1642–1649.

Lin, P. C., K. P. Bhatnagar, y cols., «Female genital anomalies affecting reproduction», *Fertil. and Steril.*, 78 (5), 2002, pp. 899–915.

O'Neill, C., «The role of paf in embryo physiology», *Hum. Reprod. Update,* 11 (3), 2005, pp. 215–228.

Ozmen, B., K. Diedrich, y cols., «Hydrosalpinx and IVF: Assessment of treatments implemented prior to IVF», *Reprod. BioMed. Online,* 14, 2007, pp. 235–241.

Renbaum, L., D. Ufberg, y cols., «Reliability of clinicians versus radiologists for detecting abnormalities on hysterosalpingogram films», *Fertil. and Steril.*, 78 (3), 2002, pp. 614–618.

Roy, K., P. Hedge, y cols., «Fimbrio-ovarian relationship in unexplained infertility», *Gynecol. Obstet. Invest.*, 60 (3), 2005, pp. 128–132.

Capítulo 11: El factor uterino

— «Myomas and reproductive function», *Fertil. and Steril.*, 86 (5), 2006, pp. S194–S199.

Giudice, «Endometrium in PCOS: Implantation and predisposition to endocrine CA», *Best Pract. & Res. Clin. Endocrinol. & Metabol.*, 20 (2), 2006, pp. 235–244.

Goldberg, J. M., y T. Falcone, «Effect of diethylstilbestrol on reproductive function», *Fertil. and Steril.*, 72 (1), 1999, pp. 1–7.

Horcajadas, J. A., A. Pellicer, y cols., «Wide genomic analysis of human endometrial receptivity: New times, new opportunities», *Hum. Reprod. Update,* 13 (1), 2007, pp. 77–86.

Khattab, S., I. Mohsen, y cols., «Metformin reduces abortion in pregnant women with polycystic ovary syndrome», *Gynecol. Endocrinol.,* 22 (12), 2006, pp. 680–684.

Lamb, E., «Looking at the endometrial biopsy with evidence-based medicine», *Fertil. and Steril.,* 82 (5), 2004, pp. 1283–1285.

Legro, R. R., L. Zaino, y cols., «The effects of metformin and rosiglitazone, alone and in combination, on the ovary and endometrium in polycystic ovary syndrome», *Amer. J. Obstet. and Gyn.,* 196 (4), 2007, pp. 402.e1–402.e11.

Liberty, G., M. Gal, y cols., «Lidocaine-prilocaine (EMLA) cream as analgesia for hysterosalpingography: A prospective, randomized, controlled, double blinded study», *Hum. Reprod.,* 22 (5), 2007, pp. 1335–1339.

Lin, P. C., K. P. Bhatnagar, y cols., «Female genital anomalies affecting reproduction», *Fertil. and Steril.,* 78 (5), 2002, pp. 899–915.

Norwitz, E. R., D. J. Schust, y cols., «Implantation and the survival of early pregnancy», *N. Engl. J. Med.,* 345 (19), 2001, pp. 1400–1408.

Oei, S. G., F. M. Helmerhorst, y cols., «Effectiveness of the postcoital test: Randomised controlled trial», *B. M. J.,* 317 (7157), 1998, pp. 502–505.

Oppelt, H. von, y cols., «Female genital malformations and their associated abnormalities», *Fertil. and Steril.,* 87 (2), 2007, pp. 335–342.

Soares, S. R., C. Simon, y cols., «Cigarette smoking affects uterine receptiveness», *Hum. Reprod.,* 22 (2), 2007, pp. 543–547.

Strowitzki, T., A. Germeyer, y cols., «The human endometrium as a fertility-determining factor», *Hum. Reprod. Update,* 12 (5), 2006, pp. 617–630.

Suárez, S. S., A. A. Pacey, «Sperm transport in the female reproductive tract», *Hum. Reprod. Update,* 12 (1), 2006, pp. 23–37.

Tur, K., Gal, et al. (2006). «A prospective evaluation of uterine abnormalities by saline infusion sonohysterography in 1,009 women with infertility or abnormal uterine bleeding», *Fertil. and Steril.,* 86 (6), 2006, pp. 1731–1735.

Capítulo 12: Endometriosis y aborto recurrente

— «Endometriosis and infertility», *Fertil. and Steril.,* 86 (5), 2006, pp. S156–S160.

— «Intravenous immunoglobulin (IVIG) and recurrent spontaneous pregnancy loss», *Fertil. and Steril.*, 86 (5), 2006, pp. S226–S227.

Ballweg, M. L., «Selected food intake and risk of endometriosis», *Hum. Reprod.*, 20 (1), 2005, pp. 312–313.

Barnhart, K., R. Dunsmoor-Su, y cols., «Effect of endometriosis on *in vitro* fertilization», *Fertil. and Steril.*, 77 (6), 2002, pp. 1148–1155.

Blount, B., J. Pirkle, y cols., «Urinary perchlorate and thyroid hormone levels in adolescent and adult men and women living in the United States», *Environ. Health Perspect.*, 114 (12), 2006, pp. 1865–1871.

Buck Louis, G. M., J. M. Weiner, y cols., «Environmental PCB exposure and risk of endometriosis», *Hum. Reprod.*, 20 (1), 2005, pp. 279–285.

Chapron, C., H. Barakat, y cols., «Presurgical diagnosis of posterior deep infiltrating endometriosis based on a standardized questionnaire», *Hum. Reprod.*, 20 (2), 2005, pp. 507–513.

Christiansen, H. O., A. Nielsen, y cols., «Inflammation and miscarriage», *Sem. in Fetal and Neonat. Med.*, 11 (5), 2006, pp. 302–308.

Christiansen, H. O., A. Nybo, y cols., «Evidence-based investigations and treatments of recurrent pregnancy loss», *Fertil. and Steril.*, 83 (4), 2005, pp. 821–839.

Cobellis, L., G. Latini, y cols., «High plasma concentrations of di-(2-ethylhexyl)-phthalate in women with endometriosis», *Hum. Reprod.*, 18 (7), 2003, pp. 1512–1515.

D'Hooghe, T. M., y S. Debrock, «Endometriosis, retrograde menstruation and peritoneal inflammation in women and in baboons», *Hum. Reprod. Update,* 8 (1), 2002, pp. 84–88.

Dewan, E. S., C. Puscheck, y cols., «Y-chromosome microdeletions and recurrent pregnancy loss», *Fertil. and Steril.*, 85 (2), 2006, pp. 441–445.

Eskenazi, B., M. Warner, y cols., «Validation study of nonsurgical diagnosis of endometriosis», *Fertil. and Steril.*, 76 (5), 2001, pp. 929–935.

Gao, O., y cols., «Economic burden of endometriosis», *Fertil. and Steril.*, 86 (6), 2006, pp. 1561–1572.

Itsekson, A., D. Seidman, y cols., «Recurrent pregnancy loss and inappropriate local immune response to sex hormones», *Am. J. Reprod. Immun.*, 57, 2007, pp. 160–165.

Jackson, L. W., E. F. Schisterman, y cols., «Oxidative stress and endometriosis», *Hum. Reprod.*, 20 (7), 2005, pp. 2014–2020.

Johns, J., E. Jauniaux, y cols., «Factors affecting the early embryonic environment», *Rev. Gynaecol. and Perinat. Prac.,* 6, 2006, pp. 199–210.

Khattab, S., I. A. Mohsen, y cols., «Metformin reduces abortion in pregnant women with polycystic ovary syndrome», *Gynecol. Endocrinol.,* 22 (12), 2006, pp. 680–684.

Kogevinas, M., «Human health effects of dioxins: Cancer, reproductive and endocrine system effects», *Hum. Reprod. Update,* 7 (3), 2001, pp. 331–339.

Kohama, T., N. Suzuki, y cols., «Analgesic efficacy of French maritime pine bark extract in dysmenorrhea: An open clinical trial», *J. Reprod. Med.,* 49, 2004, pp. 828–832.

Missmer, D. S., S. Spiegelman, y cols., «Natural hair color and the incidence of endometriosis», *Fertil. and Steril.,* 85 (4), 2006, pp. 866–870.

Mojtaba Rezazadeh, V., K. Lila, y cols., «Efficacy of a human embryo transfer medium: A prospective, randomized clinical trial study», *J. Assist. Reprod. and Genet.,* 23 (5), 2006, pp. 207–212.

Nardo, L., y H. Saliam, «Progesterone supplementation to prevent recurrent miscarriage and to reduce implantation failure in assisted reproduction cycles», *Reprod. BioMed. Online,* 13 (1), 2006, pp. 47–57.

Parazzini, F., F. Chiaffarino, y cols., «Selected food intake and risk of endometriosis», *Hum. Reprod.,* 19 (8), 2004, pp. 1755–1759.

Pauwels, A., P. J. C. Schepens, y cols., «The risk of endometriosis and exposure to dioxins and polychlorinated biphenyls: A case-control study of infertile women», *Hum. Reprod.,* 16 (10), 2001, pp. 2050–2055.

Poppe, K., B. Velkeniers, y cols., «Thyroid disease and female reproduction», *Clin. Endocrinol.,* 66 (3), 2007, pp. 309–321.

Porter, T., y J. Scott, «Evidence-based care of recurrent miscarriage», *Best Prac. & Res. Clin. Obstet. & Gynaecol.,* 19 (1), 2005, pp. 85–101.

Quenby, K., y cols., «Prednisolone reduces preconceptual endometrial natural killer cells in women with recurrent miscarriage», *Fertil. and Steril.,* 84 (4), 2005, pp. 980–984.

Raber, W., P. Nowotny, y cols., «Thyroxine treatment modified in infertile women according to thyroxine-releasing hormone testing: 5 year follow-up of 283 women referred after exclusion of absolute causes of infertility», *Hum. Reprod.,* 18 (4), 2003, pp. 707–714.

Rai, R., and L. Regan, «Recurrent miscarriage», *Lancet,* 368 (9535), 2006, pp. 601–611.

Rier, S., y W. G. Foster, «Environmental dioxins and endometriosis», *Toxicol. Sci.*, 70 (2), 2002, pp. 161–170.

Rier, S. E., «The potential role of exposure to environmental toxicants in the pathophysiology of endometriosis», *Ann. N.Y. Acad. Sci.*, 955 (1), 2002, pp. 201–212.

Sharpe, R. M., y D. S. Irvine, «How strong is the evidence of a link between environmental chemicals and adverse effects on human reproductive health?», *B. M. J.*, 328 (7437), 2004, pp. 447–451.

Soares, S., C. Simon, y cols., «Cigarette smoking affects uterine receptiveness», *Hum. Reprod.*, 22 (2), 2007, pp. 543–547.

Stephenson, M. D., y M. H. H. Ensom, «An update on the role of immunotherapy in reproductive failure», *Immunol. and Allerg. Clin. of North Amer.*, 22 (3), 2002, pp. 623–642.

Stricker, R. B., A. Steinleitner, y cols., «Intravenous immunoglobulin (IVIG) therapy for immunologic abortion», *Clin. and App. Immunol. Rev.*, 2 (3),2002, pp. 187–199.

Sugiura-Ogasawara, M., Y. Ozaki, y cols., «Exposure to bisphenol A is associated with recurrent miscarriage», *Hum. Reprod.*, 20 (8), 2005, pp. 2325–2329.

Welshons, W. V., S. C. Nagel, y cols., «Large effects from small exposures. III. Endocrine mechanisms mediating effects of bisphenol A at levels of human exposure», *Endocrinol.*, 147 (6), 2006, pp. S56–69.

Capítulo 13: Tratamientos de reproducción básicos

— «Guidelines for the provision of infertility services», *Fertil. and Steril.*, 82, 2004, pp. 24–25.

— «Multiple pregnancy associated with infertility therapy», *Fertil. and Steril.*, 86 (5), 2006, pp. S106–S110.

— «Ovarian hyperstimulation syndrome», *Fertil. and Steril.*, 86 (5), 2006, pp. S178–S183.

— «2006 Guidelines for gamete and embryo donation», *Fertil. and Steril.*, 86 (5), 2006, pp. S38–S50.

— «Use of clomiphene citrate in women», *Fertil. and Steril.*, 86 (5), 2006, pp. S187–S193.

Bachelot, A., y N. Binart, «Reproductive role of prolactin», *Reproduction*, 133 (2), 2007, pp. 361–369.

Branigan, E. F., y M. A. Estes, «A randomized clinical trial of treatment of clomiphene citrate–resistant anovulation with the use of oral contraceptive pill suppression and repeat clomiphene citrate treatment», *Amer. J. Obstet. and Gynecol.*, 188 (6), 2003, pp. 1424–1430.

Carroll, N., y J. R. Palmer, «A comparison of intrauterine versus intracervical insemination in fertile single women», *Fertil. and Steril.*, 75 (4), 2001, pp. 656–660.

Casadei, Z., y cols., «Homologous intrauterine insemination in controlled ovarian hyperstimulation cycles: A comparison among three different regimens», *Europ. J. Obstet. and Gynecol.*, 129 (2), 2006, pp. 155–161.

Dumesic, D. A., T. G. Lesnick, y cols., «Increased adiposity enhances intrafollicular estradiol levels in normoandrogenic ovulatory women receiving gonadotropin-releasing hormone analog/recombinant human follicle-stimulating hormone therapy for *in vitro* fertilization», *J. Clin. Endocrinol. Metab.*, 92 (4), 2007, pp. 1438–1441.

Freeman, G., y cols., «Association of anti-Müllerian hormone levels with obesity in late reproductive-age women», *Fertil. and Steril.*, 87 (1), 2007, pp. 101–106.

Guzick, D. S., «Treating the polycystic ovary syndrome the oldfashioned way», *N. Engl. J. Med.*, 356 (6), 2007, pp. 622–624.

Haebe, J., J. Martin, y cols., «Success of intrauterine insemination in women aged 40–42 years», *Fertil. and Steril.*, 78 (1), 2002, pp. 29–33.

Holzer, R. H., T. Casper, y cols., «A new era in ovulation induction», *Fertil. and Steril.*, 85 (2), 2006, pp. 277–284.

Ibericolbérico, G., J. Vioque, y cols., «Analysis of factors influencing pregnancy rates in homologous intrauterine insemination», *Fertil. and Steril.*, 81 (5), 2004, pp. 1308–1313.

Jones, «Iatrogenic multiple births: A 2003 checkup», *Fertil. and Steril.*, 87 (3), 2007, pp. 453–455.

Legro, R. S., H. X. Barnhart, y cols., «Clomiphene, metformin, or both for infertility in the polycystic ovary syndrome», *N. Engl. J. Med.*, 356 (6), 2007, pp. 551–566.

Mitwally, M. F., B. Biljan, y cols., «Pregnancy outcome after the use of an aromatase inhibitor for ovarian stimulation», *Amer. J. Obstet. and Gynecol.*, 192 (2), 2005, pp. 381–386.

Osuna, C., R. Matorras, y cols., «One versus two inseminations per cycle in intrauterine insemination with sperm from patients' husbands: A systematic review of the literature», *Fertil. and Steril.*, 82 (1), 2004, pp. 17–24.

Poppe, K., B. Velkeniers, y cols., «Thyroid disease and female reproduction», *Clin. Endocrinol.,* 66 (3), 2007, pp. 309–321.

Ryan, G. L., S. H. Zhang, y cols., «The desire of infertile patients for multiple births», *Fertil. and Steril.,* 81 (3), 2004, pp. 500–504.

Stener-Victorin, E., M. Wikland, y cols., «Alternative treatments in reproductive medicine: Much ado about nothing: Acupuncture—a method of treatment in reproductive medicine: Lack of evidence of an effect does not equal evidence of the lack of an effect», *Hum. Reprod.,* 17 (8), 2002, pp. 1942–1946.

Capítulo 14: Tratamientos de reproducción avanzados

— «Ovarian hyperstimulation syndrome», *Fertil. and Steril.,* 86 (5), 2006, pp. S178–S183.

— «2006 Guidelines for gamete and embryo donation», *Fertil. and Steril.,* 86 (5), 2006, pp. S38–S50.

— «ACOG Committee Opinion No. 360: Sex selection», *Obstet. Gynecol.,* 109 (2), 2007, pp. 475–478.

Abusief, M., T. Hornstein, y cols., «Assessment of United States fertility clinic websites according to the American Society for Reproductive Medicine (ASRM)/Society for Assisted Reproductive Technology (SART) guidelines», *Fertil. and Steril.,* 87 (1), 2007, pp. 88–92.

Bellver, J., C. Busso, y cols., «Obesity and assisted reproductive technology outcomes», *Reprod. BioMed. Online,* 12, 2006, pp. 562–568.

Buckett, W. M., «A meta-analysis of ultrasound-guided versus clinical touch embryo transfer», *Fertil. and Steril.,* 80 (4), 2003, pp. 1037–1041.

Collins, J. A., «An international survey of the health economics of IVF and ICSI», *Hum. Reprod. Update,* 8 (3), 2002, pp. 265–277.

Geber, S., A. C. F. Moreira, y cols., «Comparison between two forms of vaginally administered progesterone for luteal phase support in assisted reproduction cycles», *Reprod. BioMed. Online,* 14, 2007, pp. 155–158.

Ives, A., C. Saunders, y cols., «Pregnancy after breast cancer: Population based study», *B. M. J.,* 334 (7586), 2007, pp. 194.

Lambers, M. J., E. Mager, y cols., «Factors determining early pregnancy loss in singleton and multiple implantations», *Hum. Reprod.,* 22 (1), 2007, pp. 275–279.

Makrakis, E., J. Angeli, y cols., «Laser versus mechanical assisted hatching: A prospective study of clinical outcomes», *Fertil. and Steril.*, 86 (6), 2006, pp. 1596–1600.

Olson, N., Keppler, y cols., «*In vitro* fertilization is associated with an increase in major birth defects», *Fertil. and Steril.*, 84 (5), 2005, pp. 1308–1315.

Papanikolaou, E. G., M. Camus, y cols., «*In vitro* fertilization with single blastocyst-stage versus single cleavage-stage embryos», *N. Engl. J. Med.*, 354 (11), 2006, pp. 1139–1146.

Reddy, U. M., R. J. Wapner, y cols., «Infertility, assisted reproductive technology, and adverse pregnancy outcomes: Executive summary of a national institute of child health and human development workshop», *Obstet. Gynecol.*, 109 (4), 2007, pp. 967–977.

Richter, K., K. Bugge, y cols., «Relationship between endometrial thickness and embryo implantation, based on 1,294 cycles of *in vitro* fertilization with transfer of two blastocyst-stage embryos», *Fertil. and Steril.*, 87 (1), 2007, pp. 53–59.

Schieve, L. A., «The promise of single-embryo transfer», *N. Engl. J. Med.*, 354 (11), 2006, pp. 1190–1193.

Schwarzler, P., H. Zech, y cols., «Pregnancy outcome after blastocyst transfer as compared to early cleavage stage embryo transfer», *Hum. Reprod.*, 19 (9), 2004, pp. 2097–2102.

Shamonki, M. I., S. D. Spandorfer, y cols., «Ultrasound-guided embryo transfer and the accuracy of trial embryo transfer», *Hum. Reprod.*, 20 (3), 2005, pp. 709–716.

Silber, S. J., y R. G. Gosden, «Ovarian transplantation in a series of monozygotic twins discordant for ovarian failure», *N. Engl. J. Med.*, 356 (13), 2007, pp. 1382–1384.

Spandorfer, S., K. Bendikson, y cols., «Outcome of *in vitro* fertilization in women 45 years and older who use autologous oocytes», *Fertil. and Steril.*, 87 (1), 2007, pp. 74–76.

Thurin, A., J. Hausken, y cols., «Elective single-embryo transfer versus double-embryo transfer in *in vitro* fertilization», *N. Engl. J. Med.*, 351 (23), 2004, pp. 2392–2402.

Tian, L., H. Shen, y cols., «Insulin resistance increases the risk of spontaneous abortion following assisted reproduction technology treatment», *J. Clin. Endocrinol. Metab.*, 92 (4), 2007, pp. 1430– 1433.

Toner, J. P., «Progress we can be proud of: U.S. trends in assisted reproduction over the first 20 years», *Fertil. and Steril.*, 78 (5), 2002, pp. 943–950.

Van der Gaast, M. H., M. J. C. Eijkemans, y cols., «Optimum number of oocytes for a successful first IVF treatment cycle», *Reprod. BioMed. Online,* 13, 2006, pp. 476–480.

Van Voorhis, B. J., «*In vitro* fertilization», *N. Engl. J. Med.,* 356 (4), 2007, pp. 379–386.

Verhaak, C. M., J. M. J. Smeenk, y cols., «Women's emotional adjustment to IVF: A systematic review of 25 years of research», *Hum. Reprod. Update,* 13 (1), 2007, pp. 27–36.

Conclusion: Actuar

Bates, B., «Fear of failure deters many from infertility Tx.», *Ob. Gyn. News,* 39 (15), 2004, pp. 20.

Greene, R., y L. Tarkan, *Dr. Robert Greene's Perfect Hormone Balance for Pregnancy*, Three Rivers Press, Nueva York, 2007.

Reynolds, M. A., L. A. Schieve, y cols., «Does insurance coverage decrease the risk for multiple births associated with assisted reproductive technology?», *Fertil. and Steril.,* 80 (1), 2003, pp. 16–23.

Agradecimientos

He hecho una batida por las últimas investigaciones para reunir esta información en un programa práctico que te será útil y fácil de seguir. Pero no lo he hecho solo. Por ello, déjame que te presente y dé las gracias al increíble equipo que participó en la creación de este libro, que espero cambie tu vida para siempre.

Primero quiero expresar mi gratitud más profunda a mi mujer, Morgan Pritchard. Me sorprendió y maravilló el día que aceptó incluir nuestra experiencia personal como pareja que quería tener un hijo. Es una persona muy reservada, pero decidió compartir este aspecto tan íntimo de nuestra vida para animar e inspirar a otras personas que también querían ser padres. Además de nuestro perfil, pueden encontrarse sus huellas por todo el libro, especialmente en las grandes listas, gráficos y tablas. Realmente es mi compañera en todo, incluido este libro.

Laurie Tarkan, coautora del libro, sigue siendo perspicaz, brillante e inestimable. Ha hecho maravillas para organizar, traducir y explicar la ciencia más actual. Siento un gran respeto por ella. Su perspectiva y su voz se mezclan bien conmigo. Gracias a nuestra colaboración, tienes una perspectiva mucho más amplia de la que te habría podido ofrecer yo solo. También quiero darle las gracias a su marido, Andrew Lipetz, por tolerar las interrupciones que tres libros escritos consecutivamente han producido en su vida familiar.

Mi agente, Stedman Mays, de Scribblers House, sigue guiándome por el mundo editorial. Su meticulosa atención al detalle y su desenfrenada risa son sólo algunos de sus atractivos. Más que un agente, es realmente un amigo y aliado. Gracias, Sted.

También debo expresar mi agradecimiento a Amy Pierpont, nuestra exigente y sagaz editora. Espero trabajar contigo en futuros proyectos. También quiero darle las gracias a su cómplice, Lindsay Miller. Me sacaste de más de un problema en más de una ocasión y siempre respondiste rápidamente a mis acuciantes preguntas.

El Crown Publishing Group es el mejor. Han compartido la visión del Equilibrio hormonal perfecto y han facilitado pacientemente este trabajo. A Lauren Shakely, Jenny Frost y Pam Krauss, quiero darles unas «gracias» muy especiales por darme la posibilidad de dotar de poderes a tantas personas para ser padres.

Tina Constable, Annsley Rosner y Melanie DeNardo son el mayor equipo promocional que cualquier autor podría tener. Su persistencia y apoyo lo son todo para mi. Gracias por hacer pública y aceptar esta información.

Nuestra directora de producción, Cindy Merna, hizo que este libro pasara sin problemas del manuscrito a los pasos de composición y edición. Doris Cooper y Carrie Thornton son las maravillosas directoras editoriales que supervisaron la publicación. El equipo artístico que puso la cara al libro, incluido el diseño de la cubierta, estaba formado por Dominika Dmytrowski, Jane Treuhaft y Marysarah Quinn. Buen trabajo.

A veces las palabras no bastan. Por suerte, tuvimos la ayuda de Gail Tarkan Shube, que nos ahorró varios miles de palabras con las ilustraciones. Muchas gracias por tu colaboración.

Por último, quiero dar las gracias a las fantásticas pacientes que me han enseñado tanto en los últimos 15 años. Creé este programa gracias a vosotras. Gran parte de la información del libro no se enseña en ninguna Facultad de Medicina. La aprendí escuchando y combinando vuestra experiencia con la investigación emergente. Me habéis ayudado muchísimo, además de seguir aumentando mis conocimientos y perspectivas. Gracias a todas.

Robert

Me gustaría expresar mi agradecimiento a las familias Tarkan, Lipetz y Shube, que han apoyado tanto mi obra. Un abrazo enorme a mis hijos, Miranda y Jordan, por intentar comprender por qué he trabajado tantas horas durante tanto tiempo. Y a mi marido, Andrew Lipetz, gracias por todo tu apoyo, fe y amor. También quiero dar las gracias a mis alucinantes amigas, increíblemente pacientes, ya que desaparecí durante meses para acabar este libro, y me apoyaron y animaron cuando las necesité; gracias, Karen Nielsen, Hilary Match, Linda Caporaletti y Lisa Basile. Siempre un agradecimiento especial a Lynne Cusack, mi buena amiga y mentora.

Quiero dar las gracias a mi agente, Stedman Mays, de Scribblers House, por emparejarme con Robert y por su gran experiencia literaria. Tus sabias palabras alentadoras y tranquilizadoras siguen manteniendo mi estabilidad durante los difíciles momentos de la redacción. Doy las gracias a nuestra editora, Amy Pierpont, cuya mente inquisitiva, su mucho ojo por los detalles y su hábil edición han servido para aportar profundidad y claridad a este libro. Me gustaría dar las gracias a Morgan Pritchard, que me dio apoyo editorial y especialmente moral, y que se ha convertido en una gran amiga. Muchas gracias al equipo del Crown Publishing Group por vuestros esfuerzos en la producción de este libro. Y mi gratitud especial a mi hermana, Gail Tarkan Shube, por dibujar las maravillosas ilustraciones del libro.

Y gracias a ti, Robert, por permitirme seguir siendo tu coautora. Admiro enormemente tu misión de ayudar a parejas con problemas de fertilidad y es un honor ser parte de ella.

Laurie

Índice de términos

Acerca de los autores

Robert A. Greene se licenció en la Universidad Estatal de Ohio. Finalizó la residencia en obstetricia y ginecología en la Universidad de Louisville, y continuó con una beca de subespecialidad en endocrinología de la reproducción e infertilidad en el Centro Médico Harbor-UCLA. El Dr. Greene tiene el título de la especialidad y subespecialidad. Trabaja como director médico en el Sher Institute for Reproductive Medicine en Carolina del Norte, donde ofrece una evaluación completa y un tratamiento de fertilidad individualizado. También trata un amplio abanico de trastornos hormonales generalizados en hombres y mujeres. Su práctica incluye la compasión, la ciencia de vanguardia y la participación de los pacientes a partes iguales.

Las investigaciones del Dr. Greene sobre varios aspectos de la conexión cerebrohormonal se han publicado en prestigiosas revistas médicas, como *Fertility & Sterility*, *The Female Patient*, *OB/GYN Clinics of North America* y *The Aging Male*. Se ha convertido en un experto referente en equilibrio hormonal, y con frecuencia imparte conferencias a profesionales de la salud en Estados Unidos y también en Europa, Japón, Singapur y Sudamérica. A partir de su experiencia, ha desarrollado un método integral para diagnosticar y tratar problemas relacionados con el desequilibrio hormonal, especialmente respecto al embarazo y la infertilidad. Ha escrito varios libros dedicados a proporcionar una información exhaustiva, basada en datos comprobados, sobre dieta, estilo de vida, toxinas medioambientales, suplementos para la salud y medicina complementaria, además de los últimos avances en intervención con hormonas bioidénticas.

El Dr. Greene vive y trabaja en Carolina del Norte con su esposa y su hija. Si tú o tu médico quiere más información para corregir tu equilibrio hormonal o tratar tu problema de fertilidad, entra en su página web: www.RobertGreeneMD.com.

Laurie Tarkan es una galardonada periodista médica que escribe con frecuencia para el *New York Times*. Es la autora de *My Mother's Breast: Daughters Face Their Mother's Cancer* (Taylor Trade Publishing, 1999) y coautora con el Dr. Greene de *Perfect Hormone Balance for Pregnancy* y *Happy Baby, Healthy Mom Pregnancy Journal*. Ha escrito sobre temas de salud y de mujeres en revistas nacionales de divulgación, como *Glamour*, *Health*, *Parenting*, *Self*, *Child*, *Fit Pregnancy* y *Family Circle*.

Visítenos en la web:

www.mundourano.com